中医泰斗专科专病丛书

中医泰斗皮肤病医案妙方

本书主编　叶建州　张广中　李领娥

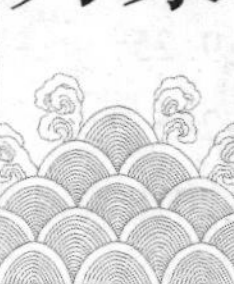

中原农民出版社

·郑州·

图书在版编目(CIP)数据

中医泰斗皮肤病医案妙方／叶建州，张广中，李领娥主编．—郑州：中原农民出版社，2018．4(2019．6重印)
(中医泰斗专科专病丛书)
ISBN 978－7－5542－1843－3

Ⅰ．①中…　Ⅱ．①叶…　②张…　③李…　Ⅲ．①皮肤病－中医治疗法－医案－汇编－中国－现代　Ⅳ．①R275．9

中国版本图书馆CIP数据核字(2018)第036464号

中医泰斗皮肤病医案妙方

ZHONGYITAIDOU PIFUBING YI'AN MIAOFANG

出版：中原农民出版社
地址：河南省郑州市经五路66号　　邮编：450002
网址：http://www.zynm.com　　电话：0371－65788655
发行：全国新华书店　　传真：0371－65751257
承印：河南承创印务有限公司

投稿邮箱：1093999369@qq.com
交流QQ：1093999369
邮购热线：0371－65724566

开本：890mm×1240mm　A5
印张：9．25
字数：245千字
版次：2018年4月第1版　　印次：2019年6月第4次印刷

书号：ISBN 978－7－5542－1843－3　　定价：33．00元

中医泰斗
专科专病丛书

编委会

本书主编　叶建州　张广中　李领娥
本书副主编　姜丽娟　杨建宇　滕　超
本书编委　王文丽　刘　伟　许永梅　张　凯　李　杨
杨建强　迪亚拉　姜家镓　赵玉珍　钟丹珠
程　红　魏素丽

内容提要

本书从名老中医治疗皮肤病的医案中，精选疗效好且能较好反映中医治疗思路的经典案例，讲述常见皮肤病的中医治疗方法。全书选案丰富，辨证分析精当，处方用药精妙，诊疗心法要点精确，全面反映了中医治疗皮肤病的辨证思想和用药经验。

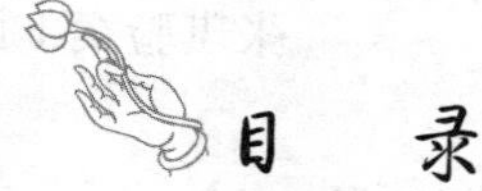

目　录

热疮

蛇串疮

水痘

白驳风

硬皮病

白疕

过敏性皮炎

药物性皮炎

脂溢性皮炎

神经性皮炎

尿布皮炎

日晒疮

红皮病

粉刺

黧黑斑

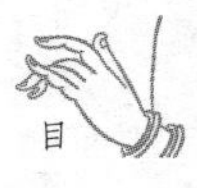

湿疮

狐惑病

红蝴蝶疮

风瘙痒

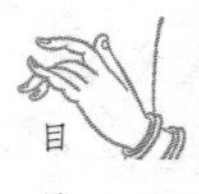

血风疮

胎记

皮肌炎

瘾疹

紫斑

手足皲裂

鹅掌风

红斑性肢痛病

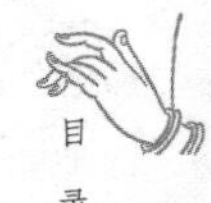

脱发

玫瑰糠疹

雷诺综合征

猫抓病

脂膜炎

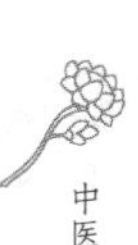

黏膜白斑

真性红细胞增多症

干燥综合征

口腔溃疡

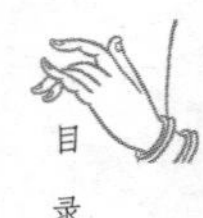

扁平疣

寻常疣

扁平苔藓

结节性红斑

天疱疮

热　疮

热疮是指发热或高热过程中所发生的一种急性疱疹性皮肤病。本病以好发于皮肤黏膜交界处的成群小疱为临床特征，相当于西医的单纯疱疹。单纯疱疹是一种单纯疱疹病毒所致的皮肤病，好侵犯于皮肤黏膜交界处，表现为局限性簇集性小疱。

热疮医案

班秀文验案1则

验案

潘某，女，30岁。1991年1月8日初诊。左目畏光，面部疱疹已12天。初为左眼异物感，视觉障碍，继则红肿、畏光、流泪，并在前额及右颊部出现大小不一之疱疹，红肿热痛。经某医院检查，诊为病毒性疱疹。内服病毒灵(吗啉胍)及外用疱疹净(碘苷)眼药水无效。现左眼阵发性刺痛，畏光，迎风流泪。查其左目红赤，前额、右颊部有大片红褐色疱疹，触痛，部分已现灰黑色脓头。舌尖红、苔薄黄，脉细弦。证属风热毒邪蕴于肝经，透络而发。治宜疏肝祛风、凉血解毒。

处方：柴胡6克，赤芍6克，当归10克，牡丹皮10克，金银花10克，凌霄花10克，连翘10克，夏枯草10克，红花5克，甘草5克。3剂，每日1剂，水煎服。

服药3剂后左目畏光、刺痛消失，面部疱疹紫褐、结痂。守方加夜交藤20克，以养血解毒，4剂后痂脱，无色斑遗留。

【诊疗心法要点】疱疹的发生，虽有诸多原因，班老认为，病位虽居高属阳，起病急骤，红肿热痛，不外风、火、热毒为患，治以清热解毒、消肿止痛为要。又目为肝之窍，肝藏血而为风木之脏，目赤痛痒显系肝经风热所致，“见红必治血”，故治宜疏肝清热凉血。方中用柴胡、夏枯草、金银花、连翘疏肝清热散结，佐以当归、赤芍、牡丹皮、凌霄花、红花凉血活血。其中金银花甘寒，气味芳香，长于清热疏表、解毒消疮；凌霄花行血分而善清血中伏火，故“癥瘕血闭，血气刺痛，厉风恶疮多用之，皆取其散恶血之功也”(《本经逢原》)。班老经验：斑疹虽为火毒郁闭于营分，从血络透发，治要注意“凉而不凝，以辛散为佳”，以利邪毒之清透，常在使用大剂寒凉清热解毒之品的同时，少佐味辛温行血之红花，则既能凉血透疹，又无遏血留瘀之弊，临证颇有效验。(李莉 1993 年第 3 期《湖北中医杂志》)

禤国维验案 1 则

验案

某男，42 岁。因阴囊及阴茎反复水疱 1 年就诊，1 年前不洁性接触后阴茎出现水疱伴轻微灼痛，数天后消退，但每月发作1～2次，遇劳加重。舌红、苔黄腻，脉滑稍数。辨证为湿热毒盛，予解毒祛湿汤加减。

处方：板蓝根 15 克，牛蒡子 15 克，诃子 15 克，蒲公英 15 克，虎杖 15 克，蚤休 10 克，生地黄 15 克，牡丹皮 15 克，赤芍 15 克，柴胡 15 克，乌梅 20 克，紫草 15 克，泽泻 15 克，甘草 10 克。

配合外用疣毒净洗液，连续用药 1 个月，未见复发。但患者诉腰酸乏力，眠差，舌嫩红、苔薄黄，脉细数，遂予知柏地黄汤加减。

处方：北黄芪 15 克，太子参 15 克，生地黄 15 克，薏苡仁 20 克，知母 15 克，黄柏 10 克，土茯苓 15 克，柴胡 15 克，山茱萸 12 克，泽泻 15 克，牡丹皮 15 克，高良姜 15 克，怀山药 15 克，茯苓 15 克，沙参 20 克，甘草 10 克。

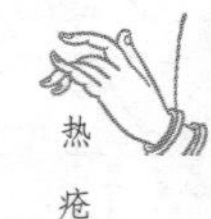

连服2个月,症状改善,未见水疱。随访6个月,一直未再复发。

【诊疗心法要点】禤教授主张分期治疗,发作期以湿热毒盛为主证,治宜清热解毒利湿,予解毒祛湿汤加减。方中板蓝根、虎杖、紫草、牛蒡子、诃子、蚤休清热解毒;薏苡仁、土茯苓清热解毒,利湿燥湿,清利下焦湿热;牡丹皮、赤芍凉血活血,清热解毒。(梁瑞,范瑞强2005年第17期《现代中西医结合杂志》)

徐福松验案1则

验案

丁某,男,52岁。2000年10月20日初诊。患生殖器疱疹2年余,迭经阿昔洛韦、更昔洛韦等抗病毒、抗感染治疗,疱疹仍定期发作,且有频繁发作之势。患者情绪十分低沉,查阴茎局部有数枚大小不等水疱,局部皮肤发红,患者感觉局部有烧灼感,舌红、苔腻,脉濡数。诊断为邪毒侵及宗筋,气血郁滞。治宜清热解毒,活血化瘀。

处方:①牡丹皮10克,丹参10克,赤苓10克,赤芍10克,败酱草15克,泽兰10克,泽泻10克,乌贼骨10克,白芷10克,清风藤10克,川楝子10克,茜草根10克,延胡索10克,生甘草5克,怀山药12克,车前子10克,防风10克,防已10克。每日1剂,水煎服。②苦参20克,白芷10克,地肤子15克,石菖蒲10克,黄柏10克,金银花10克,蛇床子15克,野菊花15克,猪苦胆1具。水煎,先熏后洗阴茎,每次15分钟。

经上述治疗2个月左右,诸证悉平,至今仅复发2次,每次复发患者均用上方治之而见效,且近1年未见复发。

【诊疗心法要点】生殖器疱疹是由单纯疱疹病毒感染生殖器及肛门部位皮肤黏膜而引起的一种复发性疾病,是一种较常见的性传播疾病。中医学认为,本病是不洁性交,感受湿热、邪毒,湿热、邪毒下注阴部所致。反复发作除有邪毒的一面,还有正虚的一面。徐师

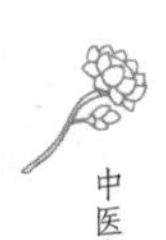
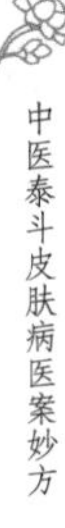

治疗本病，紧紧抓住解毒化瘀、祛风祛湿、适当扶正等原则，内外结合，标本同治，所以能很快见效。（戴宁 2003 年第 6 期《安徽中医临床杂志》）

热疮妙方

禤国维验方 1 则

验方：解毒祛湿汤

【药物组成】板蓝根、牛蒡子、诃子、蒲公英、虎杖、蚤休、生地黄、牡丹皮、赤芍、柴胡、乌梅、紫草、泽泻、甘草。

【功效主治】清热解毒利湿。

【方义】方中板蓝根、虎杖、紫草、牛蒡子、诃子、蚤休清热解毒；牡丹皮、赤芍凉血活血，清热解毒。（梁瑞，范瑞强 2005 年第 17 期《现代中西医结合杂志》）

蛇 串 疮

蛇串疮是一种皮肤上出现成簇小疱，呈带状分布，痛如火燎的急性疱疹性皮肤病。是由水痘带状疱疹病毒引起的急性炎症性皮肤病，又称为“缠腰火龙”“缠腰火丹”，俗称“蜘蛛疮”，相当于西医的带状疱疹。其主要特点为簇集水疱，沿一侧周围神经作群集带状分布，伴有明显神经痛。初次感染表现为水痘，以后病毒可长期潜伏在脊髓后根神经节，免疫功能减弱可诱发水痘带状疱疹病毒再度活动、生长繁殖，沿周围神经波及皮肤发生带状疱疹。带状疱疹患者一般可获得对该病毒的终生免疫，但亦有反复多次发作者。

蛇串疮医案

颜正华验案1则

验案

浑某，男，27岁，学生。1992年8月13日初诊。平日脾气急躁，常生口疮。一星期前右下肢突发绿豆状疱疹，灼热痛痒。学校医务室及北京某医院均诊断为带状疱疹，经中西医治疗效果不著，遂来求治。刻下见右下肢疱疹累累，循内侧肝经和外侧胆经所过部位而分布。部分疱壁紧张，灼热刺痛，部分干瘪结痂，刺痒不已。伴烦躁易怒，口苦口干欲饮，尿黄，大便不干。右腹股沟淋巴结肿大，微有压痛。舌尖红、苔薄黄，脉弦数。证属心肝火盛，湿毒下注。治宜清热泻火，利湿解毒。

处方：龙胆草10克，炒栀子10克，木通10克，黄芩10克，黄柏

10克，牛膝10克，牡丹皮10克，荆芥10克，延胡索10克(打碎)，赤芍15克，板蓝根30克，土茯苓30克。4剂，每日1剂，水煎服，煎前先泡30分钟，连煎3次，每次余药液250～300毫升，合兑，分3次饭前2个小时温服。忌食辛辣甘甜油腻及鱼腥发物，忌饮酒。

二诊：痛大减，疱疹大多干瘪结痂，瘙痒不已，尿黄。上方去荆芥、延胡索，加地肤子12克，白鲜皮10克，萆薢15克，以善其后。

处方：龙胆草10克，炒栀子10克，木通10克，黄芩10克，黄柏10克，牛膝10克，牡丹皮10克，赤芍15克，板蓝根30克，土茯苓30克，地肤子12克，白鲜皮10克，萆薢15克。7剂，每日1剂，水煎服。

【诊疗心法要点】带状疱疹，中医名“蛇串疮”“火带疮”“蜘蛛疮”等，是病毒感染所致。本案患者正值青年，心肝火盛，故平时常急躁，生口疮。今起病于大暑之时，暑多夹湿，暑湿合犯客体，遂与内火相结，蕴注肝胆二经，故诸证蜂起。初诊颜师以龙胆草、炒栀子、黄芩、黄柏、牛膝、牡丹皮、赤芍、木通、板蓝根、土茯苓等清热泻火、利湿解毒，荆芥疏散血分热毒，延胡索化瘀止痛，诸药配伍，相得益彰，故仅服4剂，即顿挫病势。二诊疼痛大减，唯瘙痒仍甚，乃湿热未清之象，故去荆芥、延胡索，加地肤子、白鲜皮等，以增祛湿止痒之力。此外颜师详告患者煎服法及禁忌，又是提高疗效的重要保证。(《颜正华临床验案精选》)

贺普仁验案1则

验案

江某，男，58岁。主诉：左腰部起疱疹3日。患者近日情绪紧张，工作劳累，2天前有左侧腰部灼热感，继而出现水疱，呈簇状，以带状缠腰分布，疼痛忍，不能入睡，伴有烦躁、口苦、咽干、小便黄、大便干。左侧腰部疱疹呈带状分布，水疱簇集，共5簇，每个疱疹约黄豆大小，内容物水样透明。疱疹间皮肤正常。舌红、苔黄腻。脉弦

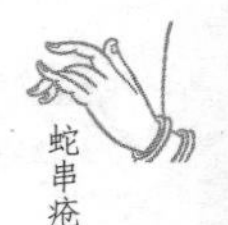

滑。辨证:肝郁气滞,湿热熏蒸。治法:疏肝解郁,清热利湿。

治疗:龙眼穴、阿是穴三棱针放血,阿是穴放血后拔罐,支沟、阳陵泉以毫针刺,泻法,留针30分钟。患者每日治疗1次,阿是穴放血拔罐隔日1次。

治疗9日疼痛减轻,可入睡,诊后伴随症状易好转。6诊后已感觉不到明显疼痛,疱疹渐干瘪、消退。13诊后皮肤平整,诸证消失,临床痊愈。

裴正学验案2则

验案1

某女,62岁。2011年2月25日初诊。主诉:宫颈癌放化疗后1年,左颈部疼痛2天。患者2天前出现左颈部疼痛,伴口干口苦、心烦易怒、大便干、小便黄。体格检查:左颈部簇集性大小不等之丘疱疹,疱疹赤红,灼痛难忍,衣领不能触碰,舌质淡红、苔黄腻,脉滑数。证属肝经湿热、瘀血阻滞,治宜清泻肝胆实火,辅以活血止痛。给予当归龙荟汤加减。

处方:当归10克,龙胆草10克,芦荟10克,大黄6克,黄连6克,黄芩10克,木香6克,冰片2克,细辛15克(先煎1小时),青黛10克,桃仁10克,红花6克,川芎6克,白芍10克,生地黄10克,川乌15克,草乌15克(先煎1小时),马钱子1个(油炸),延胡索20克,丹参20克,制乳香6克,制没药6克。14剂,水煎服,每日1剂。

二诊:患者诉仅服药3~4天疼痛缓解,疱疹渐收,目前颈部疱疹痊愈,疼痛消失,局部皮肤未见丝毫病损痕迹。因前日食用羊肉后,自觉原病患处皮肤瘙痒,随证加减,7剂后痊愈,未留有任何不适,随访1个月,未复发。

【诊疗心法要点】带状疱疹常发于腰、胸、胁间,也有发于头面颈部者。本方以当归龙荟汤清泻肝胆之火,桃红四物汤、活络效灵丹活血祛瘀、通络止痛,加入川乌、草乌、马钱子加强镇痛,麝香物稀价

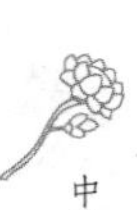

高,以冰片、细辛代之。全方组方严谨,气血同治,药专力宏,效如桴鼓。(陈玲,薛文翰,李敏2000年第4期《中医函授通讯》)

验案2

李某,女,54岁。胸部疱疹疼痛1周。症见:胸胁部位粟粒状疱疹,密集成簇,颜色鲜红,沿肋间神经分布,舌红、苔白,脉紧。诊断:带状疱疹。中医辨证:火毒缠腰,风邪郁表。治则:清热解毒,疏风散郁。

处方:麻黄10克,桂枝10克,杏仁10克,生石膏30克,生甘草6克,金银花15克,连翘15克,蒲公英15克,败酱草15克,大青叶10克,板蓝根10克,柴胡10克,生地黄10克,当归10克,栀子10克,黄芩10克。

二诊:患者服药7剂后疱疹颜色变暗,部分结痂,但仍疼痛,证属火毒郁结,肝胆湿热。

处方:麻杏石甘汤加丹参10克、鸡血藤15克、芦荟10克,服用15剂。

三诊:患者疱疹全部脱落,胸部疼痛较前减轻,但仍有烧灼感,口干乏力。证属热邪伤阴,余毒未清,加延胡索10克、制乳香6克、制没药6克、丹参15克,继服15剂病愈。

【诊疗心法要点】裴老认为四物汤、丹参、鸡血藤理气活血,通络止痛,在治疗的过程中尽早用活血化瘀药物,可以缓解疼痛等症状,且能减少带状疱疹后遗神经痛的发生概率。活血化瘀还可促进余毒清解,达到"通则不痛"的治疗效果。(展文国2011年第9期《西部中医药》)

陆德铭验案4则

验案1

刘某,男,50岁。1周前患者自觉右胁肋部灼热刺痛,继后皮肤

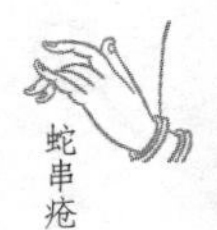

出现水疱，疼痛剧烈，胃纳欠馨，大便欠畅。检查：右胁肋及腹背见成簇分布红色丘疱疹，绿豆大小，呈带状排列，基底皮肤潮红，苔薄黄腻、舌质红，脉弦。证属肝经湿毒内蕴，外溢肌肤，治拟疏肝清热，和营止痛。

处方：龙胆草 6 克，柴胡 9 克，黄芩 12 克，大青叶 30 克，板蓝根 30 克，白花蛇舌草 15 克，桃仁 15 克，赤芍 30 克，牡丹皮 9 克，莪术 30 克，丹参 30 克，香附 9 克，延胡索 12 克，生薏苡仁 15 克。

服药 2 周。皮损未见新发，疼痛减轻，皮色较淡，上方去柴胡、板蓝根，加郁金 12 克，继续服药 2 周后诸证全消。

验案 2

蔡某，男，84 岁。患者于 1 年前右胁肋患带状疱疹，经中西医治疗后皮损消失，但疼痛不止，以灼痛为主，日轻夜重，纳食尚可，夜寐欠安。检查：右胁肋连及腹部有大片带状瘢痕及色素沉着，前后均未超过正中线，苔薄白腻、舌质暗红，脉弦。证属久病伤气，瘀血凝滞，经络阻塞，不通则痛，治拟益气活血，通络止痛。

处方：生黄芪 30 克，当归 12 克，赤芍 30 克，川芎 9 克，桃仁 15 克，红花 9 克，牡丹皮 9 克，泽兰 12 克，三棱 30 克，莪术 30 克，制香附 9 克，广郁金 12 克，延胡索 15，炙乳香 6 克，炙没药 6 克。

服药 2 周后疼痛显著减轻，但药后胃脘不适，恶心，上方去乳香、没药，加入五灵脂 12 克（包煎），续服 2 月后疼痛消失。

【诊疗心法要点】陆师常以疏肝清热，化瘀止痛为大法，以龙胆泻肝汤加减使用，以龙胆草、柴胡、黄芩疏肝清热，泻肝胆湿热之郁火；当归、赤芍、牡丹皮凉血活血；大青叶、板蓝根、白花蛇舌草等清热凉血解毒；桃仁、丹参、延胡索、郁金活血理气止痛。皮损发于头面、眼角者，常加入谷精草、枸杞子、石决明等；皮损发于胸腹者加川楝子、香附等；皮损发于下肢者，常加入黄柏、牛膝等。陆师治疗带状疱疹与众不同之处在于早期即予理气活血之药，旨在防止和减轻由于病毒侵犯神经而引起的神经周围炎症和粘连，减少纤维包裹，防止后遗神经疼痛的发生。（毛佳琳 1991 年第 1 期《中医文献杂

志》)

验案3

魏某,男,48岁。1996年4月21日初诊。患者3天前突发右胸胁、背后部疼痛,相继出现红色丘疹及水疱,逐渐增多,排列成带状,疼痛剧烈。口干苦,纳食欠佳,大便干结,2~3日1行,夜寐梦扰。检查:右胸胁、背部见散在密集成簇大小不等的水疱,基底潮红肿胀,呈带状排列,未见破损及糜烂面,舌苔薄黄腻,质红,脉弦数。证属肝胆湿热,气滞血瘀。治拟清利肝胆湿热,理气活血。

处方:柴胡、牡丹皮各9克,栀子、生甘草各6克,夏枯草、虎杖各15克,茵陈、延胡索、川楝子、制大黄各12克,龙胆草4.5克,板蓝根、生地黄、赤芍各30克,失笑散10克,生牡蛎18克。水煎服。外用三黄洗剂及青黛散。

用药1周,疼痛明显减轻,局部疱疹干燥结痂,脱屑,皮肤稍红,大便通畅,舌苔薄黄腻,脉弦。仍以理气活血、清热利湿为法,佐以益气扶正。

处方:生黄芪、赤芍、莪术、徐长卿、生牡蛎各30克,白术、白芍、当归、水蛭、三棱、延胡索、川楝子各12克,川芎9克,生地黄15克,生甘草6克。

用药1周后,疼痛轻微,局部可见色素沉着斑,再服药2周,诸证均消。

【诊疗心法要点】本病患者早期用了生牡蛎等重镇之品,不仅减轻疼痛,并有效控制了疱疹蔓延,缩短了疗程。

验案4

李某,男,75岁。1994年8月17日初诊。6个月前患带状疱疹,经治疱疹消失,但疼痛迄今未止,阵阵掣痛、刺痛,固定不移,入夜为剧。查右胁肋部、腰部有大片淡褐色斑片,排列成带状,不可触碰,触碰后疼痛明显,舌苔薄,脉弦。证属久病入络,气血凝滞,不通则痛。治拟益气活血,理气止痛。

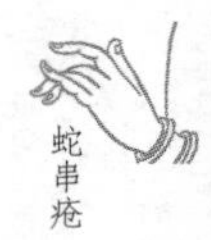

处方：生黄芪、赤芍、莪术各30克，白术、白芍、当归、水蛭、三棱、延胡索各12克，川芎、红花、香附各9克，桃仁15克，炙乳香、制没药、细辛、生甘草各6克，灵磁石60克（先下），珍珠母30克（先下）。水煎服。

服药4周，疼痛程度明显减轻，抽痛间隔延长，入夜渐能安睡，唯大便干结，2～3日1行。前方加入皂角刺、穿山甲片、生何首乌、枳实、决明子续服。又3周，疼痛渐轻，局部皮肤瘙痒，但无任何皮损，夜寐已安，舌苔薄，脉弦。前方加入徐长卿继服。再1周，局部皮肤瘙痒更甚，但疼痛时间消失较长。局部无皮损，触碰皮肤亦无疼痛，舌苔薄，质淡，脉弦。前方加入生黄芪、丹参各30克以加强补气活血之功。以后上方加减连服1个月，患者痒去痛止而痊愈。

【诊疗心法要点】本病治疗过程中出现皮肤瘙痒而局部无皮损，陆师认为痒为痛之轻，此为局部皮肤气血流通，病情好转之象，续以前法，并佐徐长卿治痛而愈。（阙华发，阙振福，邓相爱1999年第7期《湖北中医杂志》）

陈彤云验案2则

验案1

李某，女，56岁。2011年6月3日初诊。主诉：左腰臀部、下肢疼痛5天，起疹3天。现病史：患者5天前劳累后自觉左侧腰臀部疼痛不适，自行外用麝香壮骨膏贴敷，仍疼痛。3天前，贴敷部位起皮疹，逐渐扩大、增多，延及同侧下肢伴疼痛，刻下症：左侧腰臀、下肢可见红斑、水疱，伴疼痛，肢体沉重，疲倦乏力，食后腹胀，小便黄，大便干。查：左侧腰臀部、小腹至大腿内侧多片掌心大小红斑，其上密集粟米至蚕豆大小水疱，部分可见血疱，簇集成片，呈带状分布。舌尖红，舌体胖大，边有齿痕，苔白腻，脉滑。辨证：脾湿内蕴，蕴久生毒，阻滞气血。治法：健脾除湿，行气活血，解毒止痛。方拟除湿胃苓汤加减。

处方：白术10克，茯苓15克，陈皮10克，厚朴10克，枳壳10克，紫草15克，板蓝根30克，龙胆草6克，黄芩10克，生栀子10克，延胡索10克，赤芍15克，车前草15克，白茅根30克。

二诊：服药7剂，水疱基本干燥结痂，无新出，疼痛大减，大便略溏，仍觉肢体沉重困乏。前方减龙胆草、黄芩、生栀子，加生黄芪10克、当归10克。继服14剂。诸证消，临床治愈。

【诊疗心法要点】方中白术、厚朴、陈皮、茯苓、枳壳健脾祛湿、行气消胀。延胡索行气理气，赤芍、白茅根、板蓝根、紫草凉血活血解毒；龙胆草、黄芩、生栀子清利肝胆湿热，以解化热之势。二诊时，毒热已减，大便溏，患者终因脾虚为患，故去苦寒伤阳之品，而加入益气托邪毒外出的生黄芪，养血止痛的当归，气血双补，使获全效。本型辨证要点：皮损基底颜色淡红，上布丘疱疹或水疱，疱壁松弛，破后糜烂、渗出，疼痛较轻，不思饮食，食后腹胀，大便时溏；舌淡体胖苔白或白腻，脉沉缓或滑。辨证分析：患者因素体脾虚或劳倦过度、饮食不节，损伤脾土，致脾虚无力运化水湿，湿浊内停，郁而化热，湿热搏结，故可见皮损基底淡红，上部丘疱疹、水疱，破后糜烂、渗出；脾失升清，胃失和降，则不思饮食、食后腹胀、大便时溏；舌淡体胖苔白或白腻，脉沉缓或滑亦为脾湿内蕴，湿重于热之证。从经络角度讲，此型多为足太阴脾经与足阳明胃经循行部位，两经相互络属，互为表里。脾为后天之本，位于中焦，主运化水谷精微和水湿。治疗要点：此证型总以健脾利湿，佐以解毒为法。方用除湿胃苓汤酌加延胡索、板蓝根等理气止痛解毒之品。除湿胃苓汤系五苓散与平胃散合方，具有行气利水，祛湿健脾和胃之功。

验案2

王某，男，68岁。2011年8月7日初诊。主诉：左胸背疼痛40余天。现病史：患者40余天前生气后左胸背疼痛、起疹，于外院就诊，诊为“带状疱疹”，予典型医案分析，静脉滴注抗病毒药物，4周后，皮疹基本消退，但仍疼痛不减，服止痛药物、营养神经药物后，效不显，遂于我院就诊，刻下症：左胸背可见暗红色色素沉着斑，疼痛

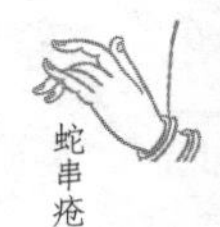

不止,口干口苦、纳眠差、小便调,大便干。查:左胸背水疱干涸,可见大片红色色素沉着斑。舌暗红、苔黄腻,脉滑。辨证:湿热未尽,气滞血瘀。治法:清热利湿,理气活血止痛。方拟龙胆泻肝汤合活血散瘀汤加减。

处方:龙胆草10克,生地黄15克,生栀子10克,黄芩10克,牡丹皮12克,赤芍10克,延胡索10克,丹参15克,伸筋草15克,地龙15克,制乳香3克,制没药3克,川牛膝10克,炒神曲10克,生大黄6克。7剂,水煎服,每日2次。

二诊:药后疼痛略减轻,口干口苦好转,大便畅通。舌质暗,苔黄腻,脉滑。前方易生大黄为熟大黄10克,加莪术10克,继服14剂。

三诊:药后疼痛明显减轻,大便溏,余无特殊不适。舌质暗、苔白腻,脉滑。前方龙胆草减至6克,去生栀子,继服14剂。患者症状基本消退。

【诊疗心法要点】全方以龙胆草、生栀子、黄芩继清肝经湿热;延胡索理气,牡丹皮、赤芍、丹参凉血活血;乳香、没药、莪术活血破瘀止痛;川牛膝既可活血,又可引药下行;地龙性咸寒归肝、脾经,可清热、通络,入络搜邪外出;伸筋草苦辛温,归肝经,祛风湿,舒筋活络。二药一寒一温,既可清解热毒,入络搜邪,又可温通经络,祛湿引邪外出,为陈老治疗带状疱疹神经痛常用之品。大黄亦为陈老临床常用之品,既可清热泻下通积,又可活血化瘀止痛。炒神曲健脾和胃消食,顾护中焦。本型辨证要点:患部皮损大部分已消退,仍疼痛不止,多为针刺样疼痛,痛处固定不移,拒按,夜间尤甚,伴口苦心烦,夜寐不宁,小便黄,大便不畅,舌质暗红,有瘀斑,苔黄或黄腻,脉细涩或细滑。辨证分析:肝胆失于疏泄,湿热毒邪未尽,热扰心神,故见口苦心烦,夜寐不宁;湿热毒邪日久阻滞气机,气滞血瘀,不通则痛,故见疼痛不止,呈针刺样,痛处固定不移,拒按,夜间尤甚;湿热余毒下注则小便黄,大便不畅;舌质暗红,有瘀斑,苔黄或黄腻,脉细涩或细滑皆为湿热未清、气滞血瘀之证。治疗要点:此型总以活血化瘀,行气止痛,清解余毒为法。方用龙胆泻肝汤合活血散瘀汤(鸡

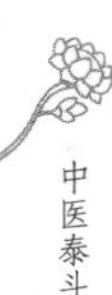

血藤、鬼箭羽、桃仁、红花、延胡索、川楝子、金银藤等)加减。(张怿 2012 年《带状疱疹临床资料及陈彤云教授典型医案分析》)

田从豁验案 1 则

验案

某女,69 岁。2007 年 10 月初患带状疱疹,发病时左上肢出现红色疱疹,左上肢轻微肿胀,伴有疼痛,因疼痛严重而拒绝碰触,穿脱衣物困难,因疼痛而入睡困难。患病后曾先后求治于多家医院,予卡马西平、维生素 B_1、甲钴胺、全天麻胶囊、小活络丹、血塞通片等以及中药治疗无效,患者心理负担重,对生活丧失信心,除疼痛难忍时服用卡马西平外,停用一切其他药物,后经朋友介绍来我院就诊。患者来诊时疱疹已经消失,左上肢遗留少量红黑色瘢痕。左上肢仍轻微肿胀,伴有疼痛,因疼痛严重而拒绝碰触。左上肢处于屈曲状态,不能伸直。舌质红、无苔,脉细弱,左关脉实,唇紫暗,面色苍白。长期备用卡马西平片,疼痛严重时口服,1 次 1 片。考虑到带状疱疹一病,中医常责之于肝胆火盛,遂以龙胆泻肝汤加减。

处方:龙胆草、柴胡、生甘草各 5 克,栀子、黄芩、车前子、泽泻、通草、当归、党参、白术各 10 克,生地黄 15 克。7 剂,1 天 1 剂,水煎服。

二诊(2008 年 6 月 5 日):诉疼痛无明显缓解。舌红,苔薄黄,左关脉实,余脉沉弱,予前方 7 剂继服。

三诊(2008 年 6 月 12 日):诉疼痛如初,且每日下午 2 ~ 3 点开始疼痛加重,左关脉实,右寸脉实,舌红、苔黄,唇红。考虑患者舌红、苔黄为热邪壅盛的表现,故予前方加蒲公英、紫花地丁、金银花、连翘各 8 克,以清热解毒,7 剂,水煎服,1 天 1 剂。

四诊(2008 年 6 月 19 日):诉左上肢疼痛仍无明显缓解,近日甚则波及左胸部疼痛,左上肢仍然轻微肿胀,因疼痛严重而拒绝碰触,仍处于屈曲状态,不能伸直。予前方去蒲公英、紫花地丁、金银

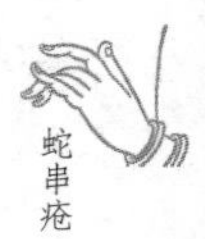

花、连翘，7剂，水煎服，1天1剂。

五诊（2008年6月26日）：仍诉疼痛不减，查体舌紫暗，苔薄黄，脉细弱，唇紫，面色㿠白，左关脉实，右寸脉实。按常规采用清肝泻火治法，予龙胆泻肝汤加减已经治疗近1个月，无明显效果。患者虽无明显瘀血表现，但舌质紫暗、唇紫，多为气血瘀滞之象，以气滞为其主要病机；其脉象之右寸脉实，结合舌苔薄黄，考虑为肺经郁热所致。故改用行气泻肺法配合龙胆泻肝汤治疗。

处方：栝楼、枳实各8克，延胡索15克，桔梗6克，生石膏、栀子、黄芩、郁金、白芍、炙甘草各10克，龙胆草3克，柴胡、生地黄、车前子（包煎）、泽泻、通草、当归、党参、炒白术各10克。7剂，水煎服，每日1剂。

六诊（2008年7月3日）：诉疼痛略有好转，但大便稍干，考虑患者疼痛严重，持续时间长，用此方后能改善即说明治则正确，故效不更方，随证加减。

处方：栝楼、枳实、白芍各10克，延胡索15克，桔梗6克，生石膏、栀子、黄芩、郁金、生甘草、柴胡、生地黄、车前子、泽泻、通草、当归、党参、炒白术各10克，柏子仁、龙胆草各3克。7剂，水煎服，每日1剂。

七诊（2008年7月10日）：诉本周内前半周疼痛较重，后半周已减轻，自觉疼痛较半月前有所减轻，左上肢已不肿胀，舌淡暗略紫、苔薄黄，唇紫，双脉沉弱，左关脉实，仍予前方7剂，1天1剂，水煎服。此后继续予上方调理治疗，观察半月病情未反复。

【诊疗心法要点】笔者以往治疗带状疱疹后遗神经痛时常施以龙胆泻肝汤，恒有效验。然部分患者应用龙胆泻肝汤无明显效果。笔者认为，本病后期以气滞为主，经络不通，不通则痛，以致疼痛剧烈，病程迁延。本例患者舌质紫暗、唇紫，此为气血瘀滞之象，尤以气滞为主，故而应用行气之药对于带状疱疹后遗神经痛、病史较长者十分重要。带状疱疹一病，湿热火毒之邪蕴积肌肤，疱疹发于皮毛，肺主皮毛，故而肺经蕴热可知。本例中患者脉象之右寸脉实，舌苔薄黄，即为肺经郁热所致。故采用行气泻肺法来配合治疗，收到良好效果。本方中栝楼、枳实宽胸理气；延胡索、郁金行气止痛；生石膏清泻肺胃之热，使火毒之邪得以清除；桔梗引药力上行至肺，协助生石膏清肺热；党参、炒白术扶正益气，提高机体免疫功能。白芍既能柔肝，又能配合甘草酸甘敛阴，防止党参、炒白术之燥热及泽泻、车前子之利湿伤及阴液。诸药合用，共奏清肝泻胆，清胃泻肺，行气止痛，益气养阴之效。（林海，田从豁，刘志顺 2009 年第 1 期《浙江中西医结合杂志》）

蛇串疮妙方

路志正验方 1 则

验方：石葶瓜连汤

【药物组成】生石膏、葶苈子、栝楼、旋覆花、连翘、防风、枇杷叶、车前草、防己、素馨花、郁金、龙胆草、柴胡、黄芩、茵陈、佛手、赤芍、八月札。

【功效主治】清肺以泻肝，利湿以清热。

【方义】生石膏、葶苈子、栝楼、旋覆花、连翘、防风、枇杷叶清肺利湿，车前草、防己清热利湿，素馨花、郁金、龙胆草、柴胡、黄芩、茵陈、佛手、赤芍、八月札泻肝以利湿。

【附注】方名系杨建宇拟加。（苏凤哲，杨嘉萍 2006 年第 2 期《世界中西医结合杂志》）

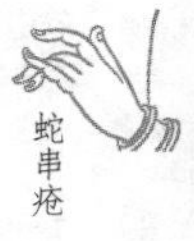

朱良春验方1则

验方:蕲冰散

【药物组成】蕲蛇30克,冰片3克。

【功效主治】解毒祛风止痛。

【制作方法及用法】研细末,用麻油或菜油调为糊状,涂敷患处,每日3次,一般2~4日愈。

【方义】蕲蛇搜风解毒之力远较乌梢蛇为胜,故对重症顽疾须取蕲蛇,复内服和外用均有效;冰片散郁火,消肿止痛,能引火热之气自外而出。(汪晓筠,杨翠娟2000年第10期《青海医药杂志》)

贺普仁验方1则

验方:针刺疗法方

【取穴】龙眼、阿是穴、支沟、阳陵泉。发于手臂、颈项者加取合谷穴。

【功效主治】调气解郁,清热解毒。

【刺法】①点刺、放血。用75%酒精(乙醇)棉球消毒皮损及周围皮肤,不擦破水疱,用三棱针沿皮损边缘点刺,间隔0.5~1.5厘米,病重者间隔小,病轻者间隔大。点刺完毕,以闪火法在其上拔罐1~4个,罐内可见少许血液拔出,10分钟左右起罐。起罐后用消毒棉球将血液擦净。并用三棱针点刺龙眼穴,进血3~5滴后擦净。②针刺。毫针针刺支沟、阳陵泉、合谷,施以泻法,1分钟行捻转手法二次,留针30分钟。③艾灸。医者双手各持1根清艾条,在病灶处由中心向四周施灸,艾条距皮肤约200厘米,施灸时间视疱疹面积大小而定,约20分钟,以皮肤灼热微痛为宜。治疗首日采用点刺、放血法,然后施灸,以后点刺、放血法与针刺法隔日交替进行,艾

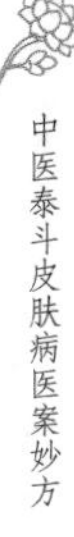

灸法每日均采用。

【方义】中医认为带状疱疹多由于肝郁不疏、毒火外袭、湿热内蕴等因素引发，多以疏肝解郁、化毒散火、清热利湿为治则。支沟为手少阳三焦经的经穴，阳陵泉为足少阳经的合穴，二者常配伍应用，有很强的疏肝利胆、清热化湿之效。合谷为手阳明大肠经原穴，长于调气活血，尤擅头面、上肢疾患，此三穴采用毫针微通治疗。龙眼穴位于小指尺侧2、3骨节之间，握拳于横纹尽处取之，属经外奇穴，是治疗带状疱疹的经验穴，尤以刺血治疗效佳。除上述穴位外，还采取局部放血、拔罐和艾灸的方法，拔罐是介于强通和温通之间的一种治法，此处应用时在三棱针放血的基础上进一步突出强通的作用，以图恶血尽出，加之艾灸的温热刺激，更使血脉畅通，且促进新血生成。本病多属热证，而热证并非禁灸。《素问·调经论》云："血气者，喜温而恶寒，寒则泣不能流，温则消而去之。"此处采用温通的方法，以热引热，借火助阳，使气机、血脉、温通三法同用，疗程短，效果佳。

本病乃本虚标实之证，气虚血瘀，不通则痛，阻于何经则痛于何部。按经络辨证，皮损发生于面部，主要损及手、足三阳经，多见于三叉神经支配区。发于胸胁部，则损太阳明、足少阳及足太阴经，故选穴配方以受阻经脉的腧穴为主，近部取穴均取同侧，"以痛为腧"，取阿是穴；以活血通络，扶正祛邪。用此法治疗可短时间内止痛，一般1～2次治疗后，即可疼痛大减，且不留后遗神经痛。对其他方法治疗后遗留的神经痛，可参照本法治疗，针刺放血也可明显减轻疼痛。(《中医现代百名中医临床家丛书：贺普仁》)

裴正学验方1则

验方：麻黄桂枝汤合方

【药物组成】麻黄10克，桂枝10克，杏仁10克，生石膏30克，川芎6克，白芷6克，细辛3克，羌活10克，独活10克，防风12克，

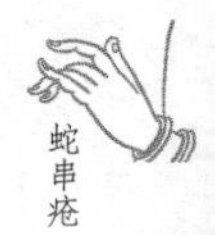

甘草6克,苍耳子10克,生姜6克,大枣4枚。

【功效主治】祛风散寒,调和营卫,疏通血脉,畅达阳气的作用。

【方义】麻黄汤和桂枝汤按1∶1用量的合方。原方主治太阳病迁延日久,正已亏虚,邪犹未解,营卫之气不和,以致面有热色,身体发痒,发热恶寒,热多寒少之证,病情介于表实与表虚之间,若仅用桂枝汤治疗,则碍于表郁无汗,仅用麻黄汤又恐出汗过多,故仲景之桂枝麻黄各半汤,既能调和营卫,又能开表发汗,因势利导,方中麻黄、桂枝、生姜辛甘发散,配甘草、大枣酸收甘缓,刚柔相济,使汗解而不伤正气。(祁元刚,裴正学2011年第10期《西部中医药》)

水　　痘

水痘也称“水花”“水疮”“水疱”，是由外感时行邪毒引起的急性传染病，多见于1～6岁小儿。冬春两季多发，其传染力强，接触或飞沫均可传染。易感儿发病率可达95%以上。临床以皮肤黏膜分批出现斑丘疹、水疱和结痂，而且各期皮疹同时存在为特点。本病为自限性疾病，病后可获得终身免疫，也可在多年后感染复发而出现带状疱疹。

水痘医案

张琪验案1则

验案

杨某，女，11岁。1982年1月8日初诊。红色疱疹，伴持续高热8天。患儿既往罹淋巴肉瘤3年余，经用长春新碱、环磷酰胺及肾上腺皮质激素治疗，病情一直稳定，近日因其弟出水痘相染，于1981年12月31日始见四肢出现少数红色疱疹，续则发热，疱疹增多，融而成斑，体温高达39℃。经某医院儿科确诊为水痘，用抗生素治疗热势不减，体温持续39～39.8℃，红斑疱疹续出不止，病情危重，邀张老会诊。患儿壮热，神志尚清，头面、眼睑、躯干、四肢以及手足指趾、前后二阴等处，疱疹密集、色红，融合成片，几乎无健康皮肤，目不能睁，声音嘶哑，咽峡周围红赤，小便色如浓茶，大便稍干，舌红无苔少津，脉滑数。辨为温毒内郁气分，津亏血热发斑。治宜清热凉血，解毒化斑。

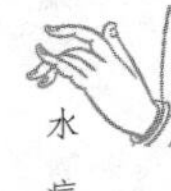

处方:大青叶15克,板蓝根20克,金银花30克,连翘20克,玄参20克,生地黄20克,麦冬15克,牡丹皮15克,赤芍15克,黄芩10克,生石膏70克,甘草10克。3剂,水煎服,每6小时服药1次。

二诊(1月10日):服药3剂后,体温下降至37.4℃,4剂后又升至39℃,但其颜面红斑疱疹干枯,已无新皮疹外出,腹泻日行3~4次,色污黄,此乃热毒从大肠外泄之佳兆。嘱续服上方3剂。

三诊(1月12日):服药后体温降至37.4℃,但午后体温回升至38.4℃,全身疱疹结痂,部分脱屑,大便日行2次,微溏,此乃热毒势衰、正气渐复之象。续以上方加减治疗,生石膏减为50克,酌加栀子10克。

处方:大青叶15克,板蓝根20克,金银花30克,连翘20克,玄参20克,生地黄20克,麦冬15克,牡丹皮15克,赤芍15克,黄芩10克,生石膏50克,栀子10克,甘草10克。

四诊(1月13日):服上方2剂,体温降至37.5℃未再回升。全身疱疹结痂脱屑,食纳佳,大便日1次,稍溏。温毒已解,应防宿疾复发,以养血凉血之剂调之。

处方:当归20克,生地黄20克,川芎15克,白芍20克,牡丹皮15克,地骨皮15克,玉竹15克,玄参15克,连翘20克。

五诊(1月19日):服上方6剂后,斑疹消退,精神、食欲正常,下午体温37.2℃,续以上方加柴胡15克、青蒿20克,服药5剂,体温正常,斑疹消失,病已痊愈。

【诊疗心法要点】本例患儿既往因淋巴肉瘤,长期应用免疫抑制剂,故一旦感染必难以控制。然久病,正气必伤。今温毒之邪相染,疱疹成斑,为正虚气阴久亏,毒热内袭,郁于气分,逼及营血而致。营阴不胜毒热煎熬,阴亏邪盛,遂成燎原之势,故致水痘高峰时高热不退,斑疹外出不止,舌红少津。温毒鸱张,气营两燔,病情极为危笃,故用大剂清热凉血、解毒化斑之剂,以清除鸱张之温毒邪热。尤重用生石膏70克,且采用频服法,1日2剂,11岁儿童每日量竟达140克。石膏为治急性热病的有效药物,性凉且散,能清阳明气分大热,并“解肌发汗”(《名医别录》),具有透表之功,能外解阳明之

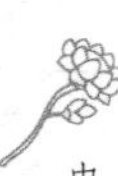

郁，内透营分之热。但石膏须生用，剂量需大方奏效。张老治大热烦躁、发斑吐衄等症，拟用治瘟疫的清瘟败毒饮，方中生石膏用至 70 克，且长期临床实践中发现，以生石膏为主与他药配伍，不只清阳明气分之热，对治疗多种高热疾病均奏效，石膏之退热之功，尤胜犀角、羚羊角。（《张琪临床经验辑要》）

白驳风

白驳风是指以大小不同、形态各异的皮肤变白为主要临床表现的局限性色素脱失性皮肤病，中医文献中又有“白癜”“白驳”“斑白”“斑驳”等名称。“白癜”之名首见于《诸病源候论·白癜候》，曰：“白癜者，面及颈项身体皮肤肉色变白，与肉色不同，也不痒痛，谓之白癜。”相当于西医的白癜风。其特点是：皮肤白斑可发生于任何部位、任何年龄，单侧或对称，大小不等，形态各异，边界清楚，亦可泛发全身；慢性病程，易诊难治，影响美容。

白驳风医案

贺普仁验案5则

验案1

胡某，女，17岁。2002年5月初诊。两髂棘上方白斑2年余。病史：自2年前两髂棘上方长有白斑，局部刺痒，双侧白斑对称，约10厘米×20厘米大小。舌淡、苔白，脉沉细。辨证为手太阴肺经经气失调，气血失和，肌肤失养。

治疗：灸侠白，针阿是穴，以短毫针围刺病灶处，约隔1厘米一针，留针30分钟。

针后，白癜风范围日渐缩小，皮肤颜色逐渐变深，共治疗25次，皮肤颜色基本转正常。

【诊疗心法要点】白癜风是一种局限性色素代谢障碍性疾病，发病原因有遗传因素、自身免疫和精神因素等，临床上属于疑难杂症

之一，中医称之为白癜风或白驳风。“肺主皮毛”，若外邪侵袭，肺卫失和，邪气客于肌肤，致气血失调，血不荣肤可引起皮肤病。贺教授认为此病发于外是表象，手太阴肺经经气失调，气血失和是本病的基本病机，辨证属手太阴肺经病变，故采取养血疏风、调和气血、荣养肌肤的治疗原则。侠白属手太阴肺经穴，肺主皮毛，肺色白，皮肤发生白癜风为肺经病变。《素问》言“诸气者，皆属于肺”“肺朝百脉”，故选用温通或微通法，通过针或灸侠白穴调理肺气，从而达到调和全身气血的作用，气血调和，肌肤得以荣养，故白癜风病可愈。（王桂玲，宣雅波，程金莲等2007年第7期《中国针灸》）

验案2

刘某，女，18岁。因全身多处白斑7年就诊。于7年前发现左下肢外侧出现白斑，大小约1厘米。1年前双手腕部、脚踝部及右季肋部出现白斑，最大处约5厘米×7厘米。舌红、边有齿印，苔薄白，脉细。辨证为气血不和，肌肤失养。治宜调和气血，荣养肌肤。

治疗：取阿是穴，以短毫针密刺病灶处，留针30分钟；灸侠白穴，每侧30分钟。

共计治疗10次，白斑面积明显缩小，其中左手腕部一块已基本消失。

验案3

孙某，男，30岁。因左手背白斑半个月就诊。半月前生气后发现左手背部白斑，面积约3厘米×6厘米。舌质红、苔薄白，脉滑。辨证为气滞血瘀，气血失和，肌肤失养。治宜调和气血，荣养肌肤。

治疗：取背部痣点，以锋针速刺出血，辅以拔罐，使出血。

每周治疗1次，共治疗4次，白斑消失。

验案4

付某，女，27岁。因右肩白斑数月就诊。于数月前发现右侧肩部皮肤白斑，面积约3厘米×2厘米，局部无任何不适，曾涂以药物

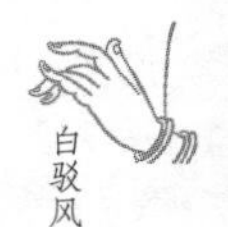

治疗未效。舌淡、苔白腻,脉滑。辨证为体内蕴湿,气血失和,肌肤失养。治宜调气和血,荣养肌肤。

治疗:取阿是穴(白斑处),以细火针速刺。

每周治疗2次,治疗5次后,白斑消失。(王桂玲,贺普仁 2003年第9期《中国针灸》)

验案5

李某,女,18岁。下颌生白斑1年。1年前,下颌处有一白色小斑,有1厘米×1厘米大小,不痛不痒,自涂白癜净。两三次后起大水疱,疱起之处皮肤日后即成白色,后来又涂白灵酊,效果差,皮肤深层起水疱,现皮肤2厘米×4厘米大小的白色斑块,不痛。舌质淡红、舌苔薄白,脉细。辨证:气血不调,经络不通。治法:调和气血,疏通经络。

治疗:局部围刺,灸侠白。

刺法:隔日1次,每次10分钟。经3个月治疗后,症状缓解,皮肤如常。

【诊疗心法要点】侠白为手太阴肺经穴位,位于肘上5寸,取名的原因是肺主白,穴侠于赤白肉筋分间。因肺主皮毛,白色应肺,故侠白有调理肺气、行气活血、养荣肌肤的作用。《寿世保元》云"治赤白汗斑",贺老在临床上常用其治疗白癜风。

白癜风的临床表现为皮肤突发圆形白斑,并逐渐扩大,边缘肤色加深,中心或可有褐色斑点。日晒后灼热发红,周身上下都可发病,常给患者造成心理压力。其病机主要为气机失和,气血凝滞。《圣济总录》曰:"白癜风……由肺热窒热,风热相并,传流荣卫,窒滞肌肉,久不消散故成此也。"贺老治疗白癜风,常灸侠白,配合采用阿是穴火针点刺、背部放血拔罐和局部围刺。灸侠白采用艾卷温和灸,微热刺激穴位,每次半个小时,增强行气活血之效。肺气调,气血荣,则斑可消。(《中医现代百名中医临床家丛书:贺普仁》)

硬 皮 病

硬皮病是以皮肤浮肿、变硬、萎缩为主要症状的一种病证。其临床表现轻重程度有很大差异，轻者皮肤病变局限，皮肤呈片状、点状或条状，皮肤颜色呈淡紫色或象牙色，继之变硬、萎缩，重者皮肤病广泛，面部、四肢、颈、胸皮肤均可累及，皮肤坚硬如革，甚则累及脏腑，属风湿病范畴，称之“皮痹”。本病是临床中一疑难杂症，病程缠绵，有时发展迅速，危及生命，常与其他免疫系统疾病相兼，病情复杂。

硬皮病医案

朱良春验案1则

验案

张某，女，43岁。1974年就诊。主诉近年来面部皮肤发厚，有麻痒感，四肢皮肤经常发紫发红，疼痛，手腕和下肢关节亦常有疼痛，活动不灵，经南通市某医院检查，血沉：50毫米/小时，肝功正常，遂确诊为弥漫性硬皮病。诊见舌质红、苔白薄，脉象弦细。辨证为风毒湿热蕴于营分，血滞不畅。方拟祛风毒、化湿热、行瘀滞。

处方：全当归15克，生地黄15克，徐长卿12克，红花12克，蝉蜕12克，地肤子12克，白鲜皮12克，赤芍12克，桃仁泥10克，豨莶草15克，荆芥9克，甘草5克。10剂，每日1剂，水煎服。

复诊告知诸证大减，自觉药后，麻、痒、痛减轻，四肢发红发紫消失，原方去赤芍，加桂枝，续服10剂，诸证消失。

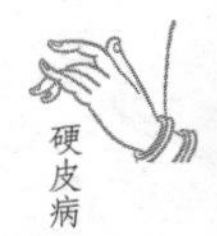

【诊疗心法要点】朱师治疗弥漫性硬皮病之用药特色，乃集寒热辛苦于一炉，意在寒热辛苦各司其职，以迅速分消风、湿、热、毒诸邪，盖风、湿、热、毒分消，则痰瘀湿热分化，足三阳、足三阴诸经隧络道畅通，气血运行无阻，四肢百骸皮毛得以濡养，故硬化、萎缩、僵直，局部功能障碍，或溃烂、红肿等症均能速愈，此“流水不腐”之理也。朱师案中全当归、红花、桃仁、赤芍活血化瘀，生地黄伍赤芍泻火、养阴、凉血，白鲜皮咸寒且微苦微辛，能清散血中之滞热，通行经隧脉络，疗湿痹死肌，且以皮治皮也，《本草正义》谓“白鲜皮味甚烈，故能彻上彻下，通利关节、胜湿除热、无微不至也。地肤子味甘、微苦寒，临床体会除清湿热、利小便之功外且有补中气之效，豨莶草具解毒活血之功，能直入至阴，导其湿热，平肝化瘀，通其脉络。蝉蜕、荆芥疏风解毒、解表，方意疏里宣外，共奏祛风毒、化湿热、行瘀滞之功。（邱志济，朱建平，马璇卿 2001 年第 9 期《辽宁中医杂志》）

邓铁涛验案 2 则

验案 1

熊某，男，48 岁。1978 年 4 月就诊。患者两月前经当地医院皮肤活检确诊为硬皮病，症见双乳至下腹皮肤局限性增厚，硬如皮革，伴心悸，曾用激素治疗无效。经人介绍，按《新中医》杂志刊载邓铁涛教授治疗硬皮病验方自行服药，自觉症状好转，遂与邓铁涛教授函诊治疗。

处方：炙黄芪 45 克，党参 30 克，何首乌 30 克，当归 15 克，熟地黄 15 克，山药 15 克，茯苓 15 克，丹参 15 克，红花 6 克，川贝母 6 克，牡丹皮 9 克，泽泻 9 克，山茱萸 12 克，白术 10 克。每日 1 剂，水煎服。

此方加减治疗近 2 年，患者局部皮肤明显软化，于 1980 年 3 月 5 日来广州初次面诊。诊见：精神、体力增加，局部皮肤变软，心悸

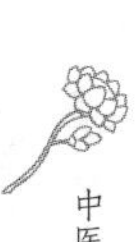

消失,咳嗽,痰多质稠,脐周及腰背出汗多,纳食、睡眠均可,大便稍结,3~4天1次。检查:面色红润,腹平软,胸腹部皮肤较正常略硬,可捏起皱褶,心肺听诊无异常,舌嫩有齿印、苔白厚,脉虚右大尺弱,续上方加减。

处方:黄芪60克,党参30克,熟地黄15克,茯苓15克,牡丹皮10克,当归10克,麦冬10克,五味子10克,生地黄10克,泽泻9克,橘络5克,川贝母末3克(冲服),山茱萸12克,红花6克,山药18克。每日1剂,水煎服。

此后患者仍函诊治疗,以上方随证加减,酌加桑寄生、沙苑子或女贞子养肝肾,兼腹胀、纳差加大腹皮、砂仁或蚕沙,咳嗽、咽痒加桔梗、玄参,1980年8月函告:"服药2年有余,病症基本消除。"

验案2

谭某,女,58岁,香港籍。患者以四肢皮肤渐进性绷紧半年,于2000年1月6日收入某医院治疗。双上肢肘关节以下皮肤绷紧,硬如皮革,手指屈伸受限,双下肢小腿处亦稍有绷紧,四肢末端麻木,经香港某医院确诊为硬皮病、皮肌炎、神经炎,曾用泼尼松治疗无改善。伴有乏力,气短,声音嘶哑,消瘦。X线检查示:肺纤维化,余未见异常。正值邓铁涛教授应诊,诊见:除上症外,舌偏红、苔少,脉弱。西医诊断:系统性硬皮病;中医诊断:皮痹。证属肺肾阴虚。治宜益气健脾,活血滋阴。

处方:黄芪20克,生地黄12克,熟地黄12克,阿胶12克(烊化),牡丹皮10克,茯苓10克,泽泻10克,山茱萸15克,石斛15克,山药30克,太子参30克,红花5克。每日1剂,水煎服。

二诊(1月14日):患者诉四肢远端皮肤绷紧感明显减轻,双肘关节以下皮肤较前软化,尤以左上肢远端明显改善,声音已正常。予原方继服。

三诊(1月31日):症状继续好转,大便略偏稀,舌红、苔少,脉弱尺脉尤甚。

处方:黄芪、太子参、山药各30克,熟地黄24克,牡丹皮、茯苓、

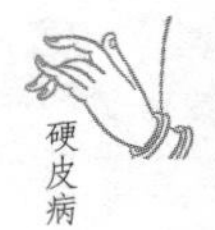

泽泻、山茱萸、白术各10克,阿胶12克(烊化),红花6克,砂仁3克(后下),石斛15克。

四诊(2月18日):患者双上肢皮肤已明显软化,手指屈伸自如,生活自理。近日脱发较多,遂于原方加当归、黑豆等养血之品。2月28日病情改善,出院带药治疗。

【诊疗心法要点】硬皮病可分为局限性和系统性两类。前者病变局限于皮肤,后者则兼有内脏病变,是一种全身性疾病,病程进展缓慢,故又称为进行性、系统性硬皮病。常发病于50岁左右女性,男女之比为1∶2～1∶3。邓铁涛教授认为,从硬皮病患者临床症状看,当属中医虚损证。本病病因可归纳为先天禀赋不足,后天失调,或情志受刺激,或外邪所伤,或疾病失治、误治,或病后失养,导致脏腑亏虚,积虚成损。肺主皮毛,肺之气阴亏损,皮肤失其柔润,变硬如革、干燥、无汗。脾主肌肉、四肢,本病常伴脾气虚亏,脾失健运,气血衰少,津液不能濡养肌肤,肌肉萎缩而四肢活动困难。肾主水液,为人体元阴元阳之本,本病皮肤干枯变硬,为阴液不足,病虽在皮毛与肺,其本在肾。故病机以肺、脾、肾气阴不足为主,形成多脏同病,多系统、多器官受损害的局面。以上2例患者虽仅皮肤肌肉受损,但久病可损及骨,患者可有骨质脱钙,头骨凹凸不平等。

治疗上,邓教授以补益肺脾、养阴活血为法则,基本方以六味地黄丸培补元阴为主,加黄芪、党参或太子参益气健脾,其中黄芪又能走肌表输布津液,是为要药;加阿胶以养肺阴,以其为血肉有情之品填阴塞隙,病在肌肤用阿胶寓有中医学“以形养形”之意;皮肤干硬如皮革,是久病兼有血瘀,故在养阴血时可配合红花、阿胶或丹参等活血而不燥的药物。如患者舌淡、阳虚明显可加桂枝走表而通阳,助行津液;久服滋补药须防其碍脾,可少加砂仁或陈皮助运化,兼痰多加橘络、川贝母等,化痰而不燥烈伤阴。本病病位在肺,而其本在肾,以阴液不足为基本病机。邓老以此理论和相应方药治疗硬皮病多例,效果均满意。(郑洪2002年第5期《新中医》)

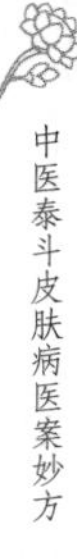

路志正验案2则

验案1

刘某，男，13天。1960年5月1日初诊。患儿生后体温低下。近1周来，两下肢和腹部以下皮肤发硬，昨日体温高达38℃左右，精神差，不能吃奶。查体：面潮红，心音钝，呼吸音粗糙，叩诊（－）、肝脾（－），两下肢和臀部以下皮肤发硬。诊断为新生儿硬皮症，予以保温、肌内注射可的松治疗，效果不著，反增咳嗽等症，于5月6日邀路老会诊。患儿面部潮红，微带杏黄色，肢体、皮肤发硬欠柔，色紫晦，咳逆，呼吸急促，不能吮乳，睡眠不安，舌质紫暗，口唇发绀，指纹青紫。此为阳气不足，气血两虚之候。治以通阳益气，养血通络之剂，仿王清任补阳还五汤意化裁。

处方：党参1.5克，生黄芪3克，桂枝1.6克，当归6克，白芍3克，地龙3克，红花1.5克，丝瓜络4.5克，大腹皮3克。3剂，每日1剂，水煎服。

复诊（5月9日）：患儿已能吃奶，睡眠转安，咳逆大减，呼吸调匀，面部、口唇潮红发绀见退，腹、臀部肌肉已见松软，但两大腿内侧尚硬，唯皮硬面积较前大为缩小，仍以前方去地龙，加怀牛膝3克。

处方：党参1.5克，生黄芪3克，桂枝1.6克，当归6克，白芍3克，怀牛膝3克，红花1.5克，丝瓜络4.5克，大腹皮3克。3剂，6日1剂，水煎服。

至5月14日，两下肢内侧及臀部发硬均已消失，家属自动要求出院。

验案2

宋某，女，15天。1960年5月8日初诊。因腹泻4天，每日4～5次，伴恶心呕吐，眼胞下陷，口干，呼吸深长而住院。体检瞳孔等大，对光反射迟钝，咽内有溃疡和裂痕，心音钝而速160次/分，有2

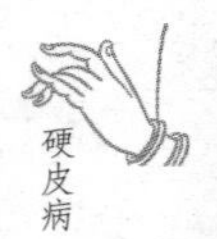

度脱水，皮肤松弛而发硬，诊为新生儿硬皮症，合并肺炎。经用保温、肌内注射可的松疗效不显，咳喘气逆加重，而延路老会诊。

患儿形体瘦削，先天禀赋不足，后天失养，腹部胀大，青筋暴露，腹泻频作，完谷不化，神昏思睡，肤色紫暗，指纹淡青，为怀孕期间，过食生冷，而成胎寒之疾，正如《诸病源候论·胎寒论》所说："其儿在胎时，其母将养，取冷过度，冷气入胎，伤及脾胃，故儿生之后……儿肠胃冷，不能消乳哺，或时谷利……是胎寒也。"病情危重，治感棘手。宜灸药并治。

处方：①人参 1.5 克（单煎），炒白术 4.5 克，干姜 1.5 克，云茯苓6 克，清半夏3 克，玉竹 3 克，炒神曲 6 克，炙甘草 3 克。3 剂，每剂煎后浓缩，分 5～6 次 1 日服。②灸取中脘、天枢、关元、足三里，以艾条温和灸各 10 分钟，每日 2 次。

方中取理中汤合二陈汤加减，以益气健脾，温中散寒，和胃化痰，渗湿止泻，佐玉竹以养阴为反佐。且灸后腹胀见消，咳喘亦消。

复诊（6 月 18 日）：患儿精神见振，吃乳见增，腹胀大减，咳喘亦杳，腹泻减少，肢体、肌肉板硬见缓。上方加砂仁 1 克（后下）、山药6 克，以醒脾养脾阴。

处方：①人参 1.5 克（单煎），炒白术 4.5 克，干姜 1.5 克，云茯苓 6 克，清半夏 3 克，玉竹 3 克，炒神曲 6 克，炙甘草 3 克，砂仁 1 克（后下），山药 6 克。4 剂，日 1 剂，水煎服。②继用灸法。至 5 月 27日，患儿硬皮症、肺炎均已痊愈，而令其出院。（《路志正医林集腋》）

白　疕

白疕又称“松皮癣”“牛皮癣”，系指以红斑、鳞屑为主要皮损，抓损之处可见小的出血点，以丘渗、红斑等反复出现多层银白色干燥鳞屑为特征的慢性复发性皮肤病。男女老幼皆可患病，但以青壮年为多，男性略多于女性，具有一定的遗传倾向，多于冬季发病或加重，夏季则有减轻。现代医学称为银屑病，将其分为寻常型、关节型、脓疱型、红皮病型4种。遗传因素（先天禀赋）、免疫失衡（阴阳正气）、代谢紊乱（痰、瘀）、环境毒素（邪毒入侵）等是其发病原因。

白疕医案

周仲瑛验案1则

验案

尚某，男，45岁。2007年5月25日初诊。主诉患牛皮癣已4年余。当时症见周身出现大片红斑、红疹，颜色鲜红，瘙痒，搔抓流水黄黏，脱皮，面部亦有散发，口干，唇红，面色红赤，汗多，苔黄腻、质暗红隐紫，脉濡滑。曾在上海某医院及南京某皮肤病研究所多次求治，疗效不著。周老辨其证属瘀热、湿热遏表、气营伏毒。治以凉化除湿解毒汤加减。

处方：水牛角片20克（先煎），赤芍12克，牡丹皮10克，大生地黄20克，生甘草5克，熟大黄5克，紫草10克，菝葜30克，土茯苓25克，生石膏25克（先煎），广地龙10克，黄柏10克，苦参10克，炙僵蚕10克，蝉蜕5克，蛇蜕5克。14剂，每日1剂，水煎服。

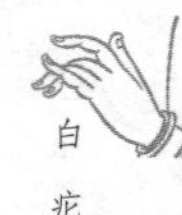

二诊：药后瘙痒显减，仅有少量脱屑，汗出不多，但未坚持服药，效不能巩固，仍时有反复。查：腰背部皮肤粗厚如牛皮，舌质暗隐紫，脉细滑。上方加地肤子15克、白鲜皮15克、生槐花15克、狗舌草20克。

处方：水牛角片20克（先煎），赤芍12克，牡丹皮10克，大生地黄20克，生甘草5克，熟大黄5克，紫草10克，菝葜30克，土茯苓25克，生石膏25克（先煎），广地龙10克，黄柏10克，苦参10克，炙僵蚕10克，蝉蜕5克，蛇蜕5克，地肤子15克，生槐花15克，狗舌草20克，白鲜皮15克。每日1剂，水煎服。

连服数剂后，病情得以完全缓解。

【诊疗心法要点】根据患者皮肤出现红斑红疹且色泽鲜红，唇红面赤，舌质暗红隐紫，辨为瘀热内伏，血分有热；从患者瘙痒明显，搔抓流水黄黏，多汗，苔黄腻，脉濡滑，断为风湿热邪阻遏肌表。瘀热、湿热、风热搏结，日久毒热偏盛，故以凉化除湿解毒汤为主化裁进行治疗。

需要补充说明的是，方中生石膏辛寒，有透解阳明肌肤之热之长，与熟大黄同用有清泻阳明经腑瘀热火毒之妙。患者病已4载，仍症状明显，符合周老“久、顽、难、重”使用虫类药的依据，故加蛇蜕加强全方祛风解毒止痒之功，加广地龙入络以搜剔络中之伏热；久病多虚，故重用大生地黄清热凉血，养阴润燥，一可复已耗伤之阴血，二可助水牛角片清解血分之热毒，同时加强全方凉血润燥固本之功。方中菝葜药量独重，为周老师治疗牛皮癣之经验用药，屡用屡效。（皇玲玲，郭立中2009年第2期《现代中医药》）

阎洪臣验案1则

验案

刘某，女，68岁。2012年5月13日初诊。主诉：双下肢牛皮癣30年，加重半年。诊见：双小腿屈侧不规则地图状大片红色斑疹皮损，鳞屑呈灰白色，厚度大，斑片突起，鳞屑蛎壳状，屑片间黏合紧密，难以剥离，皮肤奇痒难忍，手抓后皮温明显升高，伴有口舌干燥、不欲饮水，时头晕，身重乏力，心悸，畏冷，手足凉，大便干结如羊屎状，小便昼可，夜尿3～4次，胃纳尚可，睡眠不佳、多梦，且噩梦居多，舌红、苔黄腻，脉弦。曾多方就诊疗效不显，患者生活态度极度悲观，坦言有轻生倾向。既往史：脑动脉硬化、高血压病、脂肪肝病史10年，甲状腺功能减退7年，风湿性关节炎4年。诊断：牛皮癣，证属湿热蕴久，毒热内生。治以清热解毒，兼以化湿为法。方拟五味消毒饮合黄连解毒汤化裁。

处方：野菊花、白鲜皮各15克，蒲公英、地肤子、车前子（包煎）各20克，紫花地丁、金银花（后下）各30克，紫背天葵、黄柏、蛇床子、苦参各10克，黄连3克。每天1剂，水煎，早晚分服。

二诊（5月28日）：服药14剂后，皮疹略显好转，皮肤瘙痒减轻。现咽部不适伴咳嗽，舌红、苔薄白，脉沉弦。守前方加蝉蜕15克继续治疗。

三诊（6月13日）：药后皮疹明显好转，咳嗽明显减轻。现眼睛干涩，舌红、苔白，脉弦。仍守初诊方加蝉蜕10克，如法煎服。

四诊（6月29日）：药后皮疹明显好转，现仍咳嗽，舌红、苔薄白，脉沉。守前方继续治疗。

五诊（7月20日）：服药14剂后皮疹继续好转，痒感及咳嗽均愈，自述停药1周后皮疹复有点状新起，舌淡红、苔薄白，脉沉。守前方，车前子改为30克继续治疗。

2013年4月15日前来本院诊治他病，询问皮肤状况，自述服前方约75剂后皮癣痊愈，未复发。诊查下肢见右侧小腿屈侧散见有色素沉着斑（小于5厘米），无其他皮损遗留。

【诊疗心法要点】患者在30年前，年近不惑时，以阴虚之体逢风燥之邪侵袭而发病。根据“诸涩枯涸，干劲皴揭，皆属于燥”之病机，可知皮屑、红斑、大便干结等为燥邪病症蜂起。本病虽然燥、热、湿三气掺杂，但是以湿热蕴久而成毒热为病机的关键所在，所以治疗当以解毒为先。方用五味消毒饮合黄连解毒汤化裁，重在清其毒

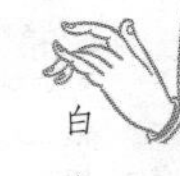

热。加地肤子、白鲜皮，两者均为祛风止痒兼以清除湿热之品，不同在于地肤子可利湿，白鲜皮除燥湿外尚能解毒；合苦参、蛇床子以加强燥湿止痒之功。方用妙在以黄连清心经郁热，法遵《素问·至真要大论》中"诸痛痒疮，皆属于心"之经旨。用黄柏济肾水而又兼泻虚火，使心君不亢，助之以明。加车前子，在"渗湿于热下，不与热相搏"。之后复诊时皆偏重于蝉蜕的运用，一者以止痒，二者疏邪以达表，三者透风于热外，如此，使体内毒热之势顿挫。（尹剑飞，张焱 2014 年第 2 期《新中医》）

王灿晖验案 1 则

验案

姚某，男，46 岁。2011 年 1 月 15 日初诊。患寻常型银屑病 7 年余，久医不效。7 年前上呼吸道感染后，从头部及下肢开始起疹，后迅速泛发全身，自觉瘙痒。检查见头部皮肤有散在指甲大的红斑，轻度浸润，表面有少量银白色鳞屑，躯干及四肢见大量皮疹，并相互融合成片，银白色鳞屑较厚，基底潮红，浸润明显。舌质红、苔薄黄。辨证属热毒内蕴，血热炽盛。治宜清热凉血活血。

处方：水牛角片 30 克，生地黄 15 克，牡丹皮 15 克，赤芍 15 克，紫草 15 克，槐花 20 克，土茯苓 20 克，菝葜 20 克，红藤 20 克，鸡血藤 15 克，生甘草 6 克。7 剂，每日 1 剂，水煎服。

二诊：见皮疹色泽、鳞屑较前均有明显改善，现皮损色红，部分皮损表面上覆有鳞屑，以细小的鳞屑为主。原方去红藤，水牛角片改为 15 克，7 剂。

三诊：皮损变薄，未见新生皮疹，头部及躯干大部分消退，四肢皮疹仍色红。原方不变，继服 7 剂。

四诊：全身皮疹消退呈色素脱失，双上肢皮损未退净。原方去水牛角片、槐花、土茯苓、菝葜，加天冬 15 克、麦冬 15 克，并嘱其调畅情志，注意休息，加强营养，促其康复。

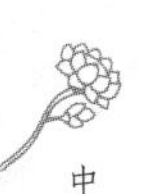

2个月后随诊,皮疹已经全部消失,临床痊愈。

【诊疗心法要点】王老认为,本例患者热在血分,由血热熏蒸肌肤,血燥不能容外所致,故在治疗初期以清热凉血活血为主。复因久病伤阴,气血两亏,故后期在凉血活血的基础上加以养血益阴润肤之药,以使病情很快痊愈。

王老认为,寻常型银屑病的病因病机及证候特点与温病热入血分证颇为相似。《温热论》说:“入血就恐耗血动血,直须凉血散血”,如生地黄、牡丹皮、阿胶、赤芍等物。概括了血分证的病机和治法,即“耗血动血”与“凉血散血”。凉血散血即用凉血活血之品来清解血分热邪。血分热盛,不仅需要凉血解毒如犀角、生地黄、牡丹皮等,还要活血散血,如用牡丹皮、赤芍、丹参、桃仁等,不可一味予以凉血止血,以至血虽止而上则留瘀在络,下则留瘀在胸,甚至留瘀化热。临证可选用犀角地黄汤加减。本方中水牛角片味咸,能深入血分以清泻邪热,生地黄清热凉血又能滋补阴液,赤芍可祛除瘀血并能滋生新血,牡丹皮能泻伏藏于血分中的邪热。4药合用,共奏清热养阴、凉血活血之功。临证时可用水牛角片重用代替犀角,血热较重可加生槐花、白茅根、紫草、赤芍、丹参、鸡血藤等。血燥明显的可加生地黄、阿胶、天冬、麦冬,加强其养阴润燥之功。病程较久,热毒煎阴导致经脉阻塞,血瘀明显者,可加三棱、莪术、桃仁、红花、白花蛇舌草等。(高昀,翟玉祥,高宝仁2012年第1期《吉林中医药》)

白疕妙方

周仲瑛验方1则

验方:凉化除湿解毒汤

【药物组成】水牛角、大黄、生地黄、牡丹皮、赤芍、紫草、黄柏、苦

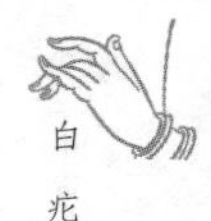

参、菝葜、土茯苓、僵蚕、蝉蜕、生甘草。

【方义】方中水牛角、大黄、生地黄、牡丹皮、赤芍、紫草凉血散瘀，泻火解毒，并寓有“治风先治血，血行风自灭”之义；黄柏、苦参、菝葜、土茯苓清热利湿，解毒止痒，与上述药物合用有气血两清之妙；僵蚕、蝉蜕疏散风热，因势利导，祛风止痒，使其从表入者仍从表出。上二组药合用，凉血散瘀解毒，祛风泻火除湿，分消瘀热、湿热、风热搏结酿毒之势。方中生地黄、赤芍尚有滋阴养血润燥之功，以之先安未受邪之地，兼防渗湿药易于伤阴之弊，一药多用，寓有深意；生甘草泻火解毒，调和诸药，兼防大黄、黄柏、苦参苦寒败胃之过，并做引经之用。另外，方中僵蚕、蝉蜕与大黄及诸清热利湿药相伍，通达肌肤及大小二便，寓有上下分消之妙。内在壅滞得以荡除，外在肌表得以畅遂，顽疾自能得以向愈。全方虽以祛邪为主，但标本兼顾，表里分消，气血两清，环环紧扣，协同增效，从而对风湿热毒瘀结肌肤的顽癣能发挥很好的治疗作用。（皇玲玲，郭立中 2009 年第 2 期《现代中医药》）

路志正验方 1 则

验方：芎葶防风汤

【药物组成】防风、川芎、葶苈子、蝉蜕、白芷、桔梗、白芍、姜半夏、蒺藜、全蝎、乌梢蛇、牡丹皮、赤芍、白鲜皮、石菖蒲、苦参、八月札、黄连。

【功效主治】宣肺疏风，清热解毒，活血通络。

【方义】防风、川芎、葶苈子、蝉蜕、白芷、桔梗、白芍、姜半夏、蒺藜、全蝎、乌梢蛇活血通络，牡丹皮、赤芍、白鲜皮、石菖蒲、苦参、八月札、黄连清热解毒凉血。

【附注】方名系杨建宇拟加。（苏凤哲，杨嘉萍 2006 年第 2 期《世界中西医结合杂志》）

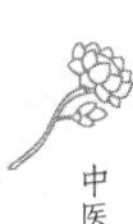

朱良春验方1则

验方:五白散

【药物组成】关白附、白花蛇舌草各20克,蒺藜、白芍、僵蚕各40克。

【功效主治】祛风解毒,泻热散结。

【方义】僵蚕散风泻热、解毒疗疮,白花蛇舌草疏风通络,关白附辛散祛风,蒺藜辛散苦泄,白芍养血柔肝,所以对初、中期的牛皮癣甚为合拍。一般坚持服用3个月,常可获效。

【制作方法及用法】上药研细末,1日2次。

【注意】服药期间,忌饮酒,少食海鲜,避免情绪紧张或抑郁,保证足够的睡眠,是有助于痊愈的。(汪晓筠,杨翠娟2000年第10期《青海医药杂志》)

过敏性皮炎

过敏性皮炎是由诸多因素导致的皮肤炎症反应。本病诱因甚多,不同致病因素所致的过敏反应命名不同。中医多认为此病属风热毒邪郁于营血所致。

过敏性皮炎医案

班秀文验案1则

验案

黄某,女,28岁。1991年8月20日诊。身怀六甲,一周前突发面部红疹,形同痱子,以前额、眶周明显,剧痒灼痛,搔之肿胀,融合成片,目眵增多,双目肿胀难睁。曾在南宁市某院就诊,诊为过敏性皮炎,予地塞米松软膏及炉甘石洗剂外涂后,面部肿痛加剧,心情烦躁,夜不能眠,痛苦不堪,由其夫送来就诊。检查:颜面潮红,呈水肿性斑疹,尤以眼眶、颊部明显,部分因搔抓而溃破渗液糜烂,双目肿如核桃。腹部孕隆,四肢亦有散在不规则红疹,舌质红、苔薄黄而腻,脉滑数。证属风热毒邪郁闭于营血,毒热上蒸所致。治宜清营凉血,消肿解毒。

处方:①野菊花15克,金银花10克,桑叶10克,荷叶10克,白芍10克,荆芥6克。3剂,每日1剂,水煎服。②同时外用鲜九里明适量,水煎熏洗面部。

服药3剂后诸证大减,面部斑疹肿消痛止,部分湿疹干燥结痂,夜能安卧。守方加夜交藤、墨旱莲、连翘。

处方:野菊花15克,金银花10克,桑叶10克,荷叶10克,白芍10克,荆芥6克,夜交藤30克,墨旱莲10克,连翘10克。4剂,每日1剂,水煎服。

服药4剂后,患者诸证即瘥。

【诊疗心法要点】妊娠之妇,阴血下聚养胎,易致肝血不足,阳亢化火,又因感受风热毒邪,风火交煽,血热沸腾,外走肌腠,上蒸面部而致面部赤肿,治之既要清营凉血、泻热化毒,又要和血安胎,故用野菊花、金银花、连翘辛凉和营,解毒消肿,荡涤血中热毒。其中野菊花苦辛而凉,解毒泻热力强,"专入阳分,治诸风头眩,解酒毒疔肿"(《本草纲目拾遗》)金银花甘寒,既可清透疏表,又解血分热毒,尤为治热性疮疡之要药,二花合用,轻扬宣泄,功专力宏,使毒化而肿消。桑叶、荆芥清泻肝火、辛散透邪,又寓有"治痒不忘风"之义。荷叶轻清,升发脾阳、利湿消肿;白芍、夜交藤、墨旱莲清润养血敛阴。尤妙在一味鲜九里明外用,既能清肝明目,又能解毒止痒。诸药合用,清热而不伤阳,解毒而不伐阴,俾在腹之胎元无损,在肤之热毒能散,疗效可期。(李莉1993年第3期《湖北中医杂志》)

贺普仁验案1则

验案

王某,男,52岁。背部、四肢、双侧腋下及小腹有小红疹,奇痒,夜不成眠,心烦,纳差,二便正常,已数月。曾在多处治疗,服中西药无效,诊断为过敏性皮炎。面黄无泽,舌苔白腻,背部、四肢、双侧腋下及小腹均有抓痕,并有褐色痂。脉象滑。辨证:脾失健运,复受风邪,风湿相搏。治则:祛风利湿,活血通经。

取穴:耳背青筋(静脉)、背部痣点。

刺法:耳背青筋以锋针用缓刺法,背部痣点用挑刺法。共治疗20余次,2个月后痊愈,至今未复发。

【诊疗心法要点】经络有一定的循行部位和脏腑络属,它可以反

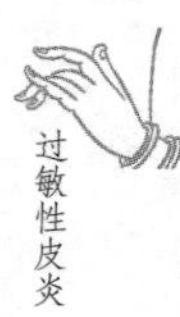

映所属脏腑的病证。皮部是十二经脉功能活动反应于体表的部位，是十二经脉之气散布的所在。在某些疾病过程中，在经络循行的通路上，或在经气聚集的某些穴位上，常发现明显的压痛、结节，或斑痕、突起等，颜色或青或红或褐，这就是痣点，也就是临床上所称的反应点，即脏腑疾病在皮肤上的反映。在胸、腹、背部出现的痣点上放血，可以起到治疗脏腑病变的作用。五脏俞位于背部，所以五脏病变多在背部有反应，而背部又适合拔罐。临床上常采取背部痣点放血拔罐的方法，治疗多种病症，如白癜风、痤疮、皮炎等，效果甚佳。（《中国现代百名中医临床家丛书：贺普仁》）

颜正华验案1则

验案

宋某，女，40岁，教师。1992年1月20日初诊。10天前因着风吃鱼蟹，致面颊、眼睑红肿，瘙痒。单位医务室诊断为过敏性皮疹，服西药脱敏剂乏效，遂请颜老诊治。刻下除见上述诸证外，又伴眠差，偶发心悸。纳食可，二便调。月经正常，近日将潮。证属风热入血。治以祛风止痒，凉血解毒，佐以活血利尿法。

处方：荆芥10克，防风10克，蒺藜10克，蝉蜕10克，地肤子10克，牡丹皮10克，赤芍10克，金银花15克，连翘10克，白鲜皮12克，益母草15克，芦根30克。3剂，每日1剂，水煎2次，合兑分服。嘱其忌食油腻及鱼虾蟹等发物，停用各种药物护肤霜、洗发剂等。

复诊（1月23日）：药后面颊、眼睑红肿均消，唯时觉微痒。月经至，量、色正常，便稀，脉弦细，舌尖微红，余无异常。继以原方去芦根加土茯苓30克为治，以善其后。

处方：荆芥10克，防风10克，蒺藜10克，蝉蜕10克，地肤子10克，牡丹皮10克，赤芍10克，金银花15克，连翘10克，白鲜皮12克，益母草15克，土茯苓30克。4剂，每日1剂，水煎服。

过7日来告，药后诸证悉除而病愈。

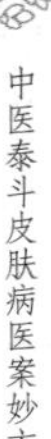

【诊疗心法要点】中医认为此案因风热入血，上攻头面所致，治宜祛风止痒，凉血解毒。颜师治法得当，药证相合，故投7剂而瘥。血分有热，本当选用干地黄等甘寒凉血之品，然患者月经将至，恐其甘寒凝滞，故颜老不投干地黄而用凉血活血的牡丹皮、赤芍，并佐以活血调经又兼解毒利尿的益母草，如此则清凉与行散并施，使血凉而不滞，血活而利于风消。此外，方中芦根、连翘、地肤子等，又分别兼有不同程度的利尿作用，意在导热毒从小便而出，使邪有出路。（《颜正华临证验案精选》）

田玉美验案2则

验案1

夏某，女，41岁。2009年6月30日初诊。全身反复长疮10年余，其父有类似病史，西医诊断为遗传过敏性皮炎，因此病不能正常工作，致待业在家。现见患者面色晦暗，皮肤干燥甲错，大小不等的疮散布在四肢、躯干，小者如一枚硬币大小，大者有两枚，在颈后和下身，色紫暗，不痛，痒甚，手搔抓后流黄水，另有口干苦、眼干涩、心情烦躁、眠差；医生建议切除治疗，患者拒绝；近2年来经量逐渐减少，常数月不至。此次月经3个月未至，经西医注射针剂治疗后，现月经至，但时间已长达20天，仍淋漓不尽，血块多，少腹胀满；舌质暗红、边有瘀斑、苔薄黄干、脉沉涩。先拟化瘀凉血配清热解毒之法。

处方：桃仁10克，红花10克，炒莪术15克，蒲公英30克，生地黄15克，赤芍10克，白芍10克，当归10克，川芎10克，陈皮10克，皂角刺10克，牡丹皮15克，三七粉6克（冲服），地榆炭20克，侧柏叶10克，大黄炭10克，薏苡仁30克，生牡蛎30克（先煎）。

加减用药20余剂，大疮逐渐变软缩小，月经正常，后转以养血滋肾阴、清热解毒、凉血散瘀汤剂、丸剂坚持治疗半年停药。随访2年，病情稳定。

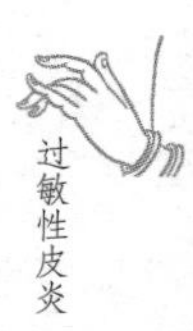

验案 2

周某,女,29 岁。2008 年 6 月 18 日初诊。2 年来皮疹反复发作。患者 2 年前因接触某装饰材料后出现皮疹,西医诊断为接触性皮炎,经治疗病情控制,但其后仍反复出现四肢、颜面丘疱疹。疹面红肿、痒有热感,抓破后流黄水;舌质红、苔黄厚,脉滑数。

处方:黄连 6 克,金银花 15 克,连翘 20 克,蒲公英 30 克,薏苡仁 30 克,土茯苓 15 克,白鲜皮 15 克,地肤子 15 克,牡丹皮 15 克,玄参 15 克,徐长卿 15 克,炒白术 15 克,大青叶 10 克。

复诊:服上方 14 剂,病情减轻,此次又因食芹菜后病情发作,皮损处肤色暗红、肿、痒、流水、热燥感,夜晚痒甚,影响睡眠;口干苦,大便每天 2 ~ 3 次,质稀。

处方:守上方去炒白术、大青叶,改黄连 10 克、连翘 30 克、薏苡仁 50 克,加苍术 15 克、生地黄 20 克、陈皮 10 克、紫花地丁 30 克。嘱:新鲜马齿苋捣汁外敷。

再诊:服药 7 剂,病情明显减轻,皮损处皮肤呈暗褐色、表面粗糙;大便日 1 次,质可;夜晚烦躁口干、小便频。

处方:守上方改黄连 6 克、苍术 10 克、炒白术 10 克、薏苡仁 30 克,加红花 6 克、阿胶 15 克。

服药 14 剂后,病愈停药,随访 1 年,未复发。(桑红灵,李云海 2012 年第 3 期《中医学报》)

药物性皮炎

药物性皮炎是由于药物进入体内而引起的皮肤炎性反应,这是现代医学病名,祖国医学对因服药引起的内脏或皮肤反应,统称为“中药毒”。“中药毒”而发皮疹,包含两种情况:一是由于服毒性药物而发生中毒性皮疹,除有皮肤损害外,尚伴有内脏中毒性病变,如砒中毒;另一种系禀体不耐,过敏而引起,并非中毒所致,如“食生葱,面生游风”。与现代医学认为药疹发生原因系变态反应或药物毒性反应相吻合。

药物性皮炎医案

陆德铭验案 2 则

验案 1

吴某,9 岁。1963 年 6 月 7 日入院。患儿于 1963 年 5 月 23 日发现左下颌部结块、肿痛,伴有畏寒、发热,咽喉疼痛,于 5 月 26 日来本院外科门诊。当时体温 37.3℃,左颌部结块肿大如鹅卵,皮色不红,按之疼痛,咽喉充血,扁桃体轻度肿大。诊断:①痰毒;②乳蛾。给以中药疏风消热化痰之剂内服,服后咽喉疼痛消失,左颌下肿胀反甚,体温增至 39.3℃,故于 6 月 1 日又来复诊。除继服中药外,另加服金霉素 250 毫克,1 日 4 次,口服 2 天量。服后局部疼痛更剧,皮色转红;6 月 7 日下午 8 点两下肢突然发出成批鲜红斑片及瘀斑,自感轻度灼热,瘙痒,并伴有两膝关节疼痛。于当晚 9 点 30 分急诊入院。入院时体温 37.4℃,脉搏 84 次/分,呼吸 20 次/分,血

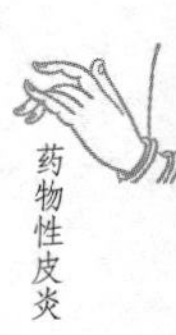

压94/52毫米汞柱(1毫米汞柱=0.1333千帕),神志清楚,营养中等,发育正常,急性病容,五官(-),咽喉不充血,扁桃体不肿大,颈项转侧不利,甲状腺不肿大,肺部(-),心前区有柔和吹风样杂音,腹部柔软,肝脾未触及,四肢关节正常,膝腱反射正常,无病理反射。局部情况:左下颌部有一肿块约4厘米×5厘米,皮色鲜红,按之灼热,中软有波动感,触痛明显,两大腿下1/3、小腿及足背等处有大小不等的100余个鲜红色斑片,上有水疱渗出,疱内含有清亮液体,用手压之,斑疹褪色,皮损边界清楚,在两足背部并有约3厘米×4厘米大小之药斑,压之不褪色,有压痛。临床诊断:①多形红斑样药疹(金霉素引起);②痰毒(左下颌部急性淋巴结炎)。入院后当晚,给予凉血、清热、解毒利尿之剂内服。

处方:鲜生地黄45克,京赤芍9克,牡丹皮9克,连翘9克,金银花9克,粉萆薢12克,泽泻9克,车前子12克(包),制川大黄9克,茯苓皮12克,生甘草3克。

当晚服第1剂后,次日两下肢皮损未见减轻,两膝关节仍感痛楚,左颌下痰毒波动明显,给以切开引流,仍以原方再服。第2日红斑颜色由鲜红转为粉红色,部分水疱结有薄痂,两足背瘀斑由紫转为青紫,膝关节痛楚消失,皮损处仍有轻度搔痒。第3日红斑转为淡黄色,红斑上水疱消失,灼热、瘙痒亦除。第4日皮疹全部消失,仅留色素沉着而出院。

验案2

张趁,男,56岁,工人。1963年7月29日入院。患者于1963年12月12日,因右上肢肌肉痛楚,在某医院诊断为风湿性肌炎,服APC药片,每日3次,每次1片,共3天量。药后肌肉疼痛减轻,但于12月26日突然全身发出红斑,自感瘙痒难忍,至次日面部肿胀,伴有发热;当日即至某医院皮肤科诊治,诊断为药物性皮炎,给以注射溴化钙及口服苯海拉明,但症势未有减轻,于29日来我院皮肤病专科门诊时收入院,入院体温38.3℃,脉搏94次/分,呼吸22次/分,血压120/80毫米汞柱;神志清楚,营养良好,发育正常,五官

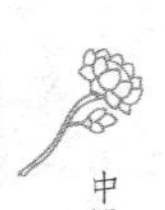

(－),咽喉不充血,扁桃体不肿大,舌苔薄腻、舌质红,口唇周围无苍白区,项软,甲状腺不肿大,心肺阴性,腹部柔软,肝脾未触及,四肢关节无畸形,病理反射阴性。局部情况:面部皮肤潮红,肿胀,尤以两眼睑较明显;以手按之有凹陷,颈部、躯干有大片潮红,仅在颈部有数小片正常皮肤,潮红处压之褪色,四肢、臀部、阴囊呈对称性分布深红色密集斑块,压之褪色。诊断:猩红热样药疹(APC 药片引起)。入院后当日,给以内服凉血、清热、解毒、利尿、散风之品;

处方:鲜生地黄 30 克,牡丹皮 9 克,京赤芍 9 克,桑叶 9 克,杭菊 9 克,制川大黄 9 克,车前子 12 克(包),金银花 12 克,小川黄连 3 克,粉萆薢 12 克,泽泻 9 克,生甘草 3 克。

服药后次日,体温退至 37.5℃,面部肿胀轻退,潮红转淡,口唇周围及须部有糠皮样脱屑,胸部及四肢皮疹颜色变淡,背部仍然潮红。服药 2 剂后,头面肿胀退去 2/3,皮肤潮红净退,仅留糠皮样脱屑,躯干、四肢红斑颜色更淡。至第 3 日,体温退至正常,头面肿胀全消;原方去桑叶、杭菊花,连服 2 剂后,四肢、躯干皮疹全部消失而出院。

【诊疗心法要点】祖国医学认为斑的发生属血、属热毒,所以我们采用凉血、消热、解毒、利尿的法则进行治疗。2 例中,验案 1 系多形红斑样药疹,验案 2 系猩红热样药疹,皮损均表现为潮红与大小不等鲜红斑片,故用凉血药鲜生地黄、京赤芍、牡丹皮,清热解毒药金银花、连翘、制川大黄、小川黄连、生甘草进行治疗而获效。(陆德铭,顾伯华 1964 年第 6 期《上海中医药杂志》)

周仲瑛验案 1 则

验案

陈某,男,57 岁。2001 年 6 月 8 日初诊。既往有糖尿病史。20 天前因扁桃体发炎用西药左旋氧氟沙星,出现过敏症状,当时用抗过敏西药,症状得以控制,但随后双前臂、后背大片脱皮,伴有瘙痒,

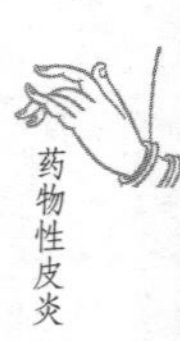

再用西药则不能有效控制，转请中医诊治。刻诊：双前臂、后背大片脱皮屑、瘙痒，稍有滋水，脱皮后局部暗红，伴口干，心烦，夜尿稍多，大便尚调，舌质暗红、舌苔薄，脉细弦。证属风毒遏表、湿热内蕴、肝肾阴虚。

处方：大生地黄 12 克，地骨皮 12 克，制何首乌 10 克，制黄精 10 克，玄参 10 克，苦参 10 克，白鲜皮 10 克，赤芍 10 克，牡丹皮 10 克，地肤子 15 克，玉米须 15 克，桑叶 15 克，生甘草 3 克。7 剂，每日 1 剂，水煎服。

6 月 29 日患者来告，服药 7 剂后，脱皮屑、瘙痒几近消失，遂又自取 7 剂续用，症状全部消失，皮肤已复正常。

【诊疗心法要点】药疹，现代医学称为药物性皮炎，有日趋增多现象。中医学文献则将服药引起的内脏或皮肤黏膜反应统称为“中药毒”加以论述，治疗亦多从热毒入手，缺少特异性。本案与一般单纯药疹案不同。患者既往有糖尿病史，属阴虚湿热体质，复受风毒之邪外侵，遏于肌表而发病，正虚与邪实并见，正虚是导致本病发生的病理基础，故周师选用制何首乌、制黄精、地骨皮、大生地黄、玄参、赤芍、牡丹皮等养阴清热治其本，苦参、地肤子、白鲜皮、玉米须清热祛湿解毒，合桑叶疏散风毒，共同治标；生甘草能解诸毒，兼以调和诸药。所施之方标本兼顾，配伍严谨，故能应手而效。（陶夏平 2002 年第 4 期《江苏中医药》）

脂溢性皮炎

脂溢性皮炎是一种因皮脂分泌过多引起的慢性、亚急性、炎症性皮肤病，多发于皮脂腺分布丰富的头皮、脸面及眉间，甚则可以泛发全身。其皮损特点是皮肤油腻、瘙痒，迭起白屑，脱去又生，以青壮年为多，男性多于女性。祖国医学称之为“面游风”“白屑风”。此病的发生与内分泌紊乱有关，要控制皮脂分泌过多，必须调整内环境，调整内分泌。中医对脂溢性皮肤病多限于从风、湿、热、血虚辨治。

脂溢性皮炎医案

陆德铭验案1则

验案

姜某，女，42岁。4年来，鼻两侧及眉毛间皮肤时有瘙痒，常有油性脱屑刮落，并经常有粟粒状丘疹发出，或见渗出，皮肤潮红，发病与月经周期有关，经期皮损加重，经后减轻，可自行消退，但反复发作。曾诊断为脂溢性皮炎，屡治无效。大便干燥，2～3天1行，口干唇燥。检查：两眉附近有成片状红斑，上覆油腻性鳞屑，能刮除，鼻周围及面颊见少量毛细血管扩张，毛孔增粗，皮肤油腻，苔薄腻、舌质红，脉细数。证属素体阴虚，肺胃积热上熏蕴阻肌肤，治拟养阴清热，和营通腑，佐以调理冲任。

处方：生地黄30克，玄参9克，天花粉15克，女贞子15克，白花蛇舌草30克，黄芩9克，防风9克，桑白皮15克，赤芍30克，牡丹

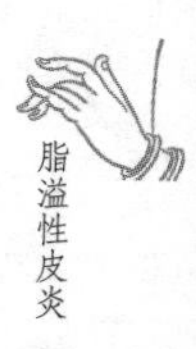

皮9克，丹参30克，生薏苡仁15克，茶树根30克，肉苁蓉12克。14剂，水煎服。

二诊时皮损明显减轻，皮色淡红，腑气得畅，大便1日1行，苔腻已化，皮肤少许油腻，脱屑，湿热之邪渐去，逐增加养阴之品以扶正。

处方：大生地黄30克，玄参12克，麦冬9克，天花粉15克，女贞子15克，北沙参15克，川石斛12克，赤芍30克，牡丹皮9克，丹参30克，白花蛇舌草30克，黄芩9克，桑白皮12克，生山楂30克，茶树根30克。

连续服药3月，脂溢性皮炎痊愈，半年后随访，皮损未见新发。

【诊疗心法要点】脂溢性皮炎属本虚而标实之症，阴虚不仅是发病的根本原因，也是决定本病发展变化的关键。养阴清热为治疗脂溢性皮炎之大法，但当肺胃湿热偏盛时，亦当先祛其邪而治其标，所谓祛邪可以扶正，扶正又助祛邪。在治病过程中，治标祛邪不能忘记固本。脂溢性皮炎发病之本重在阴虚，临床上适用苦寒燥湿时，又常伤阴耗液，故治疗时当邪去大半，即以养阴生津以扶正固本，此亦保得一分津液，即存一分生机之义。（毛佳琳1999年第3期《中医教育》）

禤国维验案1则

验案

陈某，女，24岁。2000年10月21日初诊，患者初起面部起红斑、丘疹、瘙痒，曾自服维生素B_6，外涂氟轻松软膏1月无效来诊。皮肤科检查：前额、面颊、口周可见暗红色斑丘疹，部分融合成片，界限不清楚，其上覆有细薄油腻性鳞屑，脱发明显，伴口干，心烦，失眠多梦，舌淡红、苔薄黄，脉细数。予二至丸加味。

处方：桑椹子15克，女贞子20克，墨旱莲20克，知母10克，黄柏10克，生地黄15克，丹参30克（后下），合欢皮15克，茯神20

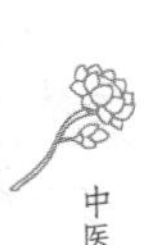

克，白芍30克，生甘草10克。水煎服，每日1剂，配合三黄洗剂（黄连、黄芩、黄柏、苦参）每日外洗1～2次。

7剂后皮脂分泌明显减少，瘙痒明显减轻，脱发减少。二诊去蒲公英、合欢皮，加牡丹皮、山茱萸，更进7剂后皮损恢复正常，皮脂分泌接近正常。

【诊疗心法要点】禤老据多年临床观察发现，本病以肾阴虚证多见，采用养阴清热之法常取良效，方用加味二至丸，方中桑椹子、女贞子、墨旱莲、知母、黄柏、生地黄、白芍养阴清热泻火；丹参凉血活血去脂，合欢皮、茯神安神解郁；生甘草解毒清热并能调和诸药。诸药合用，滋肾阴而调整内环境，清血热而祛脂消炎，从而达到标本兼治的目的。（江光明，范瑞强，池凤好2001年第2期《深圳中西医结合杂志》）

脂溢性皮炎妙方

陆德铭验方1则

验方：天女汤

【药物组成】生地黄、玄参、麦冬、女贞子、天花粉，黄芩、桑白皮、白花蛇舌草、生薏苡仁、赤芍、牡丹皮、丹参。

【功效主治】养阴化湿，清热和营。

【方义】临床上常以生地黄、玄参、麦冬、女贞子、天花粉为养阴主药，酌加黄芩、桑白皮、白花蛇舌草、生薏苡仁清肺热兼化肠胃之湿，佐以赤芍、牡丹皮、丹参和营凉血，治疗每多取效。

【附注】方名系杨建宇拟加。（毛佳琳1999年第3期《中医教育》）

神经性皮炎

神经性皮炎是一种神经精神障碍性皮肤病，又称慢性单纯性苔藓，是以阵发性皮肤瘙痒和皮肤苔藓化为特征的慢性皮肤病。为常见多发性皮肤病，多见于青年和成年人，儿童一般不发病，夏季多发或季节性不明显。中医多认为因风湿蕴肤，经气不畅所致。好发于颈部、四肢、腰骶，以对称性皮肤粗糙肥厚，剧烈瘙痒为主要表现。与中医学的“牛皮癣”“摄领疮”相类似。

神经性皮炎医案

贺普仁验案1则

验案

田某，女，8岁。除面部外，全身皆有神经性皮炎6年之久，两肘、两膝、两臀部、后颈部均有皮疹，瘙痒，尤为后颈部及两肘部，均呈苔藓样改变，有搔痕，为此，经常啼哭。纳一般，二便正常。面黄，苔白，四肢躯干均有苔藓样皮疹。脉象沉细。辨证：情志不遂，气血郁滞，血虚生风。治则：祛风利湿，通经络，调气血。

取穴：曲池、血海。

刺法：以毫针刺入穴位1寸深，用补法，留针30分钟。

一诊后瘙痒明显减轻，二诊后皮疹逐渐消退。共诊治15次，诸证消失。

【诊疗心法要点】曲池常配合血海治疗皮肤疾患。血海为脾经穴位，脾主裹血，温五脏，血海穴为足太阴脉气所发，气血归聚之海，

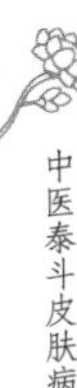

故名血海，又名血郄，具有活血化瘀、健脾利湿之效，多用于妇科月经不调等。皮肤病多与风、湿、瘀有关，和血海化湿、活血的穴性相符，“血行风自灭”，瘀除则风散，因此为皮肤疾病所常用，《胜玉歌》云：“热疮臁内年年发，血海寻来可治之。”加之手阳明大肠经合穴曲池清肺散风，理肠活血，二穴配用对风疹、湿疹、丹毒、疔疖、疥疮和皮肤干燥等均有很好疗效。（《中国现代百名中医临床家丛书：贺普仁》）

陈彤云验案3则

验案1

孔某，女，69岁，离休干部。主诉腰围部剧痒、夜间加重两年。查：腰围部皮肤呈苔藓样肥厚斑片，边缘模糊，表面附有少量鳞屑，有抓痕及血痂，嵴沟明显。每晚入睡时瘙痒尤甚。反复不愈，拒不接受外用药，几乎丧失治疗信心。患者烦躁、怕热，舌质淡红，脉弦。诊断：神经性皮炎。陈老辨证为肝热血燥，肌肤失养。治以清肝泻热，兼以养血安神为法。

处方：龙胆草10克，夏枯草20克，白鲜皮30克，生栀子10克，生龙齿30克，蒺藜20克，赤芍15克，丹参30克，生地黄15克，鸡血藤30克，酸枣仁30克。

服药7剂后，皮损基本不痒，复诊仍按上法加减化裁，3周后痊愈。治疗期间患者未使用外用药。

【诊疗心法要点】陈教授认为此病多因情志内伤，风邪侵扰以致营血失和，经脉失疏；或有脾湿不运，复感风邪而发病；或内衣领口摩擦；或机械性刺激，反复搔抓所致。如症见皮损色红，伴心烦易怒、精神抑郁、失眠多梦、口苦咽干、舌质红、脉弦等症，陈教授以为证属情志内伤、肝郁化火。陈老治以疏肝解郁、凉血疏风泻火之法。若症见皮损淡褐，肥厚粗糙，剧烈瘙痒，大便溏薄，舌苔白腻或薄白，脉濡缓，陈老则辨为脾湿不运、外感风邪型。治以健脾利湿，养血疏

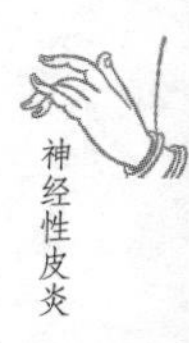

风为法则。

验案2

刘某,男,56岁。2001年10月17日来诊。病史:3年前饮酒后颈部瘙痒,逐渐加重,后波及腰部、骶尾部,多方治疗无效。查:颈部、腰围部、骶尾部皮损成片,粗糙肥厚呈苔藓样变,边界不清,伴有抓痕及血痂,瘙痒剧烈,夜间尤甚,心烦易怒,失眠多梦,舌质红,脉弦。陈老辨为肝热血燥,治以清肝泻热,兼以养血安神之法。

处方:龙胆草、生栀子、牡丹皮、赤芍各10克,夏枯草、生地黄各20克,丹参、蒺藜、白鲜皮、生龙齿、酸枣仁、鸡血藤各30克。

服药7剂后,皮损不痒,夜寐安。复诊仍守法加减,21天后疹愈。治疗期间患者未用任何外用药。

【诊疗心法要点】陈老认为本病多因情志不遂,郁闷不舒,心火上炎,以致气血运行失调,经脉失疏,日久耗血伤阴,血虚化燥生风;也有因脾蕴湿热,复感风邪,蕴阻肌肤而发病。如症见皮损色红,心烦易怒或精神抑郁,失眠多梦,口苦咽干,舌质红,脉弦滑等症。此为情志内伤,肝郁化火。治以疏肝解郁,凉血疏风为法。若症见皮损呈淡褐色,肥厚粗糙,瘙痒剧烈,夜间尤甚,大便溏薄。舌苔白腻或薄白,脉濡缓,则辨为脾湿不运,外感风邪,治以健脾利湿、养血疏风为法。(王淑惠2003年第1期《四川中医》)

验案3

某女,65岁。2010年10月26日初诊。主诉:双手背部及双前臂粗糙2年余,痒甚。现病史:患者两年前双手及手背皮肤瘙痒,晚间痒甚,眠欠安,皮肤逐渐变厚变粗。胃不胀,饮食二便正常。精神可。曾多次治疗不效,遂来我院治疗。检查:双手背部及双前臂碗口及铜钱大小皮损,肥厚角化,皮纹变深,颜色较正常皮肤暗沉,表面少有鳞屑,伴抓痕、血痂。舌暗红、苔薄白,脉弦数。诊断:神经性皮炎。辨证:血虚风燥。治法:平肝安神,养血润肤。

处方:龙骨30克,石决明30克,珍珠母30克,炒酸枣仁30克,

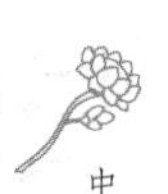

夜交藤 30 克，白芍 15 克，熟地黄 10 克，地骨皮 10 克，山药 10 克，地肤子 15 克，蒺藜 15 克，龙胆草 6 克。

服上方 7 剂，患者自觉瘙痒减轻，眠安，皮损变薄，稍红，舌边尖红、苔白，前方加生地黄 10 克、栀子 6 克。服 7 剂药后，前来复诊，患者舌质略红、苔白腻有齿痕，前方加茯苓 15 克、白术 15 克。服 7 剂药后，前来复诊，患者舌质红、苔白厚，将龙胆草加至 10 克，山药加至 15 克，夜交藤减至 20 克。服 7 剂药后，患者诉本周时有腹胀，舌淡红、苔稍厚，加厚朴 10 克、陈皮 6 克，减去栀子、白术，7 剂。复诊时患者自诉明显好转，斑块稍有增厚，留有色素沉着，大便每日 1 次，时溏，舌红有裂纹、少苔，上方加丹参 20 克、夏枯草 15 克。上方加减服用 14 剂后基本治愈，皮肤光滑无增厚，稍有色素沉着，不痒，患者无其他不适，继服润肤丸 2 盒，外用芩柏软膏及硅霜以巩固疗效。（仓田，王萍，王宝玺等 2013 年第 5 期《中医杂志》）

神经性皮炎妙方

陈彤云验方 1 则

验方：安神止痒汤

【药物组成】龙骨 30 克（先煎），石决明 30 克（先煎），珍珠母 30 克（先煎），夜交藤 30 克，白芍 15 克，丹参 15 克，茵陈 30 克，茯苓 15 克。

【功效主治】平肝安神，养血润肤。

【方义】从心、肝论治，以重镇安神、平肝潜阳药为君。用龙骨、石决明、珍珠母，达到重镇安神、平肝潜阳的作用。使患者情绪得到改善，睡眠安稳，瘙痒感减轻，从而解决神经性皮炎的主要问题，即神经精神问题和剧烈瘙痒的感觉。夜交藤、白芍、丹参养血活血，达

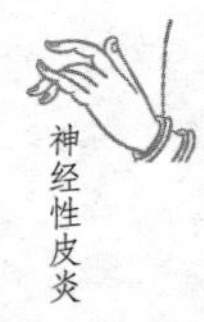

到“血行风自灭”的目的，同时使肌肤有所荣养，心神得以安宁。

【附注】方名系杨建宇拟加。（仓田，王萍，王宝玺等 2013 年第 5 期《中医杂志》）

尿布皮炎

尿布皮炎又称尿布红斑及婴儿臀部红斑，是发生在尿布遮盖部位的局限性皮炎，与祖国医学文献记载的“湮尻疮”“猴子疳”类似。本病仅见于小儿，皮损局限于被尿布掩盖部位，尤其是阴囊、会阴、大腿内侧、臀部、外阴等处，有大片红斑，大小与尿布覆盖皮肤相吻合，边缘清楚，手势压迫红色易消退，离手后又迅速恢复，严重者可有水疱、糜烂、渗液等。

尿布皮炎妙方

朱良春验方1则

验方：婴幼保健方

【药物组成】①鱼腥草30克；②滑石粉，青黛。

【功效主治】婴儿尿布皮炎。

【制作方法及用法】①鱼腥草30克煎汤，于每次换尿布时洗1次（不宜久煎）。②用滑石粉、青黛按5∶1比例研细和匀，扑于患处，1周左右即见痊愈。

【附注】方名系杨建宇拟加。（汪晓筠，杨翠娟2000年第10期《青海医药杂志》）

日晒疮

日晒疮西医名称为日光性皮炎，是皮肤因日光过度照射后，在暴露部位引起的皮肤急性光毒反应，多发生在炎热的夏天。中医学根据日晒后皮肤成疱的特点，称之为“日晒疮”。西医学根据其发病机制及临床表现的不同，又分为日晒伤和多形性日光性皮炎。

日晒疮医案

颜正华验案1则

验案

双某，女，33岁，职员。1992年7月27日初诊。四肢及躯干红疹瘙痒不已，裸露部尤重。每夏必发，历20余年。西医诊断为植物日光性皮炎，经多方求治乏效，遂来就诊。刻下如其所述，四肢及躯干红疹满布，频频搔抓。伴口干、口苦、咽痛、饮水多、纳佳、尿黄。大便不干，日1次。月经按期而行，或稍有提前，现正行经，量多色红，有紫色血块，白带不多。舌尖红、苔薄黄，脉弦滑。证属风邪热毒入血，夹瘀夹湿。治以散风清热，凉血活血，利湿解毒，佐以利咽为法。

处方：荆芥穗6克，蒺藜15克，蝉蜕10克，金银花12克，连翘10克，赤芍12克，牡丹皮10克，生地黄15克，白茅根15克，玄参10克，桔梗6克，生甘草5克。7剂，每日1剂，水煎2次合兑，1次温服。忌食辛辣油腻及鱼腥发物，停用一切化妆品，防止日光暴晒。

二诊：咽痛已，余症未见加重。原方去玄参、桔梗、生甘草，加紫

草15克、土茯苓30克、泽泻5克。

处方：荆芥穗6克，蒺藜15克，蝉蜕10克，金银花12克，连翘10克，赤芍12克，牡丹皮10克，生地黄15克，白茅根15克，紫草15克，土茯苓30克，泽泻5克。7剂，每日1剂，水煎服。

三诊、四诊：旧疹渐退，新疹少生，唯肢体裸露部瘙痒时作，以二诊方去金银花、连翘、荆芥穗，加地肤子15克、白鲜皮10克、生牡蛎30克（打碎，先煎）。

处方：蒺藜15克，蝉蜕10克，赤芍12克，牡丹皮10克，生地黄15克，地肤子15克，白鲜皮10克，生牡蛎30克（打碎，先煎），白茅根15克，紫草15克，土茯苓30克，泽泻5克。14剂，每日1剂，水煎服。

五诊：上下肢裸露部虽有散在个别发疹点，但瘙痒基本消失，且月经将至。舌红、苔薄白，脉细弦。前诊方去生牡蛎、泽泻，加金银花10克、连翘10克、益母草15克。

处方：蒺藜15克，蝉蜕10克，赤芍12克，牡丹皮10克，生地黄15克，地肤子15克，白鲜皮10克，金银花10克，白茅根15克，紫草15克，土茯苓30克，连翘10克，益母草15克。7剂，每日1剂，水煎服。

六诊：肢体基本不痒，但仍不敢在日光下暴晒。经至，量适中，色红，血块较小。仍以前方加减，迭送10剂以善其后。3年后追访，患者云自从服颜师方后，每年仅发2～3次，且症状较轻。

【诊疗心法要点】日光性皮炎，属中医瘾疹范畴。本例病发20余载，虽多方求治，但效不显著。今颜老治收显效，主要经验有三：①抓住风邪热毒入血，夹瘀夹湿之病理，从散风、清解毒热、凉血化瘀、利湿四个方面入手，缺一不可。这是因为血分的风邪不散，热毒不清，此病难已，而瘀血不化，湿浊不去，又直接影响血分风邪与热毒的清除。②本案病情虽不复杂，但病程较长，不能急于求成，应守方进剂，缓慢调治，直至痊愈，切忌频繁更换处方。③在紧抓主证治疗的同时，时刻注意照顾兼证的治疗，而治疗兼证的用药不能影响主证的治疗。如初诊投玄参、桔梗、生甘草，虽为治疗咽喉肿痛而

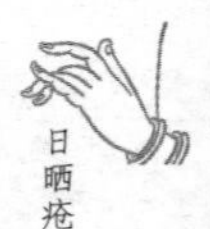

设,但能清热解毒;五诊投益母草,虽为活血调经而设,但能解毒清热利尿,如此不但不影响反而有利于瘾疹的治疗。(《颜正华临证验案精选》)

红 皮 病

红皮病，又称剥脱性皮炎，一般分急性和慢性两型。红皮病的典型表现是全身皮肤弥漫性的潮红、浸润、肿胀、脱屑，不仅仅表现在皮肤，黏膜、皮肤附属器、淋巴结甚至内脏均有受累。皮损受累面积达到整个皮肤的80%以上。中医多从热伤营血论治。

红皮病医案

方和谦验案1则

验案

某女，61岁。2005年7月1日初诊。患者因皮肤瘙痒伴多皮屑3年，加重1个月来诊。患者3年前出现皮肤瘙痒，肤色暗红，多皮屑，肤热，遇热瘙痒加重，多方求治，进展不大。1年半前曾在某医院皮肤科诊断为红皮病，予以口服激素，外用丁酸氢化可的松软膏、硅霜等药物，仍痒、屑俱在。近1个月来天气炎热，症情又有加重，口干，便干，溲黄。诊见痛苦面容，面部、胸背部及四肢皮肤色暗红，表层有鳞屑，触之皮肤粗糙缺少弹性，皮温正常，口干，便干，溲黄，舌质暗、舌苔白，脉沉滑数。中医辨证属风热伤营。治宜祛风清营解毒。

处方：苦参10克，土茯苓15克，赤芍10克，生地黄15克，玄参10克，苦桔梗10克，生甘草10克，炙甘草10克，北防风10克，黄柏10克，牛蒡子10克，生石膏15克（先煎），炒薏苡仁20克。6剂，每日1剂，水煎服。

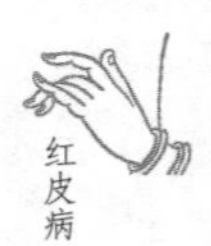

二诊：自觉肤痒减轻，口干、便干均有改善，脱皮屑量减少，皮肤尚缺乏弹性。服用前方后已使病情有转机，故效不更方，继续服用6剂，后皮疹渐愈。

【诊疗心法要点】本患者年逾60岁，气阴俱虚，肝肾不足，脾不健运，肌肤失荣，病程3载，久病入络，气血瘀滞不畅，导致肌肤进一步失养，出现肌肤甲错，脱皮屑；又值暑热挟湿较盛之季节，风热之邪外袭，引发病疾加重；口干、便干、溲黄，均为热病伤阴之象；舌暗、苔白脉滑则为血瘀湿阻之象。方老遵"治风先治血，血行风自灭"之旨，选用赤芍、生地黄、玄参凉血清营之品，苦参、黄柏、生石膏清热，燥湿泻火，土茯苓解毒除湿，防风祛风胜湿。方中生甘草取其解毒之功用，配苦桔梗组成桔梗汤宣散风热，炙甘草健脾补中固本，防苦寒之品伤正，二药合用以达扶正祛邪之目的。（权红，李文泉，范春琦，等 2008 年第 2 期《北京中医药》）

粉　　刺

粉刺是一种以颜面、胸、背等处生丘疹如刺，可挤出白色碎米样粉汁为主要临床表现的皮肤病。是毛囊、皮脂腺的慢性炎症。《医宗金鉴·外科心法要诀》对肺风粉刺记载曰："此证由肺经血热而成。每发于面鼻，起碎疙瘩，形如黍屑，色赤肿痛，破出白粉汁。"相当于西医的痤疮。常见于青春期男女，属常见病。现代医学认为，痤疮是体内血清睾酮升高引起皮脂分泌过多，引起毛囊皮脂腺的炎性反应，因此西医主要的治疗方法采用甲硝唑等消炎药，己烯雌酚等雌激素药和硫酸锌等锌剂治疗，往往停药后随即复发。中医学认为，痤疮主要是由于精神因素引起气血蕴结化热，或消化功能紊乱、便秘、冲任不调，或饮食不节，过食肥甘厚味以致脾胃湿热内蕴上蒸，或肺经蕴热、外感风邪凝滞于面部而成。

粉刺医案

贺普仁验案4则

验案1

某男，20岁。2007年11月27日前来就诊。面部反复丘疹、结节、囊肿2年，就诊时见面部有密不可数的脓疱、结节、囊肿，甚至融合成片，皮损处压痛明显。治疗以火针点刺局部皮损，清除皮疹上的黑头粉刺或脓性分泌物、脓栓、脓血，排出囊肿的囊内物，同时配合肺俞、脾俞火针点刺。治疗3次后大部分结节变软、囊肿变平，有少许新发皮损，继续遵原法治疗8次后丘疹、脓疱、结节、囊肿消失，

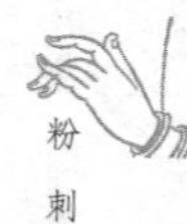

随访至今未复发。

【诊疗心法要点】火针的烧针和针刺深浅至关重要,《针灸大成·火针》:“刺针切忌太深,恐伤经络;太浅不能去痛,唯消息取中耳”“灯上烧,令通红,用方有功。若不红,不能去病,反损于人。”因此,须在乙醇灯外焰上烧针至发白,温度越高,针的穿透力越强,患者痛感越小。其作用在于对局部直接杀菌消炎去腐,去腐方能生新。另一方面高温可以直接破坏增生肥大的皮脂腺细胞,使皮脂分泌减少,改变了毛囊内微生物的生存环境,从而有效地控制病灶的复发。针后伤口要严格消毒,禁洗浴以控制感染。(李岩,周震,王遵来,等2009年第3期《上海针灸杂志》)

验案2

王某,男,22岁。主诉:面部、背部痤疮5年余。患者5年以来,面部、背部长痤疮,有痒感,搔抓破溃后有粉状物和脓血流出。曾服汤药,略有好转,未能治愈。近日痤疮有增多趋势,故求针刺治疗。纳可,眠安,大便偏干,小便调。舌淡、边尖红,苔白腻。面部痤疮散在,颧部痤疮集中,凹凸不平。脉弦滑。辨证:脾胃湿热,营卫失调。治则:清热利湿,调和营卫。

取穴:耳尖、背部痣点、肺俞、脾俞、胃俞。

刺法:耳尖放血,三棱针挑刺背部痣点,出血后拔罐,背俞穴拔罐。

每周治疗2次。治疗2周后,面部已不长新痤疮。治疗2月后,痤疮消失,面部平整光洁。

验案3

柳某,男,16岁,学生。面胸部生痤疮2年,曾用抗生素以及多种外用药无效。面部有密集痤疮,顶部有脓头,胸部有散在丘疹。

取穴:耳尖、背部痣点。

放血疗法治疗16次后痊愈。

【诊疗心法要点】痣点位于背部五脏俞附近,挑刺痣点有疏风清

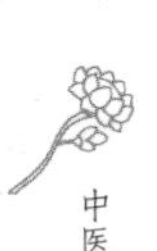

热、调整脏腑、宣通气血、促进血运、活血散结、扶正祛邪、平衡阴阳的作用。再加上耳尖穴放血，增强了泻热消肿的功能。此外，由于分型不同，又分别配以肺俞、脾俞、胃俞、大肠俞、膈俞等，分别起到了调整本脏腑功能的作用，有“治病必求于本”之意。

本病患者应经常用温水、硼酸肥皂洗涤患处，禁止挤压皮疹，尤其是面部三角区处。少食油腻、辛辣食物及巧克力糖，多吃新鲜蔬菜、水果。

验案4

谢某，女，19岁。面部痤疮4年，背部痤疮1月。自15岁面部开始起疙瘩，发痒，月经前加重，进食肥甘后加重。舌苔白，脉滑。辨证：青春发育，情志不畅，气血郁滞。治则：通经络，调气血。

取穴：背部痣点。

刺法：用蜂针，速刺放血，辅以拔罐。

治疗10次，面部痤疮消失，月经来潮时也未有反应。（《中国现代百名中医临床家丛书：贺普仁》）

颜德馨验案1则

验案

季某，男，22岁。病史：患者主诉双颊部出现多个囊肿已4年。自18岁起开始双颊部出现多数米粒大之丘疹、粉刺，继而出现脓疱、囊肿，逐渐增加到整个颊部，且于近两年出现瘢痕形成，皮疹此起彼伏，迁延不愈，每当进食油腻而重。二便正常，平素健康，其20岁之弟亦同样疾病。初诊：双颊部囊肿，周围红晕，散在分布绿豆大之丘疹。双颧部及下颌角肥大性瘢痕累累，舌尖红，脉弦，瘀热入于营分，滞而成积，亟当活血化瘀，软坚散结。

处方：桃仁9克，红花9克，赤芍9克，牡丹皮9克，泽兰9克，三棱9克，莪术9克，穿山甲9克，皂角刺9克，白花蛇舌草30克，山

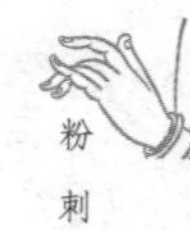

楂5克。30剂，每日1剂，水煎服。

上方连续服用30剂，丘疹基本消退，囊肿大部分缩小或隐退，瘢痕周围之红晕消退。

【诊疗心法要点】痤疮根据皮损及临床表现可分为血瘀型痤疮、脓疱型痤疮、囊肿型痤疮、结节型痤疮、瘢痕型痤疮等类型。本案囊肿合并瘢痕型痤疮为较严重之一型，常经久不愈。系血热瘀滞于肌肤或脾胃积热上蕴于皮肤而成，治疗宜清热化瘀、软坚散结为主。方中桃仁、红花、赤芍、牡丹皮、泽兰、三棱、莪术活血化瘀，加穿山甲、皂角刺软坚散结，白花蛇舌草以清火除热。白花蛇舌草能抑制皮脂分泌增加，防止皮肤油脂堆积，是治疗本病的关键药物。用山楂以消内结，一则治肺，一则治脾，肺主皮毛，脾主四肢，故此药仍属关键性药物。颜氏指出于病之初发时，若仅有丘疹、粉刺，伴有便秘者，应以通便为主，可用大黄、栀子、白花蛇舌草为主药，据症状灵活化裁使用。（《古今名医皮肤性病科医案赏析》）

路志正验案1则

验案

刘某，女，22岁。患湿热痹（类风湿性关节炎）1年余。在某医院住院治疗2个多月，经用大量激素后，痹痛未免减，反致颜面、前胸部痤疮丛生，大如黄豆，小似黍米，周围有红晕，顶端生白脓点，刺痒难忍，夜寐不安。周身关节疼痛酸楚，红肿而热，痛无定处，屈伸不利，午后潮热，体温37.1～38℃，纳呆，溲黄，大便稍干。后在某医院皮肤科治疗4个月无效。1983年7月15日，以湿热痹收入某中医研究院。经服清热化湿、通络止痛药26剂，痹痛略减而痤疮如故，遂延路老会诊。症如前述，并有困倦乏力，胸闷气短，口黏，舌暗红，苔黄腻，脉细滑数。且素嗜辛辣厚味。此乃素体湿热内蕴，感受风邪，风湿热邪阻经络，故关节疼痛红肿，痛无定处。湿为阴邪，故午后发热。过服激素，使风湿热邪弥漫上蒸，致面部、胸部痤疮丛

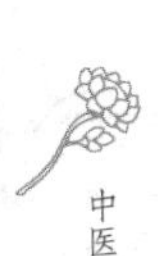

生,奇痒难忍。湿热久郁成毒,故痤疮顶端生脓。治宜疏风清热,化湿解毒。方拟当归拈痛汤化裁。

处方:羌活9克,防风12克,防己12克,升麻12克,泽泻10克,茵陈15克,黄芩9克,苦参10克,苍术12克,知母9克,木瓜12克,香橼皮9克。5剂,每日1剂,水煎分3次服。

上方服5剂,体温转正常,面及前胸,明显减少,顶端脓点结痂。又进5剂,痤疮全无。随访月余,未再复发,痹痛亦明显减轻。(《路志正医林集腋》)

班秀文验案1则

验案

程某,女,31岁,已婚。1991年11月22日初诊,半年来无明显诱因出现面部粉刺增多,尤以经行前期为甚,曾内服牛黄解毒丸、炎肿化毒片,外用按摩、倒膜等治疗均无效,且日渐出现色斑沉着。诊时面部粉刺此起彼伏,大者如豆,小者如粟,红褐相间,瘙痒,部分尚有黑色脓。大便干红,带少色黄,能寐多梦,舌淡红、苔薄白,脉细。证属阴虚血热,面部孙络闭阻。治宜滋阴清热,凉血消疮。

处方:生地黄15克,丹参15克,凌霄花10克,当归身10克,赤芍10克,蒺藜10克,白茅根10克,红花3克,大枣6枚。7剂,每日1剂,水煎服。

服药7剂后痤疮平复,不再新发,唯遗色素沉着。守方间用归芍地黄汤加白菊花、合欢花、夏枯草等滋养肝肾,祛斑荣颜。继服10余剂后色斑消除,面部光洁红润,诸证俱瘥,随访半年未再复发。

【诊疗心法要点】粉刺以青春期男女多见,多因心、肺、胃蕴热,上熏于颜面,血热郁滞而成。而本案为中年之妇,其病则与阴虚血热有关。盖心主血,其华在面,肝藏血而内寄相火,心肝二脏木火相生。中年之妇操劳谋虑,房事产乳易耗血伤阴,肝阴亏损则相火内动,波及心火,君相火旺,怫郁于血孙络之间,粉刺乃成。班老治此,

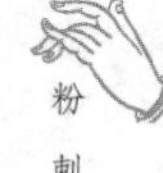

注重清内攘外、扶正祛邪，避免苦寒化燥伤阴，常用生四物汤去川芎之辛燥，加丹参、凌霄花、红花治之。其中生地黄、丹参、当归身、赤芍入心肝血分，滋阴补血、凉血化瘀；凌霄花善清冲任伏火，与红花合用，辛散温通、调燮冲任。待粉刺平伏，以色黑或褐斑为主者，则注重“滋水清火”，以润除斑。方中合欢花甘平，长于养血宁心，解郁安神，“令人欢乐无忧”；白菊花香气清雅，可升可降，久服利血气，养阴荣颜，“益金水二脏也，补水所以制火，益金所以平木，木平则风熄，火降则伤热除”（《本草纲目》）。诸药合用，滋水涵木，水火互济，黑斑尽除，疗效巩固。（李莉1993年第3期《湖北中医杂志》）

薛伯寿验案2则

验案1

邓某，女，23岁。2003年7月23日初诊。面部痤疮反复发作3年，以炎性丘疹为多，少量囊肿，白头粉刺，皮疹触痛，经前加重，经前易急躁，胃纳略少，二便调，眠可，舌红、中央苔腻，脉细数。诊断为痤疮，治宜养肝血、清肝热。

处方：龙胆草6克，栀子8克，大黄4克，黄连5克，川芎8克，当归12克，白芍15克，白芷10克，生甘草10克。

患者服药后1周皮损颜色明显消退，继服1周，痊愈。

【诊疗心法要点】本例患者属肝失疏泄，心肝火旺所致。肝体阴而用阳，火旺又易伤阴血，故治疗当予龙胆草、栀子、大黄、黄连、清肝热；当归、白芍养肝血，阴阳平衡而病愈。（华华2005年第6期《中医药学报》）

验案2

患者，女，28岁。2008年10月14日初诊。患者颜面痤疮2个月，伴月经提前，睡眠欠佳，胃常不适，腹泻与便秘交替出现。现大便不成形，舌尖红、苔微黄，脉沉细弦。中医诊断：痤疮，证属肝经郁火，浊气上逆，治宜清解郁火、逐秽解毒。方以丹栀逍遥散合越鞠丸加减。

处方：柴胡10克，当归10克，白芍10克，枳壳10克，苍术、白术各10克，茯苓10克，川芎8克，香附10克，炒栀子10克，蒲公英10克，白芷10克，连翘10克，益母草10克，薄荷6克，甘草8克。14剂，每日1剂，水煎服。

二诊(2008年11月11日)：痤疮减轻，纳食增加，常便秘。

处方：柴胡10克，赤芍、白芍各10克，枳壳10克，甘草8克，炒栀子10克，牡丹皮10克，蒲公英10克，白芷10克，连翘10克，桔梗10克，野菊花10克，浙贝母10克。14剂。

三诊(2008年11月25日)：痤疮已控制，大便通畅，眠可。

处方：柴胡10克，赤芍10克，白芍10克，枳壳10克，甘草8克，炒栀子10克，牡丹皮10克，蒲公英10克，白芷10克，连翘10克，野菊花10克，浙贝母10克，桔梗10克，防风8克，珍珠母15克，益母草10克，黄连6克，吴茱萸1克。14剂。

【诊疗心法要点】薛师认为，面部痤疮此起彼伏，难用一法概治。临床上，面部油重者用苍术、防风、泽泻；痤疮红肿甚常用赤芍、玄参、栀子升清消散之品；善用蝉蜕、僵蚕祛风；还常应用散结通经之品，如浙贝母、穿山甲、连翘等以及通下解毒之品，如炒栀子、大黄等。口周痤疮善用野菊花；面部痤疮倡用蒲公英、白芷。本案患者由于饮食偏辣及工作紧张等原因，肝郁化火，兼有秽浊，故应用丹栀逍遥散合越鞠丸加味，取得了很好的疗效。(刘文军，薛燕星，胡东鹏，等2011年第4期《中国中医药信息杂志》)

徐经世验案3则

验案1

某女，22岁。2009年2月10日初诊。面部痤疮，反复发作6年，经多次中西药，消炎药、雌激素、针灸放血等治疗，效果不佳。刻

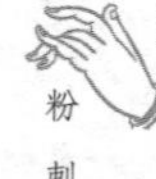

下:手足心出汗,夜间燥热,月经提前,量少色粉红,经前腹痛剧烈。有鼻炎、咽炎病史,幼时曾有面瘫3次,已治愈。今慕名请徐老诊治。察其舌红以尖为甚、苔黄腻,脉细微弦。按其病证,此乃少阳不和,郁热不宣,郁于面部皮肤腠理而成痤疮。拟予清宣透热,和解少阳法为治。拟方小柴胡汤加减。

处方:南沙参12克,生桔梗10克,板蓝根10克,黄芩12克,辛夷花15克,杭菊花15克,延胡索15克,柴胡梗10克,茺蔚子15克,炒牡丹皮10克,代赭石12克,生甘草5克。10剂,水煎服,每日1剂。

后又复诊,以上方继服15剂,药后痤疮消退,痊愈。

【诊疗心法要点】本案患者面部痤疮,反复发作多年,经多次治疗无效。手足心出汗,夜间燥热,月经提前,经前腹痛剧烈,舌红以尖为甚,苔黄腻,脉细微弦。按其病证,此乃少阳不和,郁热不宣,郁于面部皮肤腠理而成痤疮。拟予清宣透热,和解少阳法为治,方用小柴胡汤加减。方中柴胡为少阳专药,轻清升散,疏邪透表,故为君药;黄芩苦寒,善清少阳相火,故为臣药,配合柴胡,一散一清,共解少阳之邪;板蓝根清热解毒,杭菊花清肝明目,共助黄芩清少阳相火;生桔梗宣肺气开腠理,配合生甘草,以使面部痤疮向外开泄,有利邪毒排除;辛夷花通鼻窍,也宣肺气;炒牡丹皮清热凉血以治燥热;茺蔚子调气血走上尤佳,并能清热解毒助散风热,还能利尿使湿邪有出路;延胡索活血理气,下以止痛经、上以调面部气血;代赭石镇肝潜阳使肝火不上炎而痤疮无因起,此乃釜底抽薪之举;南沙参滋胃养阴以制火;生甘草解毒和诸药。本案用药仅12味,配伍精当,疗效卓著。药后痤疮消除,痛经亦解。

验案2

某女,22岁。2009年2月10日初诊。患者面部痤疮,反复发作5年,曾多家医院治疗,用雌激素、消炎药等及中药,效果不佳。近期加重,面部潮热,手足心热经常有汗,月经周期提前,量少色暗,纳差,小便黄,舌暗红、苔黄腻,脉弦有力。按其脉症,此乃肝郁化

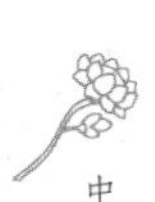

火，气血瘀滞，湿热蒸腾而成痤疮。拟予清肝泻热，调和气血法为治。拟方丹栀逍遥散加减。

处方：南沙参12克，杭菊花15克，炒栀子10克，黄芩10克，连翘10克，赤芍10克，冬桑叶10克，茺蔚子15克，炒牡丹皮10克，蝉蜕6克，甘草5克，灯心草3克。10剂，水煎服，每日1剂。

后又复诊，以上方继服15剂，药后痤疮消退，痊愈。

【诊疗心法要点】本案肝郁化火，肝火夹湿热上炎，故面部潮热，气血瘀滞面部而成痤疮。拟予清肝泻热，调和气血法为治。拟方丹栀逍遥散加减，杭菊花、炒栀子、黄芩清肝泻火，清热燥湿以祛痤疮生成之因（肝火湿热）；赤芍、茺蔚子、炒牡丹皮凉血活血，调和气血以祛痤疮又一生成之因（气血瘀滞）；连翘清热解毒，透邪达表，并善清心火而散上焦风热，又能消痈散结，以助上药消散面部瘀结之痤疮；冬桑叶疏散风热、润燥凉血；南沙参滋阴以制火；蝉蜕疏散风热；灯心草清心除烦，清热利尿，泻心通淋，使火与湿有出路。药后诸症皆有改善，面部痤疮减少，手足心热出汗等症都减轻。说明上药切中病机，症状减轻，但未根除。按其病证，治以守原方为宜。药尽病除，疗效满意。

验案3

某女，22岁。2009年2月10日初诊。患者面部痤疮，反复发作6年，经多次治疗，曾用雌激素、消炎药等及中药，均惘效。手足心烫热有汗，偶有手指面部发麻，饮食可，月经周期正常，色暗量多。舌红、苔黄腻，脉细滑微弦。按其脉症，此乃血虚肝郁，郁而化热，湿热壅塞面部而成痤疮。治以养血柔肝，清热化湿法为治。拟方二至丸合丹栀逍遥散加减。

处方：熟女贞15克，墨旱莲15克，杭白芍20克，干生地黄18克，杭菊花15克，炒栀子10克，茺蔚子15克，冬桑叶10克，蝉蜕6克，延胡索15克，粉甘草5克。10剂，水煎服，每日1剂。

后又复诊，以上方继服15剂，药后痤疮消退，痊愈。

【诊疗心法要点】本案例为血虚肝郁，郁而化热，湿热壅塞面部

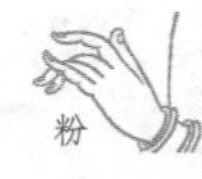

而成痤疮。方用二至丸合丹栀逍遥散加减以养血柔肝，清热化湿。药用熟女贞、墨旱莲、杭白芍养血而柔养肝肾；干生地黄滋阴清热凉血，鲜生地黄更佳；炒栀子、杭菊花清热燥湿、清肝泻火；冬桑叶轻清凉散，既能清疏肺经在表风热，又能泻肝火以祛痤疮之成因，还能润燥、凉血止血以治月经量多，一药多用。诸药合用，共奏养血柔肝、清热化湿之功。本案用药仅11味，多为平和多效之品，在清热化湿、活血祛瘀的同时兼顾养血柔肝，结果药到病除，取得好的效果。可见，方药中肯，收效明显，本方为补泻之剂，巧在配伍，共奏养血平肝、清热化湿之功。可谓药到病除。总之，以上3例痤疮，考之致因有异，用药有别，但都不离治肝心脾肺，清热泻火之法。（王开兴，卓思源，凡巧云，等2010年第7期《中医药临床杂志》）

陈彤云验案5则

验案1

庄某，男，23岁，研究生。主诉：面、胸背起疹1年余。查：面、颈及胸背部多发粉刺、脓疱、丘疹，伴囊肿和结节，皮损密集、色红。患者口干渴，大便秘结，舌质红、苔黄，脉数。诊断：囊肿型痤疮。陈老认为证属肺胃实热、兼染毒邪。治宜清热解毒、软坚散结。

处方：生石膏20克，生牡蛎30克，生栀子10克，生大黄10克，金银花30克，夏枯草20克，黄芩10克，黄连10克，连翘30克，茵陈20克，浙贝母15克，丹参30克，生地黄15克，赤芍15克。

服药14剂后，基本无新疹，大部分丘疹、脓疱消退，囊肿渐消，又坚持服药4周（前方加减），全部疹退。

【诊疗心法要点】陈老在此病的治疗中，除按中医辨证论治，清解肺胃实热为主外，还针对本病发病的特点与痤疮丙酸杆菌感染有关，结合现代药理研究，用药兼以解毒消散，如茵陈、丹参、黄芩、连翘等中药，既有清热解毒、利湿活血的功效，又有现代研究证实的抗杆菌作用，因此达到了病证同治的效果。

验案2

付某，男，19岁。2001年10月10日来诊。病史：6年前面部开始起皮疹，逐渐增多加重，后波及颈、前胸，多方治疗无效。查：面、颈及前胸多数密集粉刺、脓疱、丘疹、囊肿和结节，粟粒至枣大小，其间夹杂深浅不一的瘢痕，皮疹色红或暗红，舌质红、苔黄，脉数。平素大便秘结，口干渴。陈老诊为聚合型痤疮，辨证为肺胃实热，兼感毒邪。治宜清热解毒，软坚散结。

处方：金银花、丹参、虎杖、白花蛇舌草各30克，连翘、草河车各15克，夏枯草10克，茵陈、生石膏各20克，当归、苦参、黄柏、川大黄（后下）各10克，北豆根6克。同时外抹硫雷洗剂（由硫黄、间苯二酚等组成）。

服药14剂后，皮疹基本无新生，丘疹、脓疱消退，囊肿渐消，二便调。前方去生石膏、川大黄，加土茯苓20克、黄连10克，又服14剂，皮疹全消，6年顽疾，28天收功。

【诊疗心法要点】在临床上，陈老辨证与辨病有机结合，互为补充。在治疗上，陈老也很重视辨证论治与中草药的现代药理研究成果相结合。近年的研究证实，痤疮的发生与痤疮棒状杆菌感染有关，故治疗痤疮时陈老除按临床辨证分型立法组方外，还加用一些经现代药理研究证实有抗杆菌作用的中草药如茵陈、连翘、黄柏、北豆根、虎杖、白花蛇舌草等，取得了事半功倍的效果。（曲剑华，陈勇 2010年第9期《北京中医药》）

验案3

薛某，女，25岁。1997年7月30日初诊。颜面起疹反复发作半年，加重1个月。查：前额、面颊、下颌部红色毛囊性丘疹，周围炎性红晕，部分有脓头，鼻头黑头粉刺，颜面脂溢。伴口干喜饮，大便干，小便黄。舌红、苔黄，脉弦滑。辨证：肺胃热盛，外发肌肤。治法：清肺胃热，解毒消导。

处方：桑白皮10克，炙枇杷叶10克，生栀子10克，黄芩10克，

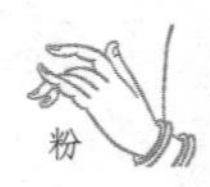

黄连6克，生槐花15克，苦参10克，赤芍10克，白茅根30克，野菊花15克，熟大黄10克，生侧柏叶10克，蒲公英15克。

服上方7剂，无新发皮疹，原皮疹色暗淡，脓头消，口不渴，大便通，小便清。舌红、苔白，脉弦滑。患者月经来潮，量少色暗，原方去黄连、赤芍、蒲公英，加当归6克，减熟大黄用量为6克，继服7剂。

三诊时颜面脂溢明显减轻，皮疹部分消退，疹周炎性红晕消，一般情况可，舌红、少苔，脉弦。月经停，上方去熟大黄，加天花粉10克清肺生津、玫瑰花10克理气活血消斑。

继服7剂后，颜面皮疹大部分消退，少许淡红丘疹、小结节，鼻头少许黑头粉刺，纳可，二便调，舌质淡红、苔薄白，脉弦。上方去白茅根、生槐花，加连翘10克、夏枯草15克清热软坚散结，继服7剂，皮疹消退。

验案4

张某，女，27岁。1997年7月23日初诊。面部反复起疹瘙痒3个月。查：前额淡红毛囊性丘疹，鼻部毛孔粗大，下颌淡白粉刺，颜面轻度脂溢。伴腹胀，轻度瘙痒，大便不爽，白带多。舌淡、苔白厚腻，脉滑。辨证：脾湿内蕴，外发肌肤。立法：健脾除湿止痒。

处方：生薏苡仁30克，生扁豆10克，生白术10克，茯苓10克，萆薢10克，黄柏10克，枳壳10克，芡实10克，白鲜皮30克，厚朴10克，香附10克，苦参10克。

方中用生薏苡仁、生扁豆、生白术、茯苓、芡实健脾利湿，黄柏、萆薢清热利湿，白鲜皮清热解毒利湿止痒，厚朴、苦参清热燥湿，枳壳、香附理气。

1周后二诊，皮疹无新发，腹胀症状减轻，痒消，大便仍黏滞，白带减少，颜面轻度脂溢，皮疹基本同前，舌淡红、苔白，脉弦滑。上方去厚朴、枳壳，加牡丹皮10克、赤芍10克凉血消斑。继服7剂，皮疹部分消退，色转暗淡，腹部症状消失，大便正常，白带正常，颜面脂溢明显减轻，舌淡红、苔白，脉弦。上方去芡实、白鲜皮，加连翘10克清热解毒散结、玫瑰花10克凉血消斑。继服7剂后皮疹大部分消退，鼻头轻度脂溢，一般情况可，舌淡红、苔薄白，脉弦。效不更方，继服7剂皮疹消退。

验案5

尹某，男，23岁。1997年7月9日初诊。颜面反复起疹2年余，复发加重2个月。查：面颈、前胸、后肩背部红色毛囊性斑疹，上有脓头，部分为囊肿、结节，颜面重度脂溢，局部毛孔粗大。伴痒痛，口渴喜冷饮，口臭，大便秘结，小便黄。舌红、苔黄厚腻，脉滑。辨证：痰湿聚结，热毒蕴肤。治法：祛痰除湿、软坚散结，佐以清热解毒。

处方：夏枯草15克，浙贝母15克，炒穿山甲6克，海藻10克，金银花15克，连翘15克，蒲公英30克，土茯苓15克，当归10克，赤芍15克，丹参15克，苦参15克，生石膏30克，生大黄5克。

方解：方中用夏枯草、浙贝母、炒穿山甲、海藻祛痰软坚散结，生石膏、金银花、连翘、蒲公英、土茯苓清热解毒，当归、赤芍、丹参活血消斑，苦参、土茯苓清热燥湿解毒，生大黄泻热通便。

二诊时，皮疹色暗红，脓头较多，囊肿结未见明显变化，颜面脂溢仍较重，皮疹疼痛略缓解不痒，口臭口干症状减轻，大便2～3日1行，小便黄。舌红、苔黄薄腻，脉滑。上方去炒穿山甲、海藻，加皂角刺6克、僵蚕6克消肿排脓散结。

继服7剂后皮疹较前缓解，脓头减少，囊肿结节部分变软，疼痛减轻，一般情况可，大便同前，小便正常。舌红、苔白，脉滑。上方去生石膏，加夏枯草15克、羚羊角粉0.6克(分冲)以加强软坚散结清热力量，继服7剂。原毛囊性丘疹消退，囊肿结节大部分变平，面部明显，无脓头，无疼痛，大便通，每日一行，颜面脂溢减轻。舌淡红、苔白，脉弦。上方去生大黄，加生薏苡仁30克利湿，减少皮脂溢出，继服7剂，皮疹消退50%以上，伴随症状基本消失。

【诊疗心法要点】陈老在临床上根据中医辨证论治理论将病情进行分型，大体分为3型：肺胃热盛；脾湿内蕴；痰湿聚结。肺胃热盛者方中大量运用清肺胃热药，如桑白皮、炙枇杷叶、黄芩、黄连、栀

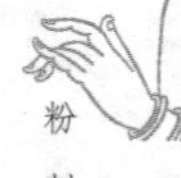

子、双花、连翘等；脾湿内蕴者方中多用生薏苡仁、生扁豆、茯苓、白术、芡实、萆薢、枳壳、黄柏等健脾除湿药；痰湿聚结者多用活血软坚散结药味，如当归、海藻、玄参、浙贝母、夏枯草、大黄等。随证加减用药：痒重加白鲜皮、苦参；皮脂溢出多者加白花蛇舌草、生白术、生薏苡仁、生枳壳；大便干者加生大黄、栝楼；结节囊肿多者加鬼箭羽、三棱、莪术、连翘等；感染重者加蒲公英、紫花地丁、羚羊角粉；女性月经不调者加丹参、香附、益母草等。同时嘱患者服药治疗期间节制饮食，忌食辛辣刺激、肥甘厚味之品。充分体现了中医治病的整体观和辨证论治思想。（刘清，陈彤云 2000 年第 6 期《北京中医》）

陆德铭验案 1 则

验案

金某，女，27 岁。1994 年 9 月 28 日初诊。颜面部痤疮已有 4 年余。4 年多来，患者额部、面颊部、颏部常发小红丘疹，挤压后有皮脂样物溢出，时轻时重，缠绵不断，屡治无效。自觉瘙痒并伴油性皮脂溢出。检查额部、面颊部、颏部见散在潮红丘疹，尤以颏部密布，舌苔薄、质红，脉濡，证属肺热上蕴，热毒伤阴。治拟养阴清热，和营活血。

处方：生地黄 30 克，玄参 12 克，麦冬 9 克，天花粉 15 克，生何首乌 30 克，女贞子 15 克，百花蛇舌草 30 克，丹参 30 克，生山楂 30 克，茶树根 30 克，虎杖 15 克，苦参 12 克，黄芩 9 克。

服药 1 周，皮损如前，经来前加重，经后减轻，月经愆期，经量少，舌苔薄，脉濡。前方加当归、益母草、淫羊藿、肉苁蓉。3 周后，皮肤瘙痒已除，皮脂溢出亦少，颏部皮疹消失。前方去苦参、黄芩、益母草。再服 2 个月，皮疹已消大半，颏部有一新发丘疹，红肿，苔薄中剥，脉濡，前方加半枝莲。又 3 月，皮损全消，无不适。

【诊疗心法要点】陆师临证，常用生地黄、玄参、麦冬、天花粉、女贞子、枸杞子、生何首乌等养阴清热，促使肺胃积热清肃下行；白花

蛇舌草、虎杖、丹参、茶树根、生山楂等清热解毒,活血祛脂。诸药并用,组成基本方,并随证加减,皮疹色红者,加赤芍、牡丹皮、连翘;脓疮者,加金银花、半枝莲、蒲公英、野菊花;皮疹多或结节、囊肿难以消退者,加三棱、莪术、桃仁、石见穿、皂角刺、海藻、夏枯草、浙贝母、全栝楼等;皮疹作痒者,加苦参、白鲜皮、地肤子;月经不调或经前皮疹加剧者,加当归、红花、益母草、淫羊藿、肉苁蓉、锁阳;皮脂溢出多者,加侧柏叶、薏苡仁;多发于鼻部者,加黄芩、桑白皮、地骨皮;口干唇燥者,加石斛、天冬、沙参;大便干结者,加火麻仁、郁李仁、枳实、生大黄;神疲乏力者,加黄芪、党参。(阙华发 1997 年第 3 期《江西中医药》)

王灿晖验案 1 则

验案

李某,女,24 岁。2009 年 5 月 23 日初诊。患者 15 岁时,头、面、胸背部出现丘疹如刺,自觉患处硬结、时时瘙痒。多年来曾口服并外用西药治疗(具体药物不详),以及做面部皮肤护理等,效果均不理想,病情时轻时重,迁延反复。刻诊:患者颜面潮红,面部多发丘疹,丘疹如米粒样,融合成片,中夹有脓疱,尤以面颧部为重。患处瘙痒,夜卧不宁,心烦,口渴,喜凉饮,大便偏硬,舌质暗红、苔微黄,脉滑数。西医诊断:面部痤疮性皮炎;中医诊断:粉刺。证属瘀热内郁,化火蕴毒。治宜泻热活血祛风。方用三甲散加减。

处方:制鳖甲 20 克,制龟板 20 克,炮穿山甲 8 克,土鳖虫 10 克,生牡蛎 20 克,黄芩 10 克,蝉蜕 10 克,赤芍 12 克,牡丹皮 10 克,当归 10 克,金银花 15 克,荆芥 10 克,防风 10 克,紫草 10 克,甘草 5 克。每日 1 剂,水煎 2 次,取汁 300 毫升分 2 次服。

药尽 7 剂,丘疹萎缩淡化,瘙痒消失,无新皮损出现,余症同时缓解。上方续服 14 剂,丘疹消失,颜面光洁。

【诊疗心法要点】痤疮是男女青春发育期皮脂腺分泌过多或排

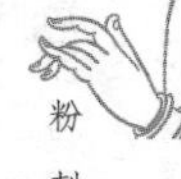

泄不畅，皮脂瘀积，毛囊口上皮过度角化所致，与丙酸杆菌感染等因素有关。中医学认为患者素体阳热偏盛是发病内因，过食辛辣肥甘厚味、外邪侵袭是发病外因。王教授认为本病由于邪热蕴于肌肤，热毒蕴聚，导致气滞血瘀，故治疗应清热、活血、散瘀三者有机结合。三甲散加减方中黄芩、金银花清热解毒；赤芍、牡丹皮、当归、紫草凉血活血；制鳖甲、制龟板、炮穿山甲、土鳖虫、生牡蛎养血化瘀；荆芥、防风、蝉蜕祛风解毒。全方共奏郁热清、瘀血散、肿毒消的作用。（赖明生，刘涛，翟玉祥2010 年第3 期《河北中医》）

王自立验案1 则

验案

尉某，男，21 岁。面部痤疮4 年多，反复迁延不愈，于2013 年8 月6 初诊。自诉其面部痤疮4 年余，始因学习压力大引起，经反复使用中西药（具体药名不详）内服、外涂治疗效果不明显，慕名前来求治。患者整体面部油腻，粉刺密布，夹杂少量丘疹，色暗红，自诉大便既往一直稀，日行2 ~3 次。舌质暗、舌体胖、苔水滑，脉沉细。

处方：桑白皮15 克，地骨皮10 克，杏仁10 克，枇杷叶15 克，香附10 克，川芎10 克，白芥子10 克，陈皮10 克，炒麦芽15 克，炙甘草10 克。每日1 剂，水煎分2 次服。嘱忌辛辣肥甘厚味。

二诊（2013 年8 月13 日）：患者面部油腻减轻，粉刺、丘疹颜色转淡，大便仍稀，每日2 次。舌质暗、舌体胖，苔水润，脉沉细。老师强调此次加大健脾渗湿之药。

处方：桑白皮15 克，地骨皮10 克，杏仁10 克，枇杷叶15 克，香附10 克，川芎10 克，白芥子10 克，陈皮10 克，炒麦芽15 克，薏苡仁20 克，炙甘草10 克。每日1 剂，水煎分2 次服。嘱忌辛辣肥甘厚味。

三诊（2013 年8 月20 日）：患者病情显著好转，额头、鼻梁处粉刺减退，丘疹基本消失，脓疱干枯，大便好转但仍不成形，每日1 行。

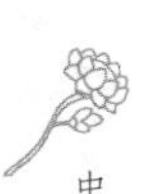

舌质淡、舌体润,脉沉。

处方:桑白皮15克,地骨皮10克,杏仁10克,枇杷叶15克,香附10克,川芎10克,白芥子10克,陈皮10克,炒麦芽15克,薏苡仁30克,桂枝10克,细辛5克,炙甘草10克。每日1剂,水煎分2次服。继嘱忌辛辣肥甘厚味。

四诊(2013年8月29日):此次就诊,患者面部润泽,只有少量色素沉着。舌质淡、苔薄白,脉沉有力。自诉大便现调,每日1行。为巩固其疗效,继续服前方7剂。

【诊疗心法要点】《丹溪心法》云:"盖有诸内者,必形诸外。"所以痤疮的发生与五脏六腑的生理功能失衡有一定的关系。五脏六腑各司其职,其中任何一个脏腑功能的失常,均有可能诱发痤疮的发生。然"肺主皮毛"与痤疮的发生有着直接的相关性。因为肺又内合大肠,与大肠相表里,如果素体虚弱或饮食不节等原因导致大肠的传导功能失常,患者出现大便溏稀,则易造成肺失宣降,形成痤疮。肺气被郁,肺失宣降,则不能驱邪外出,外邪郁于皮肤,郁久化热,邪热内舍于肺,致肺热壅盛,故治疗时以清泻肺热为主。老师强调在临诊辨证时,对患者的舌诊非常重要,往往可以通过舌诊准确地辨别脏腑的虚实、寒热。最后一定要嘱咐患者,多食清淡饮食及新鲜瓜果蔬菜,少食西式快餐、辛辣油腻肥甘发物;多饮水,少饮咖啡;起居要有常,按时作息;调节情绪,精神放松,加强锻炼;养成面部清洁,定时排便的好习惯。严禁用手挤压。痤疮的治疗方法虽然非常之多,但老师强调从肺论治贯穿于痤疮的治疗,临床疗效取得了事半功倍的效果。(赵统秀,王煜,王自立2014年第3期《四川中医》)

王琦验案1则

验案

某女,22岁,学生。因痤疮反复10年余,于2009年8月26日求治。患者自述10余年前始出现面部痤疮，色红化脓，时有疼痛，迭治未见明显效果。刻诊：面部痤疮，色红化脓，疼痛，无瘙痒，经期症状加重，月经尚可，口干喜饮，口不苦，二便尚可，寐佳，舌质红、苔浊厚微黄，脉滑数。中医诊断：粉刺，辨为湿热体质。以清热利湿调体为法，治以自拟消痤汤加味。

处方：桑白皮15克，黄芩10克，枇杷叶15克，芦根20克，桃仁10克，冬瓜子20克，薏苡仁30克，天花粉30克，白花蛇舌草30克，连翘15克，马齿苋20克，牡丹皮10克，砂仁3克（后下）。

服上方21剂后，效果显著，面部痤疮基本得以控制，面部脓、肿基本消退，疼痛消失，复以上法巩固疗效。

随访：自服药结束1年半时间后进行电话随访，患者在服用王琦教授2次方药后，未有复发痤疮现象。

【诊疗心法要点】王琦教授主用自拟消痤汤加减治疗本病例。患者正值年轻热盛之时，面部痤疮，色红化脓，舌质红、苔浊厚微黄，脉滑数，正是符合湿热体质患痤疮之特征，湿热体质为本，毒瘀痰结为标，故选用自拟的消痤方来治疗。在治疗时不忘顾本，在重用薏苡仁的同时，另配伍砂仁3克来健脾护胃。脾胃乃后天之本，主运化水湿，气血生化之源，《幼科发挥·原病论》中提出："调理脾胃者，医中之王道义也"，又脾胃乃湿热产生之根源，故重调脾胃以助清湿热，最终达到标本同治之目的。（俞若熙，倪诚，王琦 2012年第4期《中华中医药杂志》）

禤国维验案2则

验案1

邵某，男，27岁。2003年4月5日初诊。患者面部及胸部反复发生疖肿5年余。皮疹无瘙痒，但难以消退，并可于其中挤出豆腐渣样分泌物。患者曾于其他医院拟囊肿性痤疮，予美满霉素（米诺环素）、四环素、青霉素、维甲酸（维A酸）等治疗，皮疹好转不明显。

也曾服用过清热泻火、凉血解毒之剂，疗效不甚理想。自觉胸闷，口干，纳呆，二便尚调。诊查：面部及胸背部皮肤油腻，散在多个丘疹、脓疱、结节，部分脓疱有波动感，并可于其中挤出豆腐渣样分泌物，皮损间杂有黑头粉刺、白头粉刺等损害，愈后留有凹陷性疤痕。舌淡红、苔白腻，脉弦滑。诊为痤疮，证属相火妄动，瘀热交阻。治宜滋阴降火，解毒活血。

处方：女贞子20克，墨旱莲20克，黄柏15克，白花蛇舌草30克，紫草20克，侧柏叶15克，生地黄20克，鱼腥草20克，皂角刺8克，紫花地丁15克，野菊花15克。白头粉刺、黑头粉刺、丘疹等损害予痤灵酊外搽，囊肿结节性损害予四黄膏外敷。

服药7剂，皮损部分消退，囊肿结节缩小变平，皮肤油性分泌物减少，上方减皂角刺、紫花地丁、野菊花，加玄参20克。继服14剂，皮损大部分消退，唯几处囊肿存在。再服14剂，囊肿已基本变平，续以消痤灵口服液调理月余而愈。

【诊疗心法要点】禤老在多年的临床中发现，痤疮患者除了有肺胃血热的表现外，而且也不乏肾阴不足、冲任失调或相火妄动者。禤老提出的肾阴不足、冲任失调、相火妄动、熏蒸头面的痤疮发病机理，临床上确有指导意义。如上方以女贞子、墨旱莲、生地黄滋阴、益肾、凉血，配以黄柏滋阴降火，使肾阴得滋，相火得降；白花蛇舌草、鱼腥草、野菊花、紫草、侧柏叶凉血活血；皂角刺、紫花地丁解毒、软坚、透脓。诸药合用，共奏滋肾阴降相火而调整内环境，清血热并能祛脂解毒，从而达到标本兼治的目的。（金培志，汪玉梅2005年第2期《河南中医》）

验案2

李某，男，21岁，学生。1999年9月18日初诊。主诉：颜面痤疮已有5年。现病史：5年前开始面部起皮疹，反复发作，时轻时重，此起彼伏，曾经中西医治疗，但疗效不显，经友介绍来诊。症见：颜面部可见20余粒红色丘疹和粉刺，伴有结节，胸部亦有散在丘疹、粉刺，部分丘疹融合，有时可出白色豆腐渣样分泌物，伴口干心

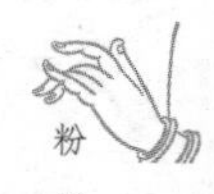

烦、大便干、小便短赤。中医诊断:肺风粉刺,辨证为阴虚内热,治法:滋阴泻火,清肺泻热。

处方:女贞子20克,墨旱莲20克,知母12克,黄柏12克,桑白皮15克,白花蛇舌草10克,连翘15克,生地黄15克,丹参30克(后下),甘草10克。配合外搽痤灵酊。

服21剂后皮疹逐渐减轻,继服14剂皮疹基本消退。

【诊疗心法要点】禤老经长期的医疗实践发现,痤疮患者除了有肺胃血热和肠胃积热的一面外,还有素体肾阴不足、相火过旺的一面。采用滋阴泻火、清肺凉血的中药治疗后可收到较好疗效。上方用女贞子、墨旱莲平补肝肾之阴,知母、黄柏泻相火,一补一泻,调整肾之阴阳平衡;连翘清肺解毒,散结消肿;生地黄、丹参凉血化瘀清热;甘草解毒清热并能调和诸药。诸药合用,滋阴清热泻火,药证合拍,故获良效。(江光明,范瑞强,池凤好2001年第2期《深圳中西医结合杂志》)

粉刺妙方

贺普仁验方2则

验方1:火针方

【取穴】阿是穴(皮损顶部)。

【操作方法】暴露面部皮损部位,选好进针点,常规消毒后,用细火针在酒精灯上烧红至发白之后,垂直快速点刺皮损顶部。若皮损为丘疹、黑头、脓疱,常点刺一下即可,稍加挤压,把皮渗上的熏头粉刺或脓疱分泌物、脓栓、脓血清除;若为结节坚硬者,则应在其中心和周围多处点刺,其深度以针类透过皮肤病变组织,刺入结节中部为宜,切忌挤压,以防炎症扩散;若为囊肿,刺破囊壁时则有落空感,

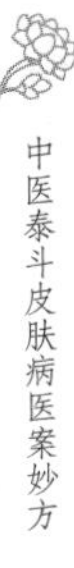

然后用棉签轻轻挺出囊内容物，沾干，聚维酮碘(碘附)消毒。施术后，可配合拔罐，使脓血尽出，碘附消毒。一般治疗后第2天开始结痂，且勿用手抓，让痂壳5天左右自行脱落，若痂壳脱落后皮损未消失则再次治疗。(李岩，周震，王遵来，等2009年第3期《上海针灸杂志》)

验方2:点刺方

【取穴】①主穴取耳尖、背部痣点；②肺经风热者取肺俞；③胃肠湿热者取胃俞、大肠俞；④脾失健运者取脾俞；⑤冲任不调者取膈俞。

【刺法】耳尖穴用速刺法。针刺前先将耳尖穴周围用手指向针刺处挤按，使血液聚集于针刺部位，消毒后以左手拇、食、中指夹紧针刺部位，快速刺入1分左右，迅速出针，挤出鲜血数滴，再用干棉球按压。背部痣点则用挑刺拔罐法，隔日1次。(《中国现代百名中医临床家丛书:贺普仁》)

路志正验方2则

验方1:清肺美颜汤

【药物组成】枇杷叶、桑白皮、黄芩、生石膏、连翘、防风、丹参、白茅根、芦根、赤芍、牡丹皮、紫草、素馨花、玫瑰花、夏枯草、蒺藜、藿香、佩兰、苦参、五爪龙、浮小麦、紫菀、杏仁。

【功效主治】清肺热，凉血，解毒，化湿调脾。

【方义】常用枇杷叶、桑白皮、黄芩、生石膏、连翘、防风清肺经郁热、解毒，丹参、白茅根、芦根、赤芍、牡丹皮、紫草活血凉血，素馨花、玫瑰花、夏枯草、蒺藜理气疏肝祛风，藿香、佩兰化湿，苦参清湿热，五爪龙、浮小麦益气收敛，紫菀、杏仁宣肺降气。现代药理研究表明，上述清热利湿药物能抗菌消炎，有很强的抑制皮脂腺分泌作用，并可降低毛细血管通透性，减少炎症渗出。

【附方】方名系杨建宇拟加。

验方2:路氏美颜茶饮

【药物组成】荷叶、赤小豆、绿豆衣、薏苡仁、金蝉花、玉蝴蝶、白茅根、芦根。

【功效主治】清热祛湿、凉血解毒。

【附方】方名系杨建宇拟加。(苏风哲,杨嘉萍2006年第2期《世界中西医结合杂志》)

王自立验方1则

验方:桑地饮

【药物组成】桑白皮15克,地骨皮10克,枇杷叶15克,杏仁10克,白芥子10克,香附10克,川芎10克,陈皮10克,炒麦芽15克,炙甘草10克。

【功效主治】开宣肺气,清肺泻热,行气活血。

【方义】桑白皮入肺、脾经,枇杷叶入肺、胃经,两药配伍可清肺胃之热,使得水气正常输布,充养皮毛。地骨皮、杏仁皆归于肺,共奏清热润肺之功。香附和川芎使气血调和,白芥子、陈皮两药皆性温、入肺经,温则宣滞行痰。(赵统秀,王煜,王自立2014年第3期《四川中医》)

王琦验方1则

验方:消痤汤

【药物组成】干芦根20克,冬瓜仁20克,薏苡仁30克,桃仁10克,枇杷叶15克(布包),桑白皮20克,牡丹皮10克,连翘15克,黄芩10克,白花蛇舌草15~30克,天花粉20克,马齿苋20~30克。

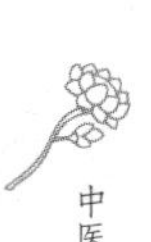

【功效主治】清热利湿，解毒祛瘀，化痰散结。

【方义】苇茎汤为基础方，加枇杷叶、桑白皮合苇茎（现用干芦根代）清热，牡丹皮合桃仁用以凉血祛瘀，连翘、黄芩、白花蛇舌草、马齿苋清热解毒，天花粉清热散结。且方中薏苡仁健脾祛湿，清肺热祛毒肿。（俞若熙，倪诚，王琦2012年第4期《中华中医药杂志》）

黧 黑 斑

黧黑斑，是一种皮肤色素沉着性皮肤病，以面部出现瘙痒、潮红继而发生黑色色素沉着为临床特征，尤以额及面颊部多见，常见于青年和中年妇女，相当于西医的黄褐斑。本病是一种有损美容的疾病，现代西医学迄今无治疗良药。首见于《太平圣惠方》，指出其病因："由脏腑有痰饮，或皮肤受风邪，致令气血不调。"明代陈实功最早命名为黧黑斑，"黧黑斑者，水亏不能制火，血弱不能华肉，以致火燥结成黑斑，色泽不枯"。近年来发现，粗劣化妆品的刺激及日光照射过度，可诱发本病。

黧黑斑医案

颜德馨验案2则

验案1

季某，女，30岁。1983年5月11日初诊。脸色苍白，面部褐斑累累。病起7年，神萎乏力，舌紫，脉弦细。血瘀气滞，用血府逐瘀汤活血行气，贯上彻下。

处方：当归9克，川芎9克，赤芍9克，生地黄9克，桔梗4.5克，红花9克，桃仁9克，柴胡4.5克，枳壳4.5克，甘草3克。14剂，每日1剂，水煎服。

二诊：头面褐斑欠退，因头面在上，皮毛为肺所主，故加桑叶、桑皮各9克宣肺达皮作使。

后患者于12月21日因其他疾病就诊，面部褐斑消失殆尽，面

色已泛净洁。患者云,眼前药后褐斑即退,愈已日久。

验案2

陈某,男,43岁。1983年11月30日初诊。面色灰暗不华,额颧等处褐黑成片,病已半年。头晕失眠,舌边紫、苔薄白,脉弦细。此瘀血阻于内,苍浊现于外,亟宜化瘀安神。

处方:生地黄9克,当归9克,赤芍9克,川芎9克,红花9克,桃仁9克,柴胡4.5克,桔梗45克,怀牛膝4.5克,枳壳5克,甘草3克,磁朱丸9克(包)。14剂,每日1剂,水煎服。

二诊时患者夜寐已安,面部褐斑退而未净,原方去磁朱丸加桑叶、桑皮各9克以宣肺。续服14剂而瘥。(章日初1984年第5期《黑龙江中医药》)

张学文验案1则

验案

叶某,女,36岁。1998年10月12日初诊。患者因人工流产后心情抑郁,面部开始出现黄褐斑,逐渐扩大,颜色加深,曾服用维生素E、太太口服液等药物治疗,效果不显。诊见:面色晦暗无华,色素沉着占面部面积约3/4,以下眼睑部为重,口唇淡暗,伴乏力、腰酸、心烦、口干、失眠,经期提前1周,量少有血块,舌淡暗、苔白腻,脉沉涩无力。辨证为肝肾阴虚,血虚血瘀。治宜滋阴补肾,养血活血。方用七宝美髯丹合二至丸加减。

处方:制何首乌30克,女贞子15克,墨旱莲15克,怀牛膝15克,桑寄生15克,生地黄15克,山楂15克,丹参15克,当归10克,枸杞子10克,川芎10克,桂枝6克,西洋参5克。7剂,每日1剂,水煎服。

服药1周,心烦、失眠好转,色斑从颧部开始变淡,原方加黄芪30克,再服2周,诸证均减,面部色斑全面消退。续服上方1个月,

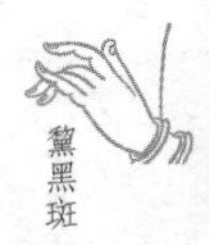

黄褐斑消退近90%，仅见下眼睑部残留淡紫色斑，嘱再服上方14剂巩固疗效。1年后随访，黄褐斑完全消退，未再复发。

【诊疗心法要点】张教授认为黄褐斑多见于育龄期妇女。该年龄段的妇女由于事业、家务繁忙，加之孕育亏耗，多见肝气郁结，肾阴亏虚。肝郁则气滞血瘀，肾阴不足则火燥血热，耗津伤血以致血虚血瘀。患者临床症见面色晦暗无华，眼周紫黑，是血脉瘀滞，肌肤失濡的表现。而黑色属肾，说明黄褐斑与肾虚密切相关。《外科正宗》对此有明确论述："黧黑斑者，水亏不能制火，血弱不能华肉，以致火燥结成斑黑。"《医宗金鉴》也说："忧思抑郁，血弱不华，火燥结滞而生于面上，妇女多有之。"故本病主要病理特点为肾水不足，血虚血瘀，目前众医家治疗黄褐斑多以活血化瘀为先导，结合辨证分型，分别投以疏肝解郁剂、健脾化痰剂、滋阴益肾剂，选方多用六味地黄汤、归脾汤和逍遥散。张教授认为黄褐斑病机虽然虚实夹杂，但以虚为主，治则强调补肾重于疏肝，养血重于活血，选方以七宝美髯丹合二至丸加减，药用制何首乌、怀牛膝、当归、菟丝子、枸杞子、熟地黄、山茱萸、墨旱莲、女贞子、桂枝、川芎、白芍等。方中以制何首乌为君，补益精血，《开宝本草》称其可"黑髭鬓，悦颜色"，与墨旱莲、女贞子相伍滋阴益肾，与当归、枸杞子同进，养血补肝；于大队补阴药中稍佐桂枝，有"阳生阴长"之义，又可调和营卫，温通血脉；川芎乃血中之气药，可活血化瘀，疏肝理气而上行头面；伍以怀牛膝补肾益肝兼引血下行，则补中有泄，滋而不腻，升降有度。（张晓刚 2002年第1期《新中医》）

颜正华验案1则

验案

赵某，女，32岁，中学教师。1992年4月9日初诊。2年前因出国未成，着急生气而致病。是时急躁郁怒，两胁胀痛连及脘腹，叹息则舒。半年前又见面色晦暗少泽，面颊有大片黄褐色云状斑块。曾

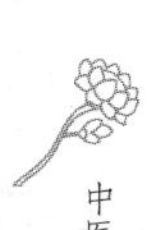

多方求治但乏效，特慕名请颜老诊治。初诊时除见上述症状外，又伴心慌，眠差，乏力，纳呆，大便不调，月经按期而行，量虽适中而色暗，舌尖红、苔薄黄，脉弦细。证属肝郁化火，克脾犯胃。治以疏肝解郁，健脾和胃，佐以清肝火为法。

处方：柴胡 10 克，当归 6 克，生白芍 10 克，生白术 10 克，茯苓 15 克，香附 10 克，紫苏梗 6 克，蒺藜 10 克，炒栀子 10 克，牡丹皮 6 克，郁金 10 克，橘叶 10 克。7 剂，每日 1 剂，水煎 2 次，合兑，分 2 次温服。忌食辛辣油腻，注意调畅情志。

二诊：胁痛，烦躁，心慌等症均减，余症同前。原方去橘叶，加佛手 6 克，紫苏梗减至 6 克。

处方：柴胡 10 克，当归 6 克，生白芍 10 克，生白术 10 克，茯苓 15 克，香附 10 克，紫苏梗 6 克，蒺藜 10 克，炒栀子 10 克，牡丹皮 6 克，郁金 110 克，佛手 6 克。7 剂，每日 1 剂，水煎服。

三诊：因故未能连续诊治，今又时有两胁及脘腹胀痛，大便不成形，每日 2 次，时而打嗝，心烦，头晕，乏力，月经量少，白带不多，舌尖红、苔薄黄，脉如前。以二诊方去佛手，加青皮、陈皮各 6 克，炒栀子减至 6 克，并加竹叶 10 克。

处方：柴胡 10 克，当归 6 克，生白芍 10 克，生白术 10 克，茯苓 15 克，香附 10 克，紫苏梗 6 克，蒺藜 10 克，炒栀子 6 克，牡丹皮 6 克，郁金 10 克，青皮 6 克，陈皮 6 克，竹叶 10 克。7 剂，每日 1 剂，水煎服。

四诊：两胁及脘腹胀痛除，纳食佳，面色渐转光泽，斑块开始消退。唯口干微苦，心中燥热，头晕梦多。二便正常，舌脉同前，证属阴血亏虚，肝阳偏亢。治宜养血敛阴，平肝安神。

处方：蒺藜 10 克，白菊花 10 克，生白芍 10 克，当归 6 克，生地黄 10 克，枸杞子 10 克，香附 10 克，郁金 10 克，青皮 5 克，陈皮 5 克，炒枳壳 5 克，茯苓 20 克，生牡蛎 30 克（打碎，先下）。7 剂，每日 1 剂，水煎服。

1 年后患者又来就诊，云服四诊方后效果甚佳，连服 20 余剂后，面色红白光泽，黄褐斑块及其余诸证均消失。近日因工作矛盾情绪

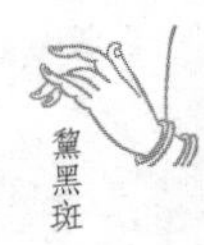

不佳,再加带毕业班劳累,上病又发。症见急躁,头晕,两胁胀痛,眠差,乏力,血压偏低,月经错后,量少,又临经期。舌尖红、苔薄白,脉弦细。证属血虚气亏,肝阳偏亢。治宜养血补气,平肝疏肝。

处方:熟地黄 12 克,当归 6 克,生白芍 6 克,川芎 5 克,枸杞子 10 克,党参 10 克,菊花 10 克,蒺藜 10 克,香附 10 克,月季花 10 克,丹参 10 克,茯苓 15 克,茺蔚子 10 克。每日 1 剂,水煎服。

以此方加减连进 30 余剂,诸证悉除,随访 2 年未再复发。

【诊疗心法要点】黄褐斑临证比较难治。前人认为多因脾虚复感风邪而发,而本案乃因情志不遂、长期忧思劳伤所致。初诊按临证所见,当属肝郁化火、克脾犯胃之证,故颜师主以疏肝解郁,健脾和胃,佐以清肝火为治,并配以调节饮食及情志。二诊三诊继之,连用 20 余剂而致面色渐转光泽,斑块色泽逐渐消退。四诊转为阴血不足,肝阳偏亢,颜师又随证变法,改以养血敛阴,平肝安神,方中生白芍、当归、生地黄、枸杞子养血敛阴,再合蒺藜、白菊花、生牡蛎、郁金、香附、青皮、陈皮等平肝疏肝,茯苓配生牡蛎宁心安神。诸药相伍,效专力宏,故连进 30 余剂,斑块消失。1 年后因故复发,颜师再以养血益气和平肝疏肝之品进剂,遂使病愈。(《颜正华临证验案精选》)

贺普仁验案 1 则

验案

王某,女,35 岁。主诉:双侧面部散发黄褐斑 20 余年。20 余年前,月经周期不准,时来时停,经量时多时少,当时学习较紧张,并未曾治疗,后发现面部有小块色斑,持续几年后消失,结婚生育后面部色斑又起,不规则,双侧颊部较多,双鼻旁互相融合,似蝴蝶样,斑呈黄褐色,或成咖啡色。现月经尚可,二便调。舌暗有瘀点、苔薄白,脉沉细。

取穴:背部痣点(肺俞、肝俞附近)。

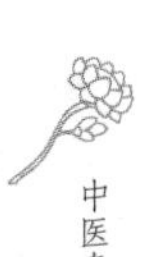

刺法：以蜂针刺痣点出血并拔罐。每周1次。

共治疗7次，面部色斑消失，肤色恢复正常。（《中国现代百名中医临床家丛书：贺普仁》）

薛伯寿验案1则

验案

某女，32岁。2007年10月26日来诊。患者因工作劳累，生活不规律，自觉疲劳，面色黄，面部出现黄褐斑，以颊部前额部较多，月经量少，行经3天，月经初来时色黑，舌质暗红有齿痕，脉沉细关弦。西医诊断：黄褐斑。证属气血不调，营卫不和。治宜益气和血，调和营卫。

处方：生黄芪15克，赤芍10克，防风8克，白芷10克，桂枝10克，白芍10克，生姜3片，大枣30克，炙甘草10克，炒酸枣仁15克，茯苓12克，当归12克，川芎8克，益母草10克，泽兰10克。水煎服。

服药4周，患者疲劳感消失，面部黄褐斑变浅，月经将至，易发脾气，大便每日2次，以逍遥散加减，调理善后。

【诊疗心法要点】黄褐斑中医称黧黑斑，《外科正宗》载："黧黑斑者，水亏不能制火，血弱不能华肉，以致火燥结成斑黑，色枯不泽。"又如《诸病源候论》所说："五脏六腑，十二经血，皆上于面。夫血之行，俱荣表里，人或痰饮渍脏，或腠理受风，致血气不和，或涩或浊，不能荣于皮肤，故变生黑皯。"可见该病多由气血不调，营卫不和所致，故薛教授以黄芪赤风汤益气和血。方中防风、白芷引药上行，直达面部，桂枝汤调和营卫，炒酸枣仁、茯苓养心安神，当归、川芎、益母草、泽兰活血化斑，故全方共奏益气活血、和营化斑之功。（李佳，韩仕锋2009年第6期《中华中医药杂志》）

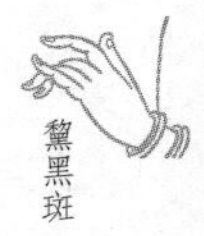

陈彤云验案5则

验案1

某女,39岁。2002年6月4日初诊。主诉:颜面起斑3年。现病史:患者平素性情急躁、易生气,3年前妊娠时始发面部褐斑,生育后有所减轻,但未全部消退。近1年明显加重,伴月经前双乳胀疼,月经色暗,血块多,睡眠不实,纳可,二便调。舌质暗有瘀斑、苔薄白,脉弦细。辨证:肝郁气滞血瘀。治则:疏肝解郁,活血化瘀。

处方:柴胡10克,当归10克,川芎10克,白芍20克,熟地黄10克,桃仁10克,牡丹皮10克,红花10克,栀子10克,泽兰10克,郁金10克,茯苓15克,僵蚕15克,荆芥10克,薄荷5克(后下)。21剂,水煎服,早晚饭后温服。

二诊:斑色变浅,范围同前,经前乳胀疼减轻,月经色暗。舌暗、苔白,脉弦。前方加益母草15克,继服3周。

三诊:褐斑范围明显缩小,症状改善,月经血块减少,舌脉同前。上方去荆芥,加丹参20克,服3周。

四诊:面部黄褐斑消退80%以上,皮肤光泽,余斑色淡隐约可见,无不适,临床好转。继用上方14剂巩固疗效。

【诊疗心法要点】该患者情急易怒,经前乳胀,月经后期,经血色暗、血块多,舌暗有瘀斑、苔白,脉弦细。证属肝郁化火、气滞血瘀。肝藏血、主疏泄、司血海,由于情抑郁,肝气郁结,使肝气失于条达,疏泄不畅;或肝郁化火,迫血妄行,致气血悖逆、运行滞涩,上结于面而生斑。陈老师根据肝为将军之官,以柔和为顺的特点,以养血活血为法,养血以柔肝,配合行气解郁,使肝疏泄条畅以利于调经活血。处方以丹栀逍遥散为基础,以柴胡、郁金、薄荷疏肝解郁;牡丹皮、栀子清热除烦;熟地黄、当归、白芍养血柔肝;桃仁、红花、泽兰、川芎活血化瘀,调经消斑。桃仁、红花乃活血化瘀要药;常配以川芎,川芎乃血中气药,善走头面,引药上行;泽兰、益母草活血调经,

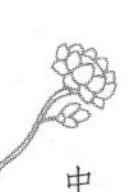

陈老师常用此治疗妇女血瘀气滞、行经不利。茯苓实脾，僵蚕本为祛风通络药。

验案2

某女，40岁。2002年6月4日初诊。主诉：颜面起斑2年。现病史：患者近7～8年，因失眠经常服用镇静药，近两年发现面部起斑，伴月经先期、量多、色暗有血块，纳食不香，困倦乏力，夜寐欠安，大便时溏泄。舌淡嫩有齿痕、苔黄，脉缓。辨证：脾虚失摄，气血瘀阻。治则：健脾益气，活血化瘀。

处方：黄芪15克，太子参10克，当归10克，赤芍10克，白芍15克，熟地黄10克，牡丹皮10克，栀子10克，茯苓15克，僵蚕15克，郁金10克，泽兰10克，椿皮10克，秦皮10克，白头翁10克，女贞子10克，山楂3克，焦麦芽3克，焦神曲3克，菟丝子10克。21剂，水煎服，早晚饭后温服。

二诊：药后褐斑颜色变淡，范围同前，睡眠稍好，疲乏减轻，月经量多但较前减少，纳食稍好转，舌淡、苔白，脉缓。前方减焦山楂、焦麦芽、焦神曲，加扁豆15克，继服3周。

三诊：全部斑色变浅，范围明显缩小，月经量有所减少，夜寐好转，舌脉同前。上方太子参加至15克，再服3周。

四诊：面部黄褐斑消退60%以上，皮肤润泽，无明显不适，临床好转。继用上方21剂巩固疗效。

【诊疗心法要点】本例患者困倦乏力、大便溏泄的症状突出，同时伴有纳呆、失眠，月经先期且血量多，舌淡嫩有齿痕，脉缓，一派脾气虚、统摄失职的证候；而血色暗伴有血块，说明因气虚统帅无力，血行滞涩而有瘀滞。陈老在治疗中，以健脾益气为主，黄芪、太子参、茯苓补中健脾、益气摄血；当归、泽兰养血活血；郁金行气解郁，使气血运行顺畅。患者困倦乏力而又夜寐不实，看似矛盾，实为脾气不足而困倦，气血不充、心神失养而夜寐不实。全方温中健脾，养血活血，使脾气健旺，生化有源，统摄有权，血循常道，气充血旺，循行顺畅，气血充盛，颜面荣润。

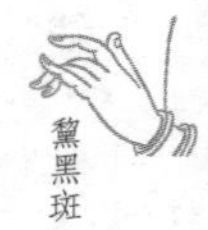

验案3

某女,38岁。2002年5月28日初诊。主诉:颜面起斑4~5年。现病史:患者近4~5年来,自觉精神疲惫,倦怠乏力,面色萎黄不华,伴褐斑逐年加重,嗜睡,大便不成形,月经量少,有血块。舌质淡嫩有齿痕、苔薄白,脉滑缓。辨证:脾虚不运,气血瘀滞。治则:健脾益气,养血活血。

处方:黄芪10克,党参10克,白术10克,茯苓15克,僵蚕10克,泽兰10克,红花10克,丹参20克,当归10克,川芎10克,白芍20克,熟地黄10克,白附子6克,细辛3克。21剂,水煎服,早晚饭后分温服。

二诊:面部褐斑颜色变淡,范围同前,精神状态稍好,嗜睡减轻,月经量少同前。舌淡、苔白,脉滑缓。前方加枸杞子15克、菟丝子15克,继服3周。

三诊:斑色浅,范围明显缩小,全身症状有所改善,月经量有所增加,大便成形,舌脉同前。上方黄芪、党参各加至15克,再服3周。

四诊:面部黄褐斑全部消退,皮肤有光泽,无不适,临床痊愈。继用上方21剂巩固疗效。

【诊疗心法要点】该患者神疲嗜睡、倦怠乏力、面色萎黄、大便溏软之症为脾气虚、脾不健运的典型症状;脾阳不振,不能温煦四末,故手足不温;脾虚失运,血失推动,加之阳气不足,阴寒内盛,血遇寒凝,致使血行艰涩,故月经量少而有血块;舌质淡嫩有齿痕、苔薄白、脉滑缓为脾虚失运之象。以黄芪、党参、白术、茯苓健脾益气,生化气血;熟地黄、白芍、当归、丹参滋阴补血,养血活血;用泽兰、红花、川芎活血祛瘀,通畅血络;辅以白附子、细辛、僵蚕温阳通络,宣郁散寒。全方温阳健脾、益气养血、化瘀通经,使脾阳得振,脾气健运,经脉温通,气血充盈,血行通畅。按《本草纲目》之意,丹参既能破宿血,又能补新血,调经脉,其功类四物,但较四物补血力弱,而活血力强。二诊患者精神好转,气虚得到缓解,而月经仍少,故加枸杞子、

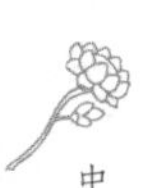

菟丝子补益肾精、温肾助阳,进一步加强气血的生化。陈老师认为五脏是人体生命活动的中心,但其中肾、脾二脏作为先天和后天之本,对保持人体健康和皮肤荣润尤其重要。脾主运化,是气血化生之源,尤其对面部气血起着决定性作用,故中医素有阳明胃脉荣于面的论述。肾精秉承于父母,又需要脾运化的水谷精微的不断化生和滋养;脾运化水谷精微又需要肾中阳气的温煦。所以脾与肾在生理、病理上相互影响、相互为用,治疗上注意健脾助运以促进气血生化,填补肾阳以温煦脾的运化。

验案4

某女,34岁。2003年4月15日初诊。主诉:颜面起斑5~6年。现病史:6年前,因工作紧张劳累,面部起褐色斑,逐渐加深、扩大。平素性情急躁,时感腰膝酸软,月经后期且量少,经前乳房胀痛,口干、喜饮,失眠多梦,大便干燥。舌红少苔有裂纹,脉沉细。有乳腺增生病史4年。辨证:肝肾阴虚,气血瘀滞。治则:滋补肝肾,养血活血。

处方:熟地黄10克,当归10克,川芎10克,白芍30克,桃仁10克,红花10克,泽兰15克,柴胡10克,益母草15克,山茱萸15克,枸杞子15克,山药10克,细辛3克,枳壳10克,郁李仁10克,女贞子15克,黄精10克,墨旱莲15克。

二诊:6月18日复诊,因"非典"2个月来未就诊,自诉在家坚持服用上方,面部色斑基本消退,皮肤有光泽,双颧部尚可见残留的绿豆大小数块浅黑色斑。月经后期3~5天,经量增加,但经期仍感乳房胀痛。睡眠转安,情绪稳定,大便正常。舌红少苔有裂纹,脉沉细。中药前方去枳壳,加阿胶10克,再进14剂,嘱患者服用后如继续见效,可照方再服用14剂。后患者与他人到皮肤科就诊时告知其病基本治愈。

【诊疗心法要点】该患者工作劳累紧张,夜不能寐,日久肾阴耗伤而腰膝酸软;肾水不足,不能上济心火,故失眠多梦;肾阴亏虚,精血不足,故月经后期且量少;肾水不足,水不涵木,阴虚肝旺,故性情

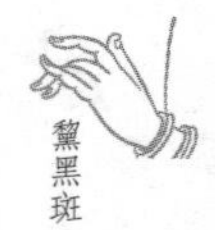

急躁、行经乳胀;口干、喜饮、便干、舌红少苔有裂纹、脉沉细等,均为一派阴虚内热之象。治疗上陈老师用熟地黄、山药、山茱萸,取六味地黄丸之意,加黄精平补肾、脾、肝三脏之阴;以女贞子、墨旱莲取二至丸之意滋肝肾、养阴血;枸杞子益肾填精;当归、川芎、白芍、桃仁、红花配熟地黄,取桃红四物之意养血活血、化瘀消斑。柴胡、枳壳理气解郁,益母草、泽兰活血通经,协同使用使气机条畅,冲任调和;元阴不足,阴液亏少,无以行舟,故以郁李仁润肠通下。全方以滋补肾之阴为主,兼以养血活血、化瘀消斑。二诊月经基本如期而至,唯血量偏少,故减理气的枳壳加补血的阿胶,以加强养血之力。

陈老师认为肾贮藏着秉承于父母的先天之精和水谷精微的后天之精,故肾阴又称元阴,是人体阴液的根本,是生长、发育和生殖的物质基础,肾的阴阳既要充盛,又要相对平衡、协调。如果肾阴亏损,使精不化血、精不化气,则精血、肾气都会不足,月经的异常就会随之而来;精血亏虚,头面失荣,或阴不制阳,虚火上炎,熏灼面部,血热滞结则发生黄褐斑。因此陈老师在治疗用药时,以滋阴补肾为主,辅以养血活血,达到精血充盛,阴平阳秘;冲任条畅,化瘀消斑的功效。同时又根据肾为水火之脏,肾之阴阳互根互生的理论,在滋补肾阴时又常常用菟丝子、杜仲等温补肾阳,以阳中求阴。但如果患者阴虚火旺的证候明显,则慎用之,否则常常加重虚火的上炎,致使颜面生疮长痘。

验案5

某女,36 岁。2002 年 5 月 20 日初诊。主诉:颜面褐斑 3 年。现病史:3 年前产后约 1 年开始面部起褐斑,逐渐增多,分布于双颊及太阳穴,颜色暗黑无泽。平素手足不温,月经期时感腰膝酸冷,月经量少色暗,畏寒纳呆,大便时溏,夜寐欠安。舌淡胖质暗、苔白,脉沉。有家族史。辨证:脾肾阳虚,气血瘀滞。治则:温肾健脾,活血化瘀。

处方:仙茅 6 克,淫羊藿 10 克,鹿角霜 15 克,枸杞子 10 克,杜仲 10 克,党参 10 克,菟丝子 15 克,黄芪 10 克,当归 10 克,川芎 10

克，白芍20克，熟地黄10克，泽兰10克，红花10克，茯苓15克，僵蚕15克。14剂，水煎服，每日1剂，早晚饭后温服。

二诊：诉服药14剂后，原方又服用14剂。颜面色斑颜色变浅，但面积无明显缩小。月经量增加，颜色转红，且经期腰膝酸冷消失。大便成形。舌淡质暗、苔白，脉沉。前方加丹参20克，嘱患者再服14剂。

三诊（5月18日）：颜面色斑呈浅褐色，面积缩小50%以上，边界模糊不清。畏寒纳呆消失。舌淡红、苔白，脉沉。嘱继服前方月余巩固疗效。

【诊疗心法要点】患者平素手足不温，形寒畏冷，腰膝酸冷，纳呆便溏，舌淡胖质暗、苔白，脉沉，为脾肾阳虚之象。治疗以仙茅、淫羊藿合菟丝子、杜仲、鹿角霜温脾肾助阳；黄芪、党参、茯苓健脾益气，助脾之运化；熟地黄、枸杞子益肾填精，当归、川芎、白芍、红花、泽兰养血活血，祛瘀生新；僵蚕清热祛风通络，善搜络邪而走头面，以散虚火上炎而致血热滞结，全方温肾健脾，使脾得肾阳温煦，肾得水谷之精充养，同时益精养血，祛瘀生新。经过治疗，二诊时患者形寒肢冷消失，月经量增加，大便成形，脾肾阳虚初步缓解，气血渐旺，在此基础上再加丹参加强养血活血之力，终使色斑消退。肾藏精，主精气之生发，肾中之阳乃一身阳气之根本。黑色内应于肾，肾阳不足，命门火衰，不能鼓动精血周流上承，面颊不得精血荣养，血滞为瘀而生黑斑，外显肾脏本色。陈老师认为本病其本在肾亏阳虚，其标在气郁血瘀，因此治疗上采取补益元阳，和血养营之法，令阳气渐壮，生发鼓动有力，阳生阴长，精血充沛，血脉流畅，颊面皮肤得养，色斑逐渐消退。（陈勇，曲剑华2006年第4期《北京中医》）

王琦验案3则

验案1

朱某，女，43岁，北京人。2011年1月19日初诊：主诉：面部黑

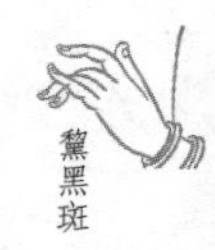

斑数年。现病史:患者于10年前面部出现黄色斑点,后逐渐成片出现,斑色黑暗,经治疗有所好转,但一直未得控制,常反复出现,月经周期30天,经期3~4天,色暗,有血块,量可,经期腰部酸困,手脚冰凉,平素常有盗汗,头晕,心悸,眠差,易醒,醒后难寐,纳可,食后胃胀,膈气,偶有泛酸。大便2日1行,便干,舌紫、苔薄黄,脉细滑。

处方:当归10克,川芎10克,白芍10克,熟地黄10克,女贞子20克,沙苑子15克,香白芷10克,菟丝子20克,藏红花1克(包煎),泽兰叶15克。30剂,水煎服。

二诊(2011年2月23日):夜寐改善,暗斑微减,下颌部起脓状小疖,便干,脉弦细。

处方:当归10克,川芎10克,白芍10克,熟地黄15克,女贞子15克,沙苑子15克,菟丝子20克,香白芷10克,泽兰叶15克,芦根15克,薏苡仁10克,冬瓜子15克,桃仁10克,藏红花1克(另包煎),决明子30克,玫瑰花10克。30剂,水煎服。

三诊(2011年4月6日):夜寐可入睡6小时(原2~3小时),两颧部暗斑已消大半,隐约可见下颌部起小疖,大便干同前。脉细滑。

处方:当归10克,川芎10克,白芍30克,熟地黄15克,甘草10克,女贞子20克,沙苑子15克,菟丝子20克,香白芷10克,玫瑰花10克,泽兰叶15克,藏红花1克,芦根20克,桃仁10克,薏苡仁20克,冬瓜子20克,白花蛇舌草30克。30剂,水煎服。

【诊疗心法要点】该病案属于血瘀体质兼有湿热。患者黑斑数年,且经色暗,有血块,经期腰部酸困,手脚冰凉,舌紫,可知患者为血瘀体质。由于患者肝郁气滞之像不明显,所以去掉了玫瑰化斑汤中柴胡、桔梗、枳壳等行气解郁之药,着重于活血化瘀。该患者由于后期下颌部起小疖,兼有湿热,则用千金苇经汤来清泻肺热,健脾祛湿。

验案2

杨某,女,35岁。2011年6月29日初诊。主诉:面部色斑4~5

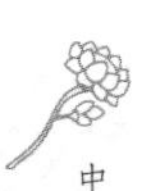

年。现病史:患者诉怀孕后面部出现黄褐斑,生育后色斑加重,平素易浑身乏力,眠差,睡时易醒,经期6~7天/月经周期25~30天,量少,色红,有血块,乳房胀痛,平素纳可,食后胃中隐痛,舌暗、苔厚腻,脉沉细,大便3~4日1行,便干。既往史:浅表性胃炎,乳腺增生。诊断:黄褐斑。治法:疏肝解郁,活血补肾,化瘀消斑。

处方:玫瑰花10克,香白芷10克,泽兰叶10克,丹参12克,菟丝子20克,薏苡仁20克,淫羊藿15克,麦芽60克。30剂,水煎服。

二诊(2011年8月10日):面斑渐退。上方加紫草10克、藏红花1克(另包),30剂。

三诊(2011年9月21日):月经40多天未至,黄褐斑渐退。苔黄腻,脉弦滑。

处方:当归10克,川芎10克,干地黄10克,赤芍10克,王不留行20克,通草10克,桃仁10克,红花15克,玫瑰花10克,香白芷10克,菟丝子20克,泽兰叶10克,紫草10克。30剂,水煎服。

四诊(2012年1月5日):面部斑明显改善,面部皮肤转亮,便秘已除。

处方:柴胡12克,枳壳10克,桔梗10克,川牛膝10克,当归10克,川芎10克,赤芍10克,干地黄20克,桃仁10克,红花6克,白芷10克,菟丝子30克,女贞子30克,玫瑰花10克,生麦芽30克,鸡血藤20克。30剂,水煎服。

【诊疗心法要点】此案属于血瘀质兼冲任失调。《圣济总录·卷第八十九·虚劳腰痛》曰:“女子子脏久冷。头鬓疏薄,面生皯黯”。所以女子胞宫寒冷及月经失调,血行不畅,可造成面部色斑。由于“冲为血海,任主胞胎”,该患者怀孕后出现了黄褐斑,产后又加重,还伴有月经不调,此属于冲任失调引起的黄褐斑。王琦教授除了用玫瑰化斑汤疏肝理气、活血化瘀,同时还用了麦芽、淫羊藿、女贞子、四物汤等药物调理冲任,以使气血调畅,冲任调和,则暗斑可退。

验案3

冯某,女,41岁。2010年11月10日初诊。主诉:黄褐斑8年。现病史:患者患乳腺增生后引发黄褐斑,两眼角周围太阳穴处明显。失眠多梦,便秘,遇冷热刺激面部发红。17岁初潮,经期5~6天,月经周期为25~28天,规律,痛经,夹血块,量正常色深。子宫肌瘤2年。舌质暗、苔薄黄,脉弦。诊断:黄褐斑。治法:疏肝解郁,化瘀消斑。

处方:柴胡12克,枳壳10克,桔梗10克,川牛膝10克,桃仁10克,红花6克,当归10克,赤芍10克,干地黄15克,川芎10克,香白芷15克,菟丝子30克,泽兰叶15克。30剂,水煎服。

二诊(2010年12月8日):面部黄褐斑减少1/2,多梦减轻,大便顺畅。舌质暗、苔薄黄,脉弦。

处方:上方加沙苑子30克、昆布30克、玫瑰花10克、珍珠粉0.3克(冲),去泽兰叶。30剂,水煎服。

三诊(2011年1月3日):患者服用后,面上斑块减少3/4,颜色转淡,面色有光泽,大便畅通,睡眠转实,精力充沛。舌质暗、苔薄黄,脉弦。

处方:柴胡12克,枳壳10克,桔梗10克,川牛膝10克,桃仁10克,红花6克,当归10克,赤芍10克,干地黄15克,川芎10克,香白芷15克,菟丝子30克,泽兰叶15克,玫瑰花10克。30剂,水煎服。

【诊疗心法要点】本案属于血瘀质兼气郁证。患者患有乳腺增生、子宫肌瘤,又月经痛经,夹有血块,经色深,易形成癥瘕之块,乃血瘀体质的特征。患者失眠多梦,又有乳腺增生,脉弦乃肝气不舒之证。因此用血府逐瘀汤理气活血化瘀,加上菟丝子、泽兰叶、香白芷,补肾、活血利水,增强祛斑之效。此方调治2个月后,瘀血得化,患者暗斑明显减少,同时睡眠、大便也相应改善。(俞若熙,张惠敏,郑燕飞,等2013年第9期《辽宁中医杂志》)

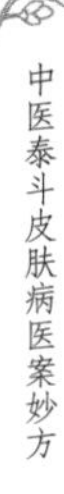

袁今奇验案1则

验案

李某,女,32岁,已婚。1982年怀孕6个月后,先在两颧部出现灰褐色色素沉着,继之累及前额和面颊,颜色逐渐加深而呈黧黑,直至分娩,色斑非但不退,且波反双上肢。近两年来相继发生心烦易怒,月经不调,经前双乳房胀痛,腰膝酸痛,性功减退等症。1986年3月18日接受针刺治疗,隔日1次,15次为1疗程。1疗程结束后,休息1周,继续治疗。针刺期间配服六味地黄丸。2疗程后色斑开始转淡,诸证有所减轻。继续治疗至11疗程,皮肤色素沉着明显消退,皮色接近常人,伴随症状消失,性功能明显改善。疗效评定为临床治愈,嘱患者长年不断服六味地黄丸。随访2年,未复发。

取穴:耳穴取内分泌、交感、皮质下、肝、脾、肾;颈部配太阳、丝竹空;前额区配上星、阳白;面颊区配颊车、颧髎,鼻梁配印堂、迎香;上唇配地仓、人中;颈部配大椎;上肢配曲池;下肢配三阴交;腹部配足三里;背部配委中。

针刺方法:取5分毫针刺入耳穴,以不透过软骨为宜。然后再按色素沉着的部位,分别取上述配穴针刺,手法以平补平泻法。耳针和体针每次取穴均取双侧,留针30分钟,其间行针3次,隔日针刺1次,15次为1疗程。针刺耳穴要重视针刺前后的消毒,以防感染。配合口服六味地黄丸,9克重蜜丸,每次服1丸,每日2次。如系浓缩丸,1日3次服,每次服8~10粒。

【诊疗心法要点】本病国内临床报道不多,发病机制尚不明了。中医认为本病与肾亏、肾脏本色外露有关,或由饮食不调,肝郁血虚不能滋养肌肤所致。本组取穴原则是在脏腑辨证的基础上,结合现代医学内分泌理论,取耳穴内分泌、交感、皮质下、肝、脾、肾为主穴,结合相应部位的体针,加内服六味地黄丸,期在补肾和调节肝脾功能,有助于内分泌功能紊乱的调整,从而发挥肤色复常的治疗作用。

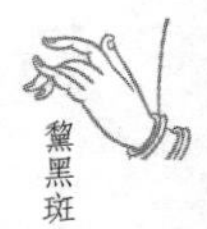

禤国维验案1则

验案

王某,女,35岁。2000年11月15日初诊。病史:近1年颜面开始出现棕褐色斑,皮肤粗糙,伴见腰膝疲软,头昏耳鸣,夜寐不安。体查:前额、面颊、颈背部可见境界清楚的棕褐色斑,皮肤粗糙。舌淡红、少苔,脉细。西医诊断:皮肤黑变病;中医诊断:黧黑斑。证属阴虚瘀阻。治以滋补肾阴祛瘀为法。

处方:熟地黄、生地黄、白芍、墨旱莲、女贞子、菟丝子、麦冬各12克,山茱萸、牡丹皮各10克,山药20克,炙甘草5克。另用祛斑露外搽。

二诊:治疗1个月后,色素斑颜色变淡,皮肤变光滑,诸证皆除。继服上药,隔天1剂。1年后随访,颜面、颈背皮肤复常。

【诊疗心法要点】皮肤黑变病是一种以皮肤弥漫性色素沉着为特点的皮肤病,属中医学黧黑斑范畴。禤教授认为本病多因肾阴不足,水衰火旺,肾水不能上承,或因肝郁气弱,郁久化热,灼伤阴血而发病。治疗以六味地黄丸加减滋养肾水;去茯苓、泽泻利水渗湿之品以防伤阴;加女贞子、墨旱莲、菟丝子以增补肾益阴之力;阴虚则内热,故加生地黄、麦冬、白芍养阴清热双管齐下;炙甘草调和诸药,兼以益气。黑乃肾之本色,治疗要抓住肾色上浮的病机,滋补肾阴,肾水得滋,虚火得降,肝、脾、肾得调,色斑乃消。(陈修漾,陈达灿2002年第9期《新中医》)

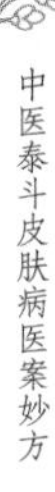

黧黑斑妙方

路志正验方1则

验方:宣肺养颜汤

【药物组成】西洋参、五爪龙、桑白皮、枇杷叶、川贝母、杏仁、紫菀、防风、羌活、白芷、茯苓、青皮、川芎、赤芍、白芍、素馨花、玫瑰花、僵蚕、珍珠母、地骨皮、郁金。

【功效主治】宣肺调气,养血活血祛湿。

【方义】常用西洋参、五爪龙补肺益气,桑白皮、枇杷叶、川贝母、杏仁、紫菀、防风、羌活、白芷宣肺肃肺、疏风祛湿,茯苓通利水湿,青皮、川芎、赤芍、白芍、素馨花、玫瑰花养血柔肝、调和气血,僵蚕、珍珠母、地骨皮、郁金疏风清肝。该病日久,可致血脉瘀滞,面部血瘀则皮肤色暗或出现印斑,可合逍遥散、桃红四物汤加减。

【附注】方名系杨建宇拟加。(苏凤哲,杨嘉萍2006年第2期《世界中西医结合杂志》)

王琦验方1则

验方:玫瑰祛斑汤

【药物组成】玫瑰花15克,柴胡12克,枳壳10克,桔梗10克,川牛膝10克,桃仁10克,红花6克,当归10克,赤芍10克,干地黄15克,川芎15克,香白芷15克,菟丝子30克,泽兰叶15克。

【功效主治】活血化瘀,疏肝解郁,养血祛斑。

【方义】本方由血府逐瘀汤加玫瑰花、香白芷、菟丝子、泽兰叶而

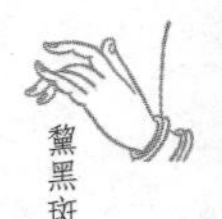

成,主治血瘀质患者面部黄褐斑。血府逐瘀汤由四逆散、桃红四物汤,加桔梗、川牛膝而成,该方既能舒达肝气,又能活血养血,调畅气血。另加玫瑰花消除色素沉着,能疏肝解郁、活血化瘀,为祛斑的主药。香白芷为治疗头面部疾病的要药,同时又有美白作用。菟丝子除具有补肝肾、益精髓、明目功效外,尚有宣通百脉、柔润肌肤消斑之功用。桃仁、红花乃活血化瘀要药,常配以川芎,川芎乃血中气药,善走头面,引药上行。泽兰叶活血调经。红花具有通经活络、调和气血、散瘀开结、安神开窍之功效。所以诸药共奏疏肝解郁、活血化瘀、养血祛斑之效。(俞若熙,张惠敏,郑燕飞,等 2013 年第 9 期《辽宁中医杂志》)

湿　疮

湿疮是一种过敏性炎症性皮肤病,相当于西医的湿疹。其特点是:皮损对称分布,多形损害,剧烈瘙痒,有渗出倾向,反复发作,易成慢性等。根据病程可分为急性、亚急性、慢性三大类。急性湿疮以丘疱疹为主,炎症明显,易渗出;慢性湿疮以苔藓样变为主,易反复发作。本病男女老幼皆可发病,但以先天禀赋不耐者为多,无明显季节性,但冬季常复发。根据皮损形态不同,名称各异,如浸淫全身,滋水较多者,称为"浸淫疮";以丘疹为主者,称为"血风疮"或"粟疮"。根据发病部位的不同,其名称也不同,如发于耳部者,称为"旋耳疮";发于手足部者,称为"涡疮";发于阴囊者,称为"肾囊风";发于脐部者,称为"脐疮";发于肘、膝弯曲部者,称为"四弯风";发于乳头者,称为"乳头风"。

湿疮医案

李辅仁验案2则

验案1

张某,男,72岁。1992年4月10日初诊。主诉:双足内侧起红斑、丘疹及水疱,流水瘙痒3天。现病史:3天前患者双足内侧突然出现红斑、丘疹,瘙痒,皮疹渐增大,出现水疱,流黄水。现症双足散在丘疹、水疱,有流水,纳呆,口渴心烦,大便干,小便黄,舌红、苔薄白,脉滑数。检查:双足内侧可见散在大小不等的红色丘疹,杂有水疱,部分皮损融合成片,表面有渗出,结痂。西医诊断:急性湿渗;中医辨证：血燥湿毒，湿热内蕴，热盛型。治宜清热凉血，佐以健脾利湿。

处方：黄芩10克，黄柏10克，茯苓皮10克，牡丹皮10克，生地黄10克，紫草10克，泽泻10克，苍术10克，白术10克，薏苡仁30克，连翘10克。5剂，每日1剂，水煎服。

服5剂后复诊，大量已愈合，水疱、糜烂面消失，散在淡红色红疹，瘙痒，纳呆，小便黄，舌淡红、苔白，脉滑，立法为清热健脾利湿，前方去黄柏、生地黄，加茯苓15克、陈皮10克、浮萍10克。

处方：黄芩10克，茯苓皮10克，茯苓15克，牡丹皮10克，紫草10克，泽泻10克，苍术10克，陈皮10克，白术10克，薏苡仁30克，连翘10克，浮萍10克。5剂，每日1剂，水煎服。

继服5剂后，痊愈。

验案2

周某，男，67岁。1993年2月22日初诊。主诉：四肢起丘疹，流水瘙痒3年，加重5日。现病史：3年前四肢皮肤起红色丘疹，瘙痒，抓后流水，结痂，渐加重。经中医多方治疗，好转，常反复发作。近5日来皮疹急性发作，融合成片，糜烂流水，瘙痒。纳少，全身乏力，二便调，舌淡、苔白腻，脉沉缓。检查：四肢伸侧散在钱币大小的浸润性皮损，边界清楚，轻度糜烂，微有渗出，偶见少量鳞屑。西医诊断：慢性湿疹急性发作。中医辨证：脾虚湿盛，复感风邪，风湿相搏发为湿疹，湿盛型。立法：健脾利湿，散风清热。

处方：苍术10克，白术10克，泽泻10克，茯苓15克，浮萍10克，薏苡仁20克，黄柏10克，陈皮10克，连翘10克，苦参10克，白鲜皮20克。7剂，每日1剂，水煎服。

7剂后复诊，糜烂渗出消失，仍散在色素沉着，少量鳞屑，瘙痒，夜间为甚，上方去泽泻、苦参，加当归、赤芍、白芍各10克。

处方：苍术10克，白术10克，茯苓15克，赤芍10克，白芍10克，浮萍10克，薏苡仁20克，黄柏10克，陈皮10克，连翘10克，白鲜皮20克。10剂，每日1剂，水煎服。

继服10剂后瘙痒鳞屑均消失，基本痊愈。（殷曼丽1994年第4期《中医教育》）

薛伯寿验案1则

验案

汪某，女，34岁。2003年8月3日初诊。主诉：手部湿疹瘙痒多年，反复发作，迁延难愈。现症见：手部散在红斑、丘疹，脱屑，瘙痒难忍，手局部胀感，纳眠可，二便调，月经正常，舌质暗红、苔薄黄，脉滑数。西医诊断：湿疹。中医辨证：风湿热邪，泛于肌腠。治法：清热除湿，祛风止痒。

处方：白术12克，薏苡仁12克，土茯苓15克，白鲜皮15克，连翘10克，蝉蜕4克，防风8克，黄连5克，木瓜8克，天麻10克，益母草10克，黄柏10克，砂仁4克，蛇床子8克，泽泻15克，当归12克，川芎8克，蒺藜8克，生甘草8克，金银花15克，玄参12克，蛇蜕4克，露蜂房5克。7剂，水煎服，每日1剂，早晚分服。

服药7剂后，症状明显好转，原方继服7剂，症状基本消失。

【诊疗心法要点】该患者所患湿疹，缠绵难愈，证属湿热浸淫，泛于肌肤。薛师治以健脾除湿，祛风止痒，投以四妙散、四妙勇安汤加减，药症相符，故收佳效。（金宏谟2013年第2期《长春中医药大学学报》）

裴正学验案1则

验案

杨某，女，40岁。因淋雨全身出红疹，瘙痒，部分丘疹渗液流水，肿胀灼热，伴有恶寒，发热，咽痛口干，四肢酸困乏力，舌红、苔白稍腻，脉浮滑数。诊断：湿疹。中医辨证：外感风寒，湿热内蕴。治

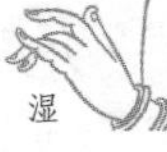

则：解表散寒，除湿解毒，祛风止痒。方拟麻黄桂枝汤、苓泽合剂、四妙散加味。

处方：麻黄10克，桂枝10克，杏仁10克，生石膏30克，生甘草6克，川芎6克，白芷6克，细辛3克，羌活10克，独活10克，防风10克，白术10克，生姜6克，大枣4枚，茯苓10克，泽泻10克，苍术10克，薏苡仁30克，乌梢蛇6克，蝉蜕6克，白鲜皮15克，地肤子10克。

服7剂后，患者红疹减少，瘙痒减轻，皮肤渗水好转。上方加党参15克、白术10克，继服20余剂后治愈。

【诊疗心法要点】湿疹因饮食不节，冒雨淋水，或因素体脾胃虚弱，脾失健运，湿热内蕴，湿困脾胃，复感风湿热邪充于腠理，浸淫肌肤，而发病。湿疹源于湿而发于风，湿者脾胃之所主也。方中麻黄、桂枝开腠理而除风；茯苓、泽泻、苍术、薏苡仁、党参、白术健脾而除湿；乌梢蛇、白鲜皮、地肤子加强除风之力以止痒。（展文国2011年第9期《西部中医药》）

田从豁验案1则

验案

张某，女，64岁。有湿疹病史4天。患者4天前无明显诱因突发全身红色丘疹，连成片，无明显界限，以双上肢部位明显，白昼黑夜均痒，4日来，双上肢症状逐渐加重，躯干部及双下肢症状略减轻。刻下症：全身泛发多处红色丘疹，连成片，界限不清，双上肢色暗红，肿胀，瘙痒，纳食可，眠差，二便调，舌质红、苔薄白腻，脉弦。查：全身多处暗红色丘疹，双上肢及腹股沟处连成片，双上肢肿胀，红疹处满布抓痕，无渗液，无脱屑，触之皮温正常，压之不痛。辨证为湿热内蕴，复感外风，治以祛风除湿，兼以清热活血为法。

处方：荆芥10克，防风10克，当归10克，生地黄10克，苦参10克，苍术10克，蝉蜕6克，胡麻仁10克，牛膝10克，知母10克，生石

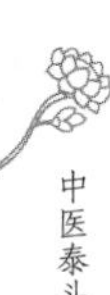

膏30克，甘草10克，地肤子10克，地龙10克，白鲜皮10克，蒺藜10克，板蓝根10克，金银花10克，蜈蚣2条，乌梢蛇6克。7剂，水煎服，每日1剂，早晚各服1次。

针灸处方：毫针刺肩髃、曲池、外关、合谷、水分、肓俞、阴交、中脘、髀关、风市、阴陵泉、阳陵泉、三阴交，以1.5寸毫针直刺曲池、外关、水分、阴陵泉、阳陵泉、风市穴，用提插捻转泻法，肓俞、阴交、中脘使用提插捻转补法，余穴平补平泻，共留针30分钟。当日针后患者即感身舒适，瘙痒减轻。

1周后患者复诊，诉服药7剂后，双上肢及全身已无瘙痒，纳食可，眠稍好。见患者双上肢肿胀消，红疹退去，而见白色蜕皮无数。舌质淡红、苔薄白腻，脉沉。继以上法巩固治疗。1周后未见患者复诊，电话随访，诉病去若失。

【诊疗心法要点】田老师认为湿疹病人临床上多见慢性病者，"久病及肾"慢性病多责之于肾，损伤肾阳，寒湿内生，水湿内停；脾主湿，脾气不足，湿邪内生。临床上治疗湿疹时常兼顾补益脾肾，其常采用艾盒灸胃脘部和小腹部，温补脾肾，祛寒利湿。胃脘部乃脾胃所居，其中任脉上之中脘、下脘、上脘穴具有调理脾胃之功，胃经、脾经亦行于腹部，故灸之能健脾利湿、和胃去积。气海在《铜人腧穴针灸图经》中谓："针入八分，得气即泻，泻后宜补之，可灸百壮……治脏气虚惫，真气不足，一切气疾久不瘥，悉皆灸之。"关元乃小肠募穴，任脉、足三阴经交会穴，位于下腹部脐周，乃三焦元气所发处，联系命门真阳，为阴中之阳穴，主治虚劳羸瘦，具有培补元气的作用，艾灸此穴可补摄下焦元气，扶助机体元阴元阳。因此艾盒灸小腹部兼顾此两穴，大有补益之功，先后天同补。田老师在具体操作时，先用1.5寸毫针直刺，采用提插捻转补法，再以艾盒灸小腹部，针灸并用，加强疗效。（陈艳2009年《名老中医田从豁教授针药并用治疗湿疹病临床经验总结》）

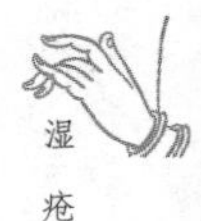

王琦验案1则

验案

某女,44 岁。全身泛发性湿疹半年。半年前,患者因被蚊虫叮咬后双上肢及双下肢小腿分别出现密集红疹,瘙痒甚,后出现渗液严重。于当地医院诊断为急性湿疹。予以抗过敏药及糖皮质激素类药膏治疗(具体不详),无显效。之后红疹逐渐遍布全身,部分皮疹出现脓疱,因剧烈瘙痒反复搔抓,皮损部位逐渐出现糜烂,渗液结痂。患者平素体健,本人及家族中无类似病史。就诊时诊疗情况:患者自述因疾病困扰有轻微抑郁,不喜见人。平素纳可,睡眠可,大便偶干结不畅,舌淡、苔白腻,脉弦数。皮肤科情况:患者双上肢桡侧、腹部双侧可见多个对称性圆形黄褐色皮损,界清,上覆灰白色硬痂,无破损,皮损周围有细白色鳞屑。双下肢弥漫性散在钱币状斑片,皮损干结,界清,周围有细白色鳞屑,中医诊断:特禀质,湿毒疮。给予中药复方水煎剂内服(每日 1 剂,早晚饭后服用),服药期间停用西药及其他辅助治疗。

处方:土茯苓 20 克,紫草 10 克,乌梅 15 克,蝉蜕 10 克,苦参 15 克,草河车 30 克,青黛 10 克,山豆根 6 克,薏苡仁 20 克,白花蛇舌草 30 克,白茅根 60 克。

连续服用上方 42 剂治疗后,皮疹无新发,全身皮损结痂脱屑明显脱落,偶有皮肤瘙痒,患者并未使用西药等其他辅助治疗,皮肤角化增厚逐渐恢复。原皮损处可见褐色色素沉着,皮肤逐渐恢复光滑。

二诊在前方基础上加牡丹皮 10 克、徐长卿 20 克、蒺藜 15 克、冬瓜皮 30 克,21 剂,予以巩固疗效。随访 1 年无复发。目前仍在随访中。

【诊疗心法要点】慢性泛发性湿疹常因急性或亚急性湿疹治疗失当或治疗失时而长期不愈,或因情志改变及饮食不当反复发作转

变而成。泛发性湿疹的治疗颇为棘手，特别是急性、亚急性患者，临床常以糖皮质激素外用治疗，皮损好转显效，但其用时用量难以控制，最终反复发作而致皮损加重，前功尽弃。本例患者正是由急性湿疹失治后延误病情所致。王琦教授认为，临床湿疹患者多属特禀质及湿热质范畴，以特禀质者常见。无论婴幼儿湿疹或者成人急慢性湿疹，问其病因病史，多有家族遗传或接触致敏原，或外邪侵袭诱发过敏所致。在防治过敏疾病的措施上西医临床多采取躲避过敏原，脱离过敏环境的被动防御措施。（郑璐玉，张惠敏，王琦 2012 年第 6 期《天津中医药》）

湿疹妙方

路志正验方 2 则

验方 1：祛风除湿汤

【药物组成】西洋参、南沙参、黄芪、桑叶、浙贝母、杏仁、蝉蜕、防风、薄荷、赤芍、牡丹皮、当归、苦参、炒苍术、地肤子、炒薏苡仁、白鲜皮、萆薢、黄芩、黄柏、栀子。

【功效主治】宣肺祛风除湿。

【方义】西洋参、南沙参、黄芪益肺阴，以桑叶、浙贝母、杏仁、蝉蜕、防风、薄荷宣肺祛风，赤芍、牡丹皮、当归凉血熄风，苦参、炒苍术、地肤子、炒薏苡仁、白鲜皮、萆薢、黄芩、黄柏、栀子清热利湿。

【加减应用】若属血虚风燥，邪热郁于肺者，宜补肺养血，润燥祛风。

【附注】方名系杨建宇拟加。

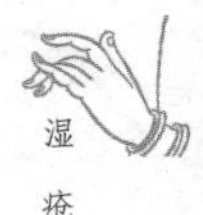

验方2:祛风除湿外洗方

【药物组成】苦参、蛇床子、地肤子、黄柏、白矾等。

【功效主治】祛风除湿,消炎止痒,用于皮疹外洗。

【附法】方名系杨建宇拟加。(苏凤哲,杨嘉萍2006年第2期《世界中西医结合杂志》)

李辅仁验方1则

验方:李氏湿疹经验方

【药物组成】苍术10克,炒白术10克,黄芩10克,薏苡仁20克,牡丹皮10克,茯苓皮10克,紫草10克,泽泻10克,连翘10克,浮萍10克,生地黄10克。

【适应性】此方可用于各类湿疹,亦适合各年龄组。

【加减应用】根据临床证候,随证加减:①健脾用云茯苓、陈皮;②清热用黄柏、金银花;③凉血用赤芍,解毒止痒用白鲜皮、地肤子等。

【附注】方名系杨建宇拟加。(殷曼丽1994年第4期《中医教育》)

朱良春验方3则

验方1:朱氏湿疹验方

【药物组成】苦参、白鲜皮、徐长卿、紫草、牡丹皮、蝉蜕、黄柏、赤芍、土茯苓、甘草。

【功效主治】急性、亚急性湿疹。

【加减应用】①痒者加夜交藤;②渗出物多,甚至黄水淋漓者,加苍白术、薏苡仁;③脾运不健者,加山楂、枳壳、槟榔;④食鱼虾海鲜而发作者,加紫苏叶、芦根;⑤无渗出物干燥者加生地黄。

【附注】方名系杨建宇拟加。

验方2:朱氏湿疹外洗方

【药物组成】苦参、白鲜皮、马齿苋、蛇床子、荆芥、防风、徐长卿等。

【功效主治】急性、亚急性湿疹。

【用法】苦参单味外用,渗出物多者,可以干粉撒布,或配伍白鲜皮、马齿苋、徐长卿、蛇床子、荆芥、防风等水煎外洗,或将煎出液冷却后以棉纱布浸药液外敷患处,待干即换。

【附注】方名系杨建宇拟加。

验方3:朱氏婴儿湿疹方

【药物组成】徐长卿12克,生地黄12克,赤芍9克,紫草5克,炒枳壳5克,白鲜皮10克,焦山楂10克。随证加减,收效较著。

【适用】婴儿湿渗。

【附注】方名系杨建宇拟加。(汪晓筠,杨翠娟2000年第10期《青海医药杂志》)

狐 惑 病

狐惑病是一种与肝脾肾湿热内蕴有关的口、眼、肛(或外阴)溃烂,并有神志反应的综合征,相当于现代医学的白塞病。狐惑病出自《金匮要略·百合狐惑阴阳毒病脉证治第三》:“狐惑之为病,状如伤寒,默默欲眠,目不得闭,卧起不安,蚀于喉为惑,蚀于阴为狐,恶闻食臭,其面目乍赤、乍黑、乍白。蚀于上部则声喝。甘草泻心汤主之。”《医宗金鉴》认为:“狐惑,牙疳、下疳等创之古名也,近时唯以疳呼之。下疳即狐也,蚀烂肛阴;牙疳即惑也,蚀咽腐龈,脱牙穿腮破唇。”狐惑病相当于现代医学白塞病,属临床少见病,一旦发生,治疗棘手,病状缠绵难愈,给患者带来极大痛苦。现代医学将白塞病又称贝赫切特病、口—眼—生殖器三联征,是一种慢性全身性血管炎症性疾病,主要临床表现为复发性口腔溃疡、生殖器溃疡、眼炎及皮肤损害,也可累及血管、神经系统、消化道、关节、肺、肾、附睾等器官,病情呈反复发作和缓解的交替过程,大部分患者预后良好,眼、中枢神经及大血管受累者预后不佳。本病目前尚无公认的有效根治办法,停药后大多易复发。中医药治疗白塞病对控制症状、预防重要脏器损害、减缓疾病进程、防止复发及降低服药的毒副作用,都显示了独特的优势。

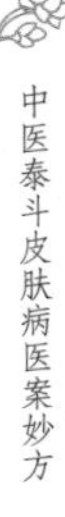

狐惑病医案

路志正验案3则

验案1

某男，青年。白塞病患者，以反复口腔溃疡7年，近3年加重，并伴生殖器及肛门溃疡而就诊，头面四肢亦曾发过疱疹，近期以口腔溃疡为重，伴咽痛，口干口苦，舌质红、苔黄腻，脉细有力。路老认为属“狐惑”范畴。辨证为瘀热蕴阻，先以清热化浊祛瘀之剂。

处方：藿香、防风、生石膏、焦栀子、牡丹皮、炒苍术、炒薏苡仁、玄参、炮黄连、姜炒枳壳、生甘草。7剂，每日1剂，水煎服。

服7剂后，患者口腔溃疡已明显减轻，嚼痛消失，但口干明显。路老认为内热已除，阴伤明显。又投以养阴生津方。

处方：太子参、麦冬、玉竹、炒山药、牡丹皮、生地黄、紫苏叶、黄连、败酱草、法半夏、干姜、枳实、生甘草。每日1剂，水煎服。

服用7剂后，患者口腔溃疡消失，无口干口苦，精神饮食均好。（许正锦，黄小英，谢俊杰，等2006年第1期《上海中医药杂志》）

验案2

侯某，男，39岁。2005年6月20日初诊。患者无明显原因，出现反复口腔溃疡，阴部溃疡5年，原来每年发作2～3次，每次发作时伴皮肤疖肿，低热，且伴双膝关节疼痛不适，到某医院诊断为白塞病，给秋水仙碱、双氯芬酸钠、甲氨蝶呤等口服，症状减轻，因惧怕西药的副作用而停药。2005年春节后上述症状反复发作，且伴腹泻，每日2～3次，呈溏便。舌质暗，舌苔白厚腻，脉滑。路老认为此例患者为脾虚不运，湿热内蕴，上蚀于口，则反复口腔溃疡；风湿阻于

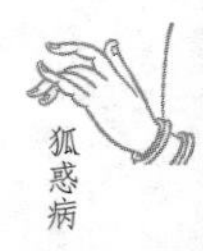

经络则伴关节疼痛不适；风湿热邪郁于皮肤，则皮肤疖肿；令湿热盛则发热，舌苔白厚腻，脉滑为湿热内盛之象。辨证为狐惑，脾虚湿蕴型。治疗以健脾化湿，清热和胃为法。

处方：生石膏15克，薏苡仁15克，炒薏苡仁15克，丹参15克，太子参12克，牡丹皮12克，泽泻12克，半夏10克，干姜10克，藿香10克，防风10克，佛手10克，砂仁10克，生甘草10克，厚朴10克，黄柏9克。每日1剂，水煎服。同时嘱其少吃冷食。

2005年7月24日再次就诊，用前方加减治疗月余，口腔溃疡明显好转，偶尔出现1个溃疡，也很快好转。

【诊疗心法要点】路老用半夏泻心汤健脾化湿清热，加藿香、砂仁、厚朴、佛手、炒薏苡仁、泽泻以醒脾理气化湿，用黄柏、生石膏加强清热化湿之效，加防风本“火郁发之”之旨，以发火郁，牡丹皮、丹参化瘀通络，生甘草健胃且调和诸药，共奏益气健脾、清热化湿之功。方合病情，使攻邪而不伤脾，健脾而不恋邪。且告诉患者少吃冷食，以免进一步伤及脾阳，可见路老治病重视脾胃见于细微之处。因辨证用药准确，且加之注意饮食宜忌，故取效甚捷。（张永红 2007年第1期《陕西中医》）

验案3

舒某，女，31岁。1984年1月22日初诊。1983年年底流产后带环，数月后面部出现红色斑块，先由颧部开始，继而两腿膝下亦相继出现，触碰时疼痛异常，时愈时发，头晕阵作已1年，双目发胀，气轮布有红丝，口腔内常发口疮，外阴部曾有两块溃疡，胃脘痞满，纳谷一般，睡眠欠佳；腰部酸痛，带下色黄，月经正常，大便调，尿量多，舌淡红、苔薄黄，脉弦细小数。证属脾虚湿聚，蕴久有化热之势，病为狐惑病。治宜缓中补虚，化湿清热，凉血解毒，仿《金匮要略》内外兼治法。

处方：①生甘草10克，炙甘草10克，黄芩9克，黄连6克，半夏10克，干姜9克，牡丹皮10克，小蓟12克，川牛膝12克，枳壳10克。6剂，每日1剂，水煎服。②苦参30克，白矾10克，蛇床子12

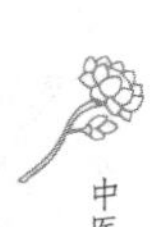

克，生甘草15克。3剂，水煎先熏后洗，日2～3次，2日1剂。③冰硼散、锡类散各1瓶，混合均匀，以少许涂于患部。

迭经五诊，进药30剂，用熏洗敷药，诸证减轻，带下由黄转白，量少，纳谷增加，口疮已1月未发。近因贪食鱼腥辛辣之品致口疮又作，下肢紫色结节斑块又起，口干不欲饮，便溏溲黄，舌红、苔薄黄，干燥少津，寸关弦滑。为饮食不谨，脾胃热盛引起。本急则治标之旨，以泻黄散加味。

处方：防风12克，生石膏20克（先煎），藿香10克，黄柏9克，砂仁6克（后下），甘草9克。3剂，每日1剂，水煎服。

再以甘草泻心汤加枳实以调理气机，至七诊（1986年3月26日）口疮已痊愈，下肢紫斑亦消退，目赤亦杳，诸证若失，一切复常，追访至1986年7月未再发。（《路志正医林集腋》）

颜德馨验案4则

验案1

王某，女，37岁，工人。时有发热，恶寒，关节痛，继而口腔溃疡，牙龈和咽喉肿痛，二目红肿；昏糊作痛，大阴唇处也发现溃疡。经上海、北京等医院检查诊断为三联综合征，10余年来，病情反复，每逢经期症状加重，经中西药物治疗效果不显，近因症状加重而来诊治。初诊：病经多年，咽喉红肿，心烦面赤，二便不利，下部溃烂，痛痒交作，坐卧不宁，脉滑数，舌苔黄。乃湿热蕴毒侵蚀肝经。先拟清热化湿，凉血解毒。

处方：①黄连2克，黄芩9克，生石膏30克，知母9克，鲜生地黄30克，赤芍9克，金银花15克，苦参12克，升麻3克，甘草4.5克，木通4.5克，赤小豆15克。每日1剂，水煎服。②苦参30克，蛇床子15克。煎浓，熏洗下部。③珠黄散、锡类散吹口。

二诊：诸证略减，二目仍红肿，胸前红斑累累，脉滑小数，舌红、苔黄。湿毒已有外泄之机，仍宗旧剂加清营泄毒之品。

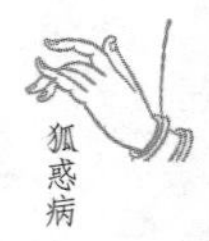

处方:犀角粉2克(吞),黄连3克,黄芩6克,生地黄15克,玄参15克,金银花15克,苦参12克,当归9克,青葙子12克,赤小豆12克,绿豆12克,甘草4.5克。每日1剂,水煎服。

三诊:病情渐趋稳定,局部溃疡痒痛均减轻,精神已振,纳食香。除邪务尽,改用丸剂巩固之。

处方:苦参45克,芦荟45克,甘草60克,槐角45克,犀角6克,当归45克,雄黄12克,桃仁45克,青葙子60克,黄连15克,黄芩30克,麝香1.5克,知母45克,赤小豆90克,玄参90克,金银花90克,赤茯苓90克。研细末,蜜水泛丸,晨服15克,开水送下。

患者服完丸剂后痊愈。

【诊疗心法要点】狐惑病由湿邪热毒不化引起,病变过程中可以出现发热,形如伤寒,心烦面赤,脉滑数,苔黄,虫毒内挠而见起卧不安,上蚀咽喉见咽喉痛、口糜,下蚀阴部见前阴溃疡,用《金匮要略》方甘草泻心汤合白虎汤、导赤散、赤小豆、当归散等方清热解毒,渗湿排脓,配合苦参、蛇床子熏洗,内外合参,最后用丸剂巩固疗效。因辨证准确,选药精当,故收效明显。(魏铁力1991年第3期《实用中医药杂志》)

验案2

陈某,男,42岁。1993年12月12日入上海某医院。双下肢反复肿胀1年余,近3月来加重。1982年6月左下肢感红肿热痛,曾诊断为深静脉炎,同年9月,右眼视物不明,诊断为虹膜睫状体炎。1983年9月又有类似发作,伴发热,予抗感染治疗后,体温正常,但下肢胀痛不除,虹膜炎及口腔溃疡发作,注射部位出现溃烂脓肿,以深静脉炎、白塞病而入院。检查:两手背可见3厘米×40厘米红斑,两下肢胫骨处搔破血痕,右下肢腓肠肌处有2厘米×2厘米色素沉着,生殖器未见溃疡,两臀部注射部位溃烂。辨证:常年游泳,水湿之邪外侵。形体丰腴,肥人多湿,两湿相合,郁而化热,湿热下注而见下肢肿胀疼痛,热毒蕴于肌肤而见手臂、脊部溃烂,久病入络为瘀,瘀阻于气血,而见眶周黧黑,巩膜脂肪沉着,先以化瘀利湿解毒

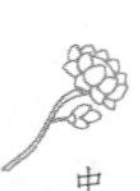

为法。

处方：水红花子 12 克，紫草 9 克，牡丹皮 9 克，赤芍 9 克，生鳖甲 15 克（先煎），生槐米 9 克，丹参 15 克，薏苡仁 30 克，川牛膝 9 克，黄柏 9 克，水蛭粉 1.5 克（吞），水牛角 30 克（先煎），制大黄 9 克。每日 1 剂，水煎服。

方取犀角地黄汤（水牛角代犀角）清热凉血散血。加黄柏、川牛膝以冀湿热下趋，另取水红花子、生鳖甲、生槐米等活血化瘀；尤妙在加水蛭粉一味，破血消癥，取其较强抗血凝作用，全方熔活血化瘀、利湿解毒于一炉。服上剂后，两足肿胀、口腔溃疡均减，两手臂疼痛同前。后再加露蜂房、金雀根、徐长卿、乳香、没药活血定痛，如是调治 1 月，两手臂静脉穿刺点及结节已消，红斑亦退，注射部位溃烂及灼热感均除，两眼视力增强，病情终解出院。

【诊疗心法要点】本例眶周黧黑，巩膜瘀丝缕缕，肢体疼痛伴色素沉着，舌质紫暗，脉症均符合瘀血之诊断。血液流变学及甲皱微循环也证实了这一点。贯穿整个治疗的中心思想立足于化瘀，故经化瘀通络辅以清热利湿，效果满意。

验案 3

严某，男，33 岁。1988 年 5 月 19 日入上海某医院。左眼胀痛 2 年，加剧 4 周。1980 年出现左眼胀痛，某医院明确诊断为白塞病，予激素治疗，病情反复。初起左眼色红，以后逐渐肿胀，疼痛流泪，并伴有下肢散在性红色斑疹。1989 年 9 月曾住本科服用清化瘀热、健脾化湿及补益肝肾等中药及激素，病情好转出院。近 4 周来因左眼睑肿胀加剧，眼眵多，目不能睁，但无溃疡，1 周前下肢出现散在性红色丘疹，伴全身骨节酸痛，以白塞病入院。检查：左眼睑肿胀，右眼睑色素沉着，两下肢散在红色丘疹，下颌散在红色斑片状皮疹，生殖器未见溃疡。辨证：脾肾本亏，脾虚失运，水湿内停，而见左侧眼睑肿胀，肝开窍于目，肝经风热而见目赤肿痛，畏光流泪，湿热郁于肌肤而见下颌及下肢斑疹；迭经清热除湿解毒之治，而见阳气虚损，病久瘀血内阻，而见白睛瘀丝，舌质紫暗，此属阴损及阳，瘀血阻络复有肝经风热。先以阴阳并调,化瘀清热,二仙汤合二蛇合剂加味图治。但服上方10余剂,症情改善不显,左目胀痛不减,眼睑浮肿、视物不清,两下肢皮疹可见搔破血痕,伴头痛心烦,口干不欲饮,纳可便调,夜寐不酣,脉细数,苔薄腻。脉症相参,属肝经有热,肝经湿毒之候,当以平肝清热,泻火解毒,芩连解毒汤与赤小豆当归散加味,再加羚羊角粉以清血热、平肝火。

处方:羚羊角粉0.3克(吞),土茯苓60克,蚤休15克,赤芍9克,金银花12克,牡丹皮9克,胡黄连4.5克,黄柏9克,赤小豆30克,当归9克,紫草9克,山楂9克。每日1剂,水煎服。

经用上方后,诸证渐瘥。去羚羊角粉加水牛角以凉血清热,石膏以清利湿热。治疗1个月,左眼红肿消退,症状好转出院。

【诊疗心法要点】本例先由阴阳并调之二仙汤加减,不效,故予清肝泻火化瘀法,采用芩连解毒汤、赤小豆当归散,后又加清热利湿之品,可见中医贵在辨证。考石膏乃利窍行湿热之品,性凉,能除湿热,利小便,退目翳,颜老治狐惑病时常喜加用。(魏铁力1989年第6期《中国医药学报》)

验案4

吉某,女,34岁。6年前先有口腔溃疡,继则下阴溃疡,此起彼落,反复不已。诊断为白塞病,虽经中药及激素治疗,病情仍有反复。初诊:近劳累后,口腔及下阴溃疡加剧,心烦易怒,神萎乏力,胃纳不馨,月经延期,混有血块,舌红、苔腻,脉细数。湿热毒邪浸淫营血,气血运行失常,致湿毒与瘀热互结。治当清热解毒,凉血化瘀。

处方:黄连24克,徐长卿30克,七叶一枝花30克,黄芩9克,黄柏9克,熟大黄9克,桃仁9克,红花9克,赤芍9克,金银花9克。7剂,每日1剂,水煎服。

二诊:投清热解毒、凉血化瘀之品,口腔、下阴溃疡渐见减轻,余症亦有好转。唯中脘痞胀,食入运迟,原方加味以鼓舞中州。

处方:上方加苍术9克。14剂。

【诊疗心法要点】白塞病可归属中医“狐惑”范畴。历代多从湿

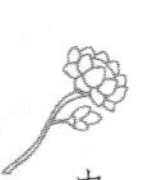

热毒邪立法，如张仲景以“甘草泻心汤”治之，可谓典范。本病除与湿热毒邪有关，还与瘀血密切相关，故每于清化湿热剂中加入活血之品，疗效更佳。本案所用方药为三黄合桃红四物汤加减，黄连、黄芩、黄柏、徐长卿、七叶一枝花、金银花、熟大黄清热解毒燥湿，配以桃仁、红花、赤芍凉血活血化瘀。复诊时，症状大减，唯有中脘痞胀，食入运迟，乃脾不健运之故，加苍术醒脾以助运化。本方除用于白塞病外，对阳明热结之糖尿病也有较好效果，可资借鉴。（《古今名医皮肤性病科医案赏析》）

张学文验案1则

验案

郑某，男，38岁。2005年12月12日初诊。患者自诉：反复口舌生疮，牙龈肿痛7～8年，颜面、口周、头颞侧发际内，项部及背部常出疖子，上眼睑易出红斑、发痒肿胀，反复外阴溃疡。自服三黄片等药后，症状有所缓解，但由于工作繁忙，稍有劳累则可反复发作，故寻张师诊治。症见：口舌生疮，疮面2～3毫米，疮面发白，周围红肿，牙龈肿胀，颜面、口周、项背部长有疖子，伴见口臭。食纳可，二便调，舌质红、舌胖大有齿痕、舌苔根部黄腻，脉弦数。综合脉症，乃湿热内蕴，肝经郁热之候。属中医学狐惑病范畴，故治以黄连解毒汤加味，以清心泻肝，清热解毒。

处方：黄连6克，生甘草6克，大黄6克，黄柏10克，栀子10克，僵蚕10克，赤芍10克，玄参10克，川牛膝15克，连翘15克，麦冬15克，金银花15克，山楂15克，蚤休12克，生地黄12克。7剂，每日1剂，水煎服。并嘱药渣再熬待温后泡洗双脚。

复诊（12月22日）：药后诸证均较前明显好转，口疮溃疡较前减轻，右眼睑潮红，食纳可，夜休安，二便调，舌质红、苔薄黄，脉细数。既切中病机，仍宗前法，原方去蚤休、黄柏，加野菊花12克、黄芩10克。

处方：黄连6克，生甘草6克，大黄6克，黄柏10克，栀子10克，僵蚕10克，赤芍10克，玄参10克，川牛膝15克，连翘15克，麦冬15克，金银花15克，山楂15克，生地黄12克，野菊花12克。15剂，每日1剂，水煎服。

药后口腔溃疡明显减轻，眼睑潮红消失。宗原法，以上方略有进退，再进15剂，带药回家调养。

【诊疗心法要点】白塞综合征是以口、眼、生殖器反复溃疡为特征的一种疾病，现代医学认为本病是病毒感染引起的一种皮肤病，属祖国医学狐惑病范畴。《金匮要略·百合狐惑阴阳毒病脉证治第三》专列一篇对本病的因机证治进行了详细的论述，认为病机为湿热内蕴。治疗以清热解毒，化湿祛浊为法。心主火，其苗窍在舌，肝主筋脉，其经脉循二阴。故张师认为本病病因为湿热，而病变部位在心肝。因此辨证为湿热内蕴，心肝郁热。治以清利湿热，清心泻肝，以黄连解毒加味为治。方中连翘、金银花、黄连、栀子清解上焦郁热；黄柏清利下焦湿热；川牛膝、大黄清热解毒，引药下行，直折火势；蚤休、玄参、生地黄、赤芍凉血解毒，恐寒凉燥湿之剂伤胃耗阴，故加用山楂、麦冬以和胃养阴。本方清热化湿与凉血解毒并重，使邪去有路，故湿热渐去，病趋向愈。（张红艳，潘忍宜，张学文2006年第11期《四川中医》）

张镜人验案1则

验案

冯某，男，53岁。1982年1月7日初诊。主诉：口腔、下阴溃疡反复发作。病史：有白塞病病史，口腔黏膜溃疡，下阴溃疡及目糊反复；发作时口干引饮，乏力。舌红、苔薄黄腻，脉濡细。辨证：肝肾不足，虚热内蕴。诊断：狐惑病（白塞病）。治法：益肾滋水，从阴引阳。

处方：生地黄9克，墨旱莲15克，赤芍9克，白芍9克，炒知母9克，炒黄柏9克，连翘9克，忍冬藤30克，佛手片6克，干芦根15克，

白花蛇舌草30克,香谷芽12克,附桂八味丸9克(包)。14剂,每日1剂,水煎服。

二诊(1月21日):下阴溃疡好转,口腔黏膜仍有碎痛,目糊口干,腰酸怕冷,脉濡细,苔薄黄,再守上法。

处方:①炒生地黄12克,川石斛9克,炒知母9克,炒黄柏9克,人中黄3克,连翘9克,忍冬藤30克,炒牡丹皮9克,炒赤芍15克,水炙甘草3克,干芦根30克,白花蛇舌草30克,炒川续断15克,附桂八味丸9克(包),香谷芽12克。每日1剂,水煎服。②锡类散2支外用。

随访:连续服药3个月余,病情有所好转,程度减轻,外阴溃疡未再复发。

【诊疗心法要点】白塞病与《金匮要略》所描述的狐惑病临床表现有相似之处。《金匮要略》认为由湿毒所致,且取上下交病,独治其中之法,用甘草泻心汤以苦、辛、甘合治之。又《诸病源候论》曰:"夫狐惑二病者,是喉、阴之为病也……""此皆由湿毒气所为也。"从本案症状看,白塞病既因湿毒,又兼热毒,反复发作者尚表现肝肾亏虚,故治疗以清热化湿解毒兼以益肾凉营治之。方中生地黄、赤芍、墨旱莲凉血滋阴解毒,炒知母、炒黄柏、连翘、忍冬藤、白花蛇舌草清热泻火解毒,白芍、佛手、香谷芽调和胃气,使毒排则正安,胃强则病除,配以附桂八味丸从阴引阳,复诊时略加减,辅以锡类散清热解毒,生肌止痛,专治口腔诸症。张氏治法,可谓又一新方法。病同而证异,因人而治之,不拘一格,才能稳中求效。(《古今名医皮肤性病科医案赏析》)

徐经世验案1则

验案

程某,女,31岁。2008年11月6日初诊。患者自2005年开始出现外阴部溃疡,伴有血尿,蛋白尿,全身乏力,来月经加重。服活

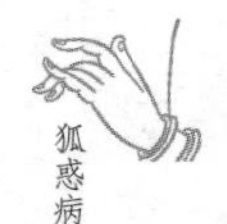

血化瘀药子宫出血，经后白带多并带有血丝。2006年乳房囊肿、卵巢囊肿切除。2007年因口腔溃疡反复发作，经多家医院诊治，西医诊断为白塞病（口—眼—外阴三联症）、子宫内膜异位症、附件炎、宫颈炎等，给予西药治疗，效果不佳。刻下症见：外阴溃疡、口腔溃疡较重（溃疡不痛不痒无感觉，唯小便时刺激痛），尿频、尿急，小便不畅，乳房胀痛，经前腹痛，疲劳乏力。月经周期正常，月经量多，有紫红血块。肛门坠胀，便干，尿黄。现查有右肾囊肿。诊见：舌暗淡、苔白滑略黄，脉沉细弦无力。徐经世辨证属肝肾阴虚，毒热内伏。拟予滋养肝肾、清热解毒法为治。

处方：北沙参20克，熟女贞子15克，墨旱莲15克，覆盆子15克，干生地黄18克，杭白芍20克，石斛15克，蒲公英20克，败酱草15克，合欢皮30克，飞青黛3克，人中黄10克。15剂，水煎服，每日1剂。

二诊（2008年11月25日）：药后尿频尿急好转，药服至第8剂时阴唇溃疡消退，口腔溃疡已好，乏力改善。唯乳房胀痛仍存，11月13日至19日来月经，偶有腹痛外，别无不适。上方去覆盆子、败酱草、人中黄，加贯众炭15克、车前草15克、白茅根20克，杭白芍加至30克。15剂，水煎服，每日1剂。

三诊（2008年12月23日）：患者自述在11月底病情稍有反复，外阴部出现一小块浅表溃疡，已在继续服药中消退。尿频尿急已除，食欲有增，自觉较前有力，诸证皆已改善。月经12月10日来潮，12月16日干净，经色、经量都基本正常，唯经前乳房、小腹略有胀痛。二诊方去干生地黄，加绿萼梅20克。15剂，水煎服，每日1剂。

四诊（2009年4月9日）：药后外阴溃疡已愈，近期又出现头晕、头痛、目胀，夜尿频，月经来潮延长10天左右干净，量中等，色暗红，经期腹痛，肛门坠胀，乳胀痛，胸闷。舌暗红，苔薄黄，脉沉细弦无力。此乃肝肾阴虚，毒热内伏，肝郁化火之象，故在滋养肝肾，清热解毒的同时，予以疏肝泻火为治。

处方：杭白芍20克，柴胡10克，焦栀子10克，炒牡丹皮10克，

熟女贞子15克，天麻15克，贯众炭20克，延胡索15克，覆盆子15克，蒲公英20克，合欢皮30克，人中黄10克。15剂，水煎服，每日1剂。

五诊（2009年8月18日）：上次诊后，按上方拿药断续服药。溃疡没有再发，月经前乳胀腹痛，肛门坠胀较为明显。

处方：干生地黄18克，炒牡丹皮10克，山药20克，熟女贞子15克，墨旱莲15克，焦栀子10克，杭白芍30克，茯苓20克，炒川黄连3克，龙葵草10克，人中黄10克，泽泻12克。20剂，水煎服，每日1剂。

随诊，至今未复发。

【诊疗心法要点】此案徐经世老师从主症外阴溃疡经久不愈着手，认为是由于肝肾不足，热毒内伏所致，这也和《金匮要略》“湿热虫毒阻滞中焦，下蚀前阴，上扰咽部”之病机相吻合。张仲景用甘草泻心汤治疗，徐经世老师尊古意而不泥古方，另辟蹊径，采用六味地黄丸合逍遥散加减滋肝肾，解伏毒，取得了满意效果。处方中，人中黄一味用之甚妙，人中黄别名甘中黄、甘草黄，甘、寒，入心、肾经。治伤寒热病、高热烦渴、热毒斑疮、咽喉肿痛、丹毒等。徐经世老师用之治口腔溃疡、阴部溃疡无不奏效神速。特别是慢性口腔溃疡和阴部溃疡，往往长期治疗不效，而辨证配伍人中黄都起到了良好的效果。蒲公英、飞青黛清热解毒、杀虫疗疮，并能提升白细胞，提高人体的免疫功能。龙葵草清热解毒，治下部热毒。北沙参、熟女贞子、墨旱莲、石斛、杭白芍等滋肝、肾、胃之阴，以壮先后天之本。贯众炭既可凉血止血，又可活血化瘀。车前草、白茅根凉血止血利尿，使毒从小便去。败酱草也为清热解毒利湿之剂。合欢皮既可镇静安神，又可解郁、止痛。诸药合用共奏滋养肝肾，清热解毒之功，达到了临床治愈目的。（卓思源，王开兴，杨凯2010年8月11日第4版《中国中医药报》）

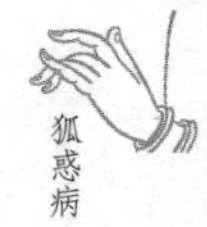

田玉美验案1则

验案

刘某,女,34岁,某部队医院护师。2004年11月25日初诊。患者自诉2个月来,反复口腔溃疡、眼睛赤痛、前阴溃疡,阴部分泌物多,有异味,伴脐周胀痛不适,大便干结。多次在西医院就诊,最后诊断为白塞病,应用抗生素、激素等治疗,症状无明显改善。刻下症见:口腔多处破溃,眼红,刺痛感,脐周胀痛不适,便干,舌质淡红、苔薄白,脉弦细数。辨证:湿热内蕴。治法:清热燥湿解毒。方拟甘草泻心汤加减。

处方:①甘草6克,黄连6克,干姜3克,法半夏10克,白芍20克,忍冬藤30克,土茯苓5克,厚朴15克,当归15克,肉苁蓉15克,木香10克。7剂,每日1剂,水煎,分2次温服。②苦参250克,7剂,每日1剂,分2次外洗。同时嘱其饮食清淡,保持心情舒畅。

二诊(12月2日):上症均较前好转,无脐周腹胀、便干,出现心烦失眠。上方去厚朴、肉苁蓉、木香,加黄芩10克、牡丹皮15克、生地黄15克,7剂。

三诊(12月11日):口腔溃疡、眼赤痛明显好转。续服上方7剂。2005年2月23日随访,症状悉愈,未再复发。

【诊疗心法要点】田老认为:狐惑病皆与湿热有关,其证候表现皆湿毒热气所致,而咽干等症状则是由于肝肾二经蓄热在内,阴液不能上达所致。治宜清热化湿,泻火解毒为主,兼用外治法。此方中用甘草,补脾泻火解毒;黄连、干姜、法半夏同用,辛开苦降,清热燥湿。忍冬藤、土茯苓解毒除湿,厚朴、木香行气燥湿,辅以白芍、当归养血活血止痛。首诊服药后出现明显的心烦、失眠症状,亦属狐惑病临床表现之一,有是证,用是药,加以清热养阴之品后症状悉除。并指出,该病溃烂部位较多,病人较为痛苦,应给予全面综合处理:处方用药应多法同用,如内服外洗,上下兼治;精神层面应指导

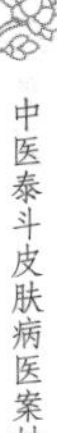

患者避免过劳,心情愉快,保持足够的休息。对待患者,应予耐心解释,嘱其坚持治疗。(杨志刚2012年第12期《吉林中医药》)

陆德铭验案1则

验案

赵某,男,17岁,未婚。2004年6月24日初诊。主诉易发口腔溃疡,并下肢红斑2年。2年前因反复出现口腔溃疡及下肢红斑结节,于外院诊断为白塞病,经多方诊治未能控制,刻下:神疲乏力,无发热,口干欲饮,口腔溃疡3~4处,两下肢散在10余个0.5厘米×0.5厘米大小结节,鲜红色,有压痛,结节周围皮肤红肿热痛,针刺反应阳性,血沉54毫米/小时,舌红、苔黄腻,脉细。中医辨证为病久气阴不足,瘀血凝滞。治宜益气养阴,活血通络。

处方:生黄芪、生地黄、白花蛇舌草、蛇莓、女贞子、莪术、徐长卿(后下)、金雀根、丹参各30克,桃仁、龟板各15克,玄参、天花粉、怀牛膝、泽兰各12克,天冬、麦冬各9克,蜈蚣3克。治疗2周后复诊,口腔溃疡愈,下肢结节、红斑缓解,血沉降为20毫米/小时,原方加南沙参、枸杞子各15克,守方治疗1个月,皮损消失。上方续治,以巩固疗效而收功。

【诊疗心法要点】陆老师结合自己多年诊治本病的经验体会,认为本病由于先天禀赋不足,肝肾虚损,复感外邪,心肝脾三经湿热内积,内外相煽而发病,主要与肝肾二脏密切相关,肝脉环阴器,布胁肋,接目系,绕口唇;肾主前后二阴,其脉贯脊,其支达舌,其精注目。故若肝肾阴虚则口烂目赤、视力减退、阴部溃疡;肝肾阴虚则经络失养,肢体外现红斑结节;阴虚内热,虚火内扰,则见低热。气阴两虚乃病之本,湿热内蕴,毒邪阻络乃病之标,而阴虚阳亢是白塞病反复发作之实质。故以生黄芪补气,生地黄、天冬、麦冬、玄参、龟板、怀牛膝养阴,女贞子、天花粉养阴清热,白花蛇舌草、蛇莓清热解毒,徐长卿、桃仁、丹参、莪术、泽兰、蜈蚣、金雀根活血通络。陆师治疗本

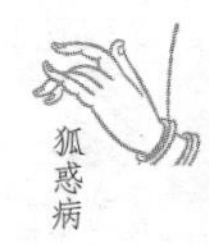

病，尤其重视生黄芪、龟板、蜈蚣3味药。认为生黄芪偏于走表，补气托毒，提高机体抵抗力，促使毒邪移深就浅，并且可以化气回津之力，有助“阳生阴长”之功。生黄芪用量可用至60克以上，必须重用方能起效；白塞病属顽固之疾，非以血肉有情之品大补肾阴不能起效，故龟板多用至15克；蜈蚣辛温有毒，性善走窜，可解毒活血，入络搜毒邪，治疗口腔溃疡及生殖器溃疡效果颇佳，是治疗白塞病之要药。陆师十分注重患者的行为生活调摄，尤其注重强调睡眠充足及大便正常与否的重要性。他认为，睡眠是人的正常生理需要，同时，亦是人之顺应自然、天人合一而致阴平阳秘的重要手段。患者如夜寐不安，则心火上炎，肾亏则阴液愈耗，相火妄动，每致病情加重；大便的畅通与否，亦是本病治疗过程中不可忽视的重要环节，若大便不通，则积热内生，甚则热伤气阴，因此，治疗力求保持大便通畅，以达祛邪保津之目的，否则热邪无外出之途，气阴损耗愈甚。（王红梅，张明，陆德铭2006年第3期《陕西中医》）

张鸣鹤验案2则

验案1

某女。口腔、会阴反复溃疡2年，确诊白塞病。现口腔溃疡已经愈合，但外阴多个溃疡，痛剧，部分结痂，口干，小便黄赤，大便干结，舌红、苔白，脉弦。治法：清热燥湿，活血散结。

处方：黄芪20克，黄柏12克，地耳草20克，苦参15克，土茯苓30克，熟大黄10克，红藤10克，水蛭6克，红花10克，薏苡仁20克，荜澄茄12克，吴茱萸6克，生甘草10克，炙甘草10克。18剂，水煎服。

二诊：会阴部溃疡已愈，口腔无溃疡，大便已经正常，口干，舌红、苔薄白，脉弦。上方去苦参、薏苡仁，加黄芩15克、麦冬12克，12剂。

三诊：无特殊不适，经期颜面浮肿，双目干涩，于二诊方中去黄

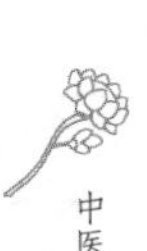

芩，加石斛12克。服12剂后，胃内不适，大便稀，日3次，为苦寒太过，加小茴香10克，共服60剂，随访1年未发作。

【诊疗心法要点】张老师将甘草泻心汤加入黄柏，合黄连解毒汤在内，直清三焦之火。从长期临床经验，人参偏燥，久服伤阴，不宜使用，改为小量黄芪。病程缠绵，反复不愈，生甘草与炙甘草同用，生甘草泻火解毒，炙甘草益精补气，现代药理研究证实，甘草有类似肾上腺皮质激素样作用，而无激素样副作用。对已经应用激素，仍疗效不显，或撤减困难者，加入雷公藤清热解毒，药理研究证实，有免疫抑制作用，与激素有协同效应，15克以上应先煎30分钟到1小时，短期应用，10克以下可不必先煎。地耳草、苦参清利下焦湿热。若苦寒败胃，腹泻者加荜澄茄或小茴香温胃散寒；白塞氏病眼病者加龙胆草、野菊花清肝明目；久服伤阴，口眼干燥者加石斛、麦冬。

验案2

某女。因口腔、会阴溃疡5年，伴双小腿结节性红斑2个月。现口腔、会阴多处溃疡，不发热，双膝胀痛，双小腿胫前大小不等的结节红斑，局部色暗红、灼热，部分遗留色素沉着，舌红、苔黄，脉滑数。治宜清热解毒，凉血化瘀。

处方：金银花20克，连翘20克，牡丹皮20克，黄芩15克，黄连10克，黄柏12克，茜草20克，苦参15克，桃仁12克，红花10克，土茯苓30克，荜澄茄12克，吴茱萸6克，甘草10克。7剂，水煎服。

二诊：口腔溃疡减轻，会阴部仍有溃疡，双小腿结节红斑缩小，已无灼热感，大便稀，日2次，舌红、苔黄，脉滑。上方去金银花、连翘、茜草、牡丹皮，加入乌头12克、莪术15克、王不留行15克、楮实子15克、小茴香10克，14剂。

三诊：口腔、会阴溃疡已经愈合，右小腿仍有数个山楂大小结节红斑，上方去苦参、土茯苓，加生地榆、三棱各12克，又服24剂痊愈。

【诊疗心法要点】以结节性红斑为代表的皮肤改变的白塞病，其病机是湿热熏蒸肌肤，扰动血脉。如结节灼热红肿，加生地榆、茜草

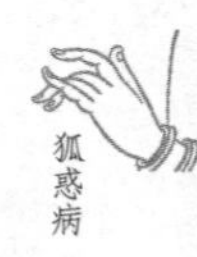

凉血;结节缠绵难消加三棱、莪术破血逐瘀。(王占奎,张立亭,宋绍亮,等 2006 年第 4 期《中医杂志》)

狐惑病妙方

路志正验方 2 则

验方 1:参龙化湿方

【药物组成】五爪龙、西洋参、太子参、党参、南沙参、芦根、白茅根、黄连、黄芩、生石膏、焦栀子、枇杷叶、竹叶、杏仁、防风、羌活、荷梗。

【功效主治】清泻肺胃,益气养阴,化湿通络。

【方义】五爪龙、西洋参、太子参、党参、南沙参、芦根、白茅根益气养阴生津,黄连、黄芩、生石膏、焦栀子、枇杷叶、竹叶清泻肺胃之热,杏仁肃肺利湿,防风、羌活、荷梗疏风祛湿。

【加减应用】①以二阴溃烂为主者,加草薢、蚕沙、通草;②伴四肢发凉者,加炒杜仲、仙茅、淫羊藿;③出汗多者加生龙骨、生牡蛎;④失眠者加酸枣仁、夜交藤。

【附注】方名系杨建宇拟加。

验方 2:路氏狐惑外洗方

【药物组成】马鞭草、芙蓉叶、防风、防己、苦参、地肤子、蛇床子、白矾、马齿苋、黑大豆、凤凰衣、木蝴蝶、芦根、白茅根、绿豆衣、忍冬藤、玉米须。口腔溃疡和外阴溃疡者,则加用锡类散外敷。

【附注】方名系杨建宇拟加。(苏凤哲,杨嘉萍 2006 年第 2 期《世界中西医结合杂志》)

红蝴蝶疮

红蝴蝶疮是一种可累及皮肤和全身多脏器的自身免疫性疾病，相当于西医的红斑狼疮。临床常见类型为盘状红蝴蝶疮和系统性红蝴蝶疮。其特点是：盘状红蝴蝶疮好发于面颊部，主要表现为皮肤损害，多为慢性局限性；系统性红蝴蝶疮除有皮肤损害外，常同时系及全身多系统、多脏器呈进行性经过，预后较差，多见于15～40岁女性。

红蝴蝶疮医案

路志正验案1则

验案

宋某，女，15岁。2007年2月22日初诊。患系统性红斑狼疮5半年，初服泼尼松每天60毫克，现每天维持10毫克，仍不能控制病情，尿潜血阴性，双膝关节疼痛，易感冒，动则多汗，胃不适、脘胀，偶有呕吐，寐差，面部痤疮密布，皮肤干燥粗糙、角化，脱发，二便调，舌淡略暗、舌尖红，脉弦滑，证属病久正气不足，损伤脾胃，湿热内蕴。治以健脾和胃，固卫和营，清热化湿，佐以滋补肝肾为法。

处方：①五指毛桃18克，虎杖15克，谷芽20克，麦芽20克，石膏20克（先煎），炒防风10克，赤芍10克，白芍10克，紫苏梗10克（后下），知母10克，牡丹皮12克，荷叶30克（后下），白术12克，当归2克，墨旱莲12克，女贞子12克，炒枳壳12克，甘草6克，生姜3片为引。14剂，每日1剂，水煎服。②西洋参6克，白茅根30克，绿

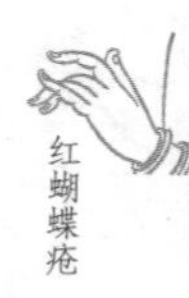

豆衣30克，炒薏苡仁30克，赤小豆20克，紫草12克，佛手9克。14剂，水煎代茶频服。

二诊(3月10日)：药后双膝关节疼痛、胃脘满胀等症缓解，纳谷转佳，二便正常，唯面部粟粒状疹，皮肤干燥粗糙、角化，经行时腹痛，色红有血块。复查尿常规正常，药已见效，守前方出入。

处方：①南沙参15克，谷芽15克，麦芽15克，徐长卿15克，石膏30克(先煎)，玄参10克，泽兰10克，麦冬10克，知母10克，牡丹皮12克，白芍12克，生地黄12克，炒苍术12克，香附9克，甘草8克，桂枝3克。14剂，每日1剂，水煎服。②荷叶30克，白茅根30克，绿豆衣30克，赤小豆20克，薏苡仁20克，紫草12克。14剂，水煎代茶饮。

三诊：病情稳定，仍守前方加减以巩固之。

【诊疗心法要点】本案诊断为系统性红斑狼疮，从路教授治案可窥一斑。总治则以健脾和胃，固卫和营，清热化湿为主，配以茶饮方健脾化湿，清热护津。方中西洋参、白茅根、绿豆衣、赤小豆、紫草甘凉，清热解毒，益气养阴。炒薏苡仁、佛手甘淡健脾、化湿和胃。茶饮方组方与主方相若，作为主方治疗的补充，以茶频饮，目的在于时时可发挥药效，对慢性疑难虚实夹杂者尤适宜。(范道长，石瑞舫 2008年第10期《新中医》)

颜德馨验案1则

验案

刘某，女，23岁。1980年10月4日诊。高热持续不退1周。血中连续3次查到狼疮细胞，血免疫复合物和抗核因子阳性；肝功能谷丙转氨酶：70单位，γ-谷氨酰转移酶：65单位，乳酸脱氢酶：700单位，诊断为系统性红斑狼疮、狼疮性肝炎。刻诊症见：患者两颧呈红色蝶形红斑，烦躁不安，咽干唇燥，肢体困重，右胁胀痛，恶心食差，小溲短赤，舌紫、苔黄腻，脉弦数。证属湿热浸淫，由气入血，

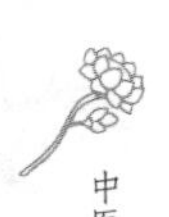

煎熬致瘀。治宜清营活血。

处方:水牛角45克(先煎),生地黄15克,金银花15克,黄芩10克,赤芍10克,红花10克,桃仁10克,青黛10克,紫草10克,黄连6克,川芎6克,甘草6克。7剂,每日1剂,水煎服。

二诊:服药1周,高热趋降,体温波动在37.8~38℃,舌干燥,苔黄腻见退,脉转细数。患者神疲乏力,动则汗出,五心烦热,原方加入玄参、麦冬各10克,生黄芪15克。

处方:①水牛角45克(先煎),生地黄15克,金银花15克,黄芩10克,玄参10克,麦冬10克,生黄芪15克,赤芍10克,红花10克,桃仁10克,青黛10克,紫草10克,黄连6克,川芎6克,甘草6克。每日1剂,水煎服。②知柏地黄丸每次10克,每日2次。1月后低热已平,诸证均退,复查狼疮细胞三次均阴性,血免疫复合物和抗核因子转阴,肝功能正常,随访1年,未见复发。

【诊疗心法要点】临床所及,系统性红斑狼疮有诸多瘀血症见,如颜面蝶形红斑、肌肤紫癜或瘀斑、舌质青紫、肝脾肿大等。颜老认为本病多由热毒入侵,伏于血分,煎熬血液致瘀,瘀热熏灼,内伤及脏腑,外阻于肌肤所致,病初多呈瘀热交结之象,若绵延不愈,耗气伤阴,后期则每兼气阴两亏之症。故本例初诊用桃红四物汤活血化瘀,配水牛角、黄连、金银花等,乃取清营汤之意,以清营凉血;佐以青黛、紫草、黄芩、甘草以清热解毒。诸药合方,共奏活血化瘀、清营解毒之功。二诊针对瘀热退而未尽、气阴已伤之候,及时加入玄参、麦冬、生黄芪等益气补阴之品,攻补兼施,标本同治而奏效。(颜乾珍1997年第7期《江苏中医》)

周仲瑛验案2则

验案1

朱某,女,56岁。1998年2月11日初诊。患者自1993年起患系统性红斑狼疮,长期服用泼尼松,最大剂量达40毫克/天。多方

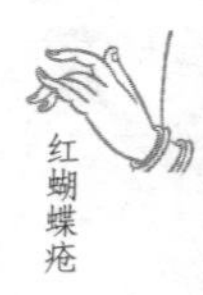

求中西医治疗,均未取得明显效果。目前仍服泼尼松15毫克/天、雷公藤多苷片2片/天,病仍反复发作。去年查尿常规示尿蛋白弱阳性,抗核抗体阳性,血沉:90毫米/小时。诊时症见:面颧部红斑成片,色赤,瘙痒,火热疼痛,周身关节肿痛而热,两目充血。口干苦,小便黄,大便调。舌质暗紫、苔薄黄,脉细滑。证属风毒痹阻,营血热盛,肝肾亏虚。治当祛风解毒,凉血通痹。方选犀角地黄汤加味。

处方:水牛角片12克(先煎),生地黄15克,赤芍12克,牡丹皮10克,秦艽10克,青蒿20克,漏芦12克,白薇15克,地龙10克,菝葜20克,葎草20克,人中黄6克,紫草10克。7剂,每日1剂,水煎服。

二诊(2月18日):面部瘙痒、关节疼痛均有减轻,但一时尚难控制。口干口苦,烘热易汗,舌边尖红、苔薄腻,脉细滑。治守原法,上方加土茯苓20克,7剂。

三诊(2月25日):面部红斑缩小、转淡,瘙痒减轻,两目充血、口干、背痛减轻,痛时仍有烘热感,手指原有裂口愈合,大便溏。舌质暗,苔黄腻,脉细。守法继进。原方加知母10克、功劳叶10克。7剂。

四诊(3月4日):面部红斑逐渐消退,但仍阵发性面部潮红,烘热时作,汗出,口苦,恶心,关节疼痛减轻,腰酸胁痛,小便色黄。舌质暗、苔黄薄腻,脉细兼数。病机仍为营血伏热,风毒痹阻,肝肾阴虚。前方去葎草、人中黄,加黄柏6克。14剂。

五诊(3月18日):周身关节疼痛不尽,面部红斑消退,面红升火,潮热发作时间后移2~3个小时,至下午2点即退,仍口干口苦。曾一度出现尿路刺激症状,尿痛不畅,服用头孢氨苄胶囊缓解。近日大便偏烂,1日2次,尿黄。舌质暗红有裂、苔黄薄腻,脉细弦滑。原方去知母,加防己12克。7剂。

六诊(3月25日):面部潮红升火已经延至中午前后,面颧痒感不显,红斑余迹不着,两目充血有火热感,关节疼痛减轻。口苦,苔黄腻、质暗红,脉细滑。治当清热凉血,祛风化湿。原方去漏芦,加

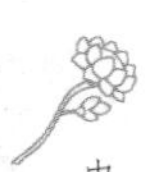

炒苍术12克。14剂。

七诊(4月8日):两颧红斑、刺痛减轻,但有陈旧性斑块色素沉着,烘热减轻仍作,腰肩膝关节仍有阵发性酸痛。舌质暗红、苔黄薄腻,脉小滑数。守原法继进,嘱患者因中药已取得一定疗效,泼尼松和雷公藤多苷片可缓缓减量,逐渐停药。原法及主方不变,随证适当加减,调治至8月下旬,患者面部红斑全部消退,关节疼痛基本消失,面部烘热偶有发生。患者精神状态明显好转,继续巩固疗效。

【诊疗心法要点】中医学虽无系统性红斑狼疮这一病名,但从主证分析,当属"温毒发斑"之类,许多患者在发病初期或疾病活动期有发热等外感症。本例患者病延日久,虽经多方杂治,然营血伏热、风毒炽盛之征仍十分突出。分析其病机为外邪入侵,羁留不去,郁久化热,积热成毒;风毒搏结于营血,致使气血壅滞,脉络痹阻。《金匮要略》指出"热之所过,血为之凝滞",故营血热盛者多有瘀血之证,此与本病患者病情颇为相符。治宜标本兼顾,祛风解毒与凉血通痹并行,选犀角地黄汤加味。方中水牛角片清热凉血解瘀毒,秦艽祛风清热通经络,风血同治,共为君药;生地黄滋阴清热,牡丹皮、紫草凉血散瘀,赤芍活血和营,共助水牛角增强清热凉血散瘀解毒之功;青蒿、白薇清营分之热,地龙清热熄风而通络,漏芦、菝葜等疏筋通脉,散皮肤之瘀热,共辅秦艽祛风清热通痹阻。诸药合用,既协同增效,又各有所司,故使病邪无所遁藏。

验案2

李某,男,27岁。2005年12月29日初诊。患者颜面两颧部大片蝶形红斑1年余。近1年来,颜面两颧部大片蝶形红斑,鼻梁部已有褐斑。病初曾见齿衄,持续48天,晨起口干,遂于当地医院检查,结果显示ANA阳性、SSA/SSB弱阳性。该院诊断其为系统性红斑狼疮,采用急速治疗1年,未见明显改善,遂来就诊。察其颜面两颧部大片蝶形红斑仍存,鼻梁部褐斑清晰可见,齿衄时有,口干不欲多饮,舌质暗红、苔黄,脉细滑。中医诊断:蝴蝶斑。证属热毒血瘀,肝肾阴伤。治拟清热解毒,活血化瘀,滋养肝肾。方以犀角地黄汤合二至丸化裁。

处方:水牛角片20克(先煎),赤芍10克,牡丹皮10克,生地黄20克,紫草10克,漏芦15克,狗舌草20克,玄参10克,炙女贞子10克,墨旱莲12克,土茯苓25克,地肤子15克,苦参10克,雷公藤5克。7剂,每日1剂,水煎服。嘱减少日晒,清淡饮食,忌食发物。

二诊(1月3日):药进7剂,患者颜面及鼻梁部色斑消减,齿衄未作,但见足跟胀,腰酸,凌晨口干。舌质红,有裂纹,苔黄,脉细滑。方药合拍,已见初效,本次所见之状乃瘀热伤阴,肝肾阴亏之征,仍以解毒化瘀、滋养肝肾为法,加用清热活血通络之品。

处方:水牛角片20克(先煎),赤芍10克,牡丹皮10克,生地黄20克,紫草10克,漏芦15克,狗舌草20克,玄参10克,炙女贞子10克,墨旱莲12克,土茯苓25克,地肤子15克,苦参10克,雷公藤5克,地锦草15克,大黄炭5克,白花蛇舌草20克,人中黄5克。14剂,每日1剂,水煎服。

三诊(1月17日):药后颜面及鼻梁部褐斑日趋消淡,仅隐约可见,足跟肿胀,腰酸缓解,凌晨口干不著,舌脉同前。瘀热毒邪已有清化。前方既效,守原方意,加滋养肝肾之品。

处方:水牛角片20克(先煎),赤芍10克,牡丹皮10克,生地黄20克,紫草10克,漏芦15克,狗舌草20克,玄参10克,炙女贞子10克,墨旱莲12克,土茯苓25克,地肤子15克,苦参10克,雷公藤5克,地锦草15克,白花蛇舌草20克,枸杞子10克。30剂,每日1剂,水煎服。

四诊(2006年2月18日):颜面及鼻梁部褐斑基本消退,足跟胀及腰酸未再出现,口不干渴,纳寐皆可,精神转振。舌质红、苔薄淡黄,脉细滑。原方继服巩固疗效。患者坚持服用上方3个月,病情未见反复,查肝、肾功能均在正常范围。

【诊疗心法要点】系统性红斑狼疮是一种常见的累及多系统多器官的自身免疫性疾病,由于细胞和体液免疫功能障碍,产生多种自身抗体。其发病机制主要是由于免疫复合物形成。本病多发生于20~40岁的中青年,以女性居多,男女的发病比例为1:(8~

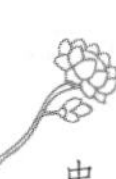

10）。确切病因尚不清楚，可能与遗传、感染、激素、环境、药物等多种因素有关。临床表现较多，病情常缓重交替出现。除全身症状外，还涉及皮肤和黏膜、关节和肌肉，肾脏、心脏、肺、神经系统、血液系统等多脏器、多系统。其中75%～80%的患者出现皮肤病变，40%患者有面部典型红斑成为蝶形红斑。预后与个体的临床治疗经过有关。急性型起病急重，多脏器受累，发展迅速，预后差；亚急性型起病缓慢，虽也有多脏器受损，但病程反复迁延，时轻时重；慢性型起病隐袭，病变多只局限于皮肤，内脏累及少，进程缓侵，预后良好。在中医文献中并无系统性红斑狼疮病名记载，依据其临床表现与多种中医病证相关。本案属系统性红斑狼疮，以斑性皮肤损害为主，可称为"阴阳毒""鬼脸疮""蝴蝶丹""蝴蝶斑""马缨丹""日晒疮"等。一般认为，禀赋不足，脏腑失调为其发病基础；劳倦过度，饮食不当，情志内伤，外感六淫邪毒是其致病原因。周老指出，本病属非感染性发热性疾病，其热毒深重，卫气营血传变过程迅速，一般均有气热传营、气营两燔，甚至营血热盛的病理传变，故宜在中医理论指导下结合辨病，及早应用清气凉营法治疗，以截断病传、减轻病情、减少危逆变证的发生。本案患者血中有热，致火热炽盛，内侵营血，瘀结生毒。治疗本病基本法是凉血解毒，即清热解毒与凉血散血化瘀并用，可防苦寒之品过于凉遏，所谓"凡用清凉，须防冰伏，必佐活血流畅，恐凝滞气血"，以达清血分热毒，散瘀以消斑，凉血以止血，祛瘀以生津，存阴以扶正。血为热搏，瘀热毒血，迫血妄行，留于肌肤，则见面部色斑，牙龈出血，舌质暗红、苔黄。瘀热久而伤阴，肝肾亏虚，则见足跟胀，腰酸，凌晨口干，舌质红，有裂纹。证属热毒血瘀，肝肾阴伤。治以清热解毒，活血化瘀，滋养肝肾，方以犀角地黄汤合二至丸加减。犀角已属禁用品，故用水牛角片代之，"凉血解毒""倾泻热毒""通利结毒""血分之结热，唯兹可以逐之"，赤芍、牡丹皮、生地黄、玄参凉血散瘀止血，炙女贞子、墨旱莲、枸杞子滋补肝肾之阴，漏芦、狗舌草、土茯苓、地肤子、苦参、白花蛇舌草清热解毒；对于热毒瘀血盛者，则加入大黄炭、人中黄、地锦草等，以加强清热解毒、活血散瘀之功；雷公藤活血通络，其提取物对体液免疫及细胞

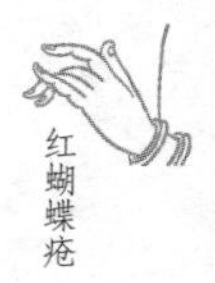

免疫有调节作用。周老所用方药独到,凉血而不凉遏,活血而不破血,解毒而不伤正,止血而不留瘀,养阴而不滋腻,故收效显著。(《周仲瑛医案赏》)

张镜人验案1则

验案

张某,女,27岁。1978年8月9日初诊。主诉:低热伴关节酸楚年余。病史:患者于1977年在黑龙江,因低热、关节酸楚、心悸气急而在当地医院诊治,经检查发现心包积液,拟诊结核性心包炎,予抗结核药治疗,但疗效不明显,于是返沪来上海某医院诊治,经检查找到狼疮细胞,诊断为系统性红斑狼疮。刻诊:低热起伏,关节酸楚,神疲乏力,略有心悸,大便日行2~3次。舌苔黄腻、中剥,脉细。检查:血沉40毫米/小时,狼疮细胞阳性,抗核因子阳性,体温37.4~37.8℃,血压:156/100毫米汞柱,胸片示:心包积液,心脏扩大。辨证:肾阴亏损,湿热不化,络气失宣。诊断:痹症(系统性红斑狼疮)。治法:清热化湿,益肾和络。

处方:炒生地黄9克,赤芍9克,白芍9克,白茅根30克,土茯苓15克,薏苡仁12克,炒桑枝15克,功劳叶9克,独活9克,蒺藜9克,炒黄芩9克,炒滁菊9克,水炙银柴胡6克,秦艽9克,川石斛9克,香谷芽12克。每日1剂,水煎服。

二诊(1978年10月20日):近半月来低热已净,关节仍酸楚,手指青冷发绀,脉细,苔薄腻,拟予和营清热。

处方:丹参9克,赤芍9克,白芍9克,茺蔚子9克,白茅根30克,秦艽9克,炒牛膝9克,炒桑枝15克,虎杖15克,金雀根30克,鬼箭羽9克,野荞麦根30克,炒白术9克,香谷芽12克,白花蛇舌草30克。50剂,每日1剂,水煎服。

三诊(1979年1月10日):关节酸楚尚平,低热已净,手指发绀,进寒即发,脉细,舌红、苔薄,治守上法。上方去野荞麦根,加生黄芪15克、当归9克。

处方：丹参9克，赤芍9克，白芍9克，茺蔚子9克，白茅根30克，秦艽9克，炒牛膝9克，炒桑枝15克，虎杖15克，金雀根30克，鬼箭羽9克，炒白术9克，香谷芽12克，白花蛇舌草30克，生黄芪15克，当归9克。每日1剂，水煎服。

随访：连续治疗半年余，症情获得改善，查血沉：29毫米/小时，以后继续中西医结合治疗，病情较稳定。

【诊疗心法要点】红斑狼疮是一种自身免疫性结缔组织病，多发于15～40岁的女性，男女之比为1∶9，其确切病因尚不十分清楚。本案患者低热、关节酸痛已年余，伴神疲乏力，苔黄腻中剥，此湿热不化、阴液已亏之象，久病虚实寒热经常错杂，先以清热化湿，益肾和络，邪正兼顾，退热蠲痹，数月之后渐见效验。但天气进入冬令，出现手指青紫，遇寒即发，逐渐加重即雷诺现象，故转而加入生黄芪、当归益气养血和络之品。辨证细微，方能丝丝入扣。雷诺现象是气血瘀滞的表现，由肢端小血管痉挛引起。活血化瘀、温经通络是常用的治疗方法，但还不够，要以狼疮本身为主，以全身情况来辨证治疗，常规治法只能处于辅助地位。本案即是治疗狼疮伴雷诺现象成功的范例。（《古今名医皮肤性病科医案赏析》）

周信有验案1则

验案

高某，女，33岁。2005年8月13日初诊。患者于2000年10月开始出现双手遇冷或凉水刺激后发白，以冬季为著。2005年2月因受凉后出现发热、咳嗽、头痛、鼻塞、流涕、全身肌肉疼痛等症，自服感冒药无效。继而颜面部出现片状红斑，双下肢浮肿，同时全身肌肉疼痛加重，随后在某医院住院治疗。入院诊断为系统性红斑狼疮、狼疮性肾炎、狼疮性脑病、贫血。经治疗好转后出院，但继服用甲基泼尼松龙及糖皮质激素。后因病情加重来诊。时见咳嗽，胸

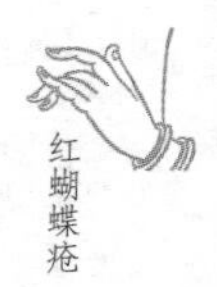

闷,疲乏,面部红斑,全身肌肉关节疼痛,双下肢浮肿,舌红少苔,边有齿痕,脉沉细无力。查红细胞 3.07×10^{12}/升,血红蛋白 80 克/升,血沉 100 毫米/小时,尿蛋白(++);IgG、IgA、C 反应蛋白(CRP)、类风湿因子(RF)均为阳性。胸片示:少量胸腔积液;彩超示:心包积液(少量)。中医辨证属风湿内蕴,酿热成毒,营卫失调,血脉瘀滞,脾肾虚损。治宜补肾益气,清热解毒,祛瘀通络,调和营卫。

处方:淫羊藿 20 克,仙茅 20 克,黄芪 30 克,茯苓 20 克,紫草 20 克,白花蛇舌草 20 克,败酱草 20 克,半枝莲 20 克,板蓝根 20 克,当归 9 克,赤芍 9 克,丹参 20 克,制乳香 9 克,制没药 9 克,桂枝 9 克,白芍 9 克,鸡血藤 20 克。水煎服,每日 1 剂。

随证加减,30 剂后,诸证消除。为巩固疗效,以上方加桑寄生 20 克、补骨脂 20 克、巴戟天 20 克、制附子 9 克、红参 9 克;去紫草、板蓝根、制乳香、制没药,继续服用。2 个月后化验检查,各项指标均已正常,2006 年 4 月随访,诸证再无复发。

【诊疗心法要点】对系统性红斑狼疮的治疗,周老结合系统性红斑狼疮的病因病机及自己 60 多年的临床经验,总结出治疗本病应补肾益气,清热解毒,祛瘀通络,调和营卫四法并用。(薛盟举 2007 年第 1 期《世界中医药》)

金洪元验案 1 则

验案

阿某,女,38 岁。2009 年 4 月以“关节肿痛、浮肿反复 1 年,加重 1 个月”收住我科。入院可见患者关节肿痛,腰痛乏力,面色暗,精神萎靡,双下肢水肿,舌质红、苔薄黄根腻,脉弦滑数。入院检查血常规:血小板 12×10^{9}/升;尿常规:尿蛋白(+++),尿隐血(+++),红细胞 13~15 个/高倍镜,白细胞 6~8 个/高倍镜;24 小时尿蛋白定量 12.5 克/升;肝功能:白蛋白 11.6 克/升;抗核抗体谱:

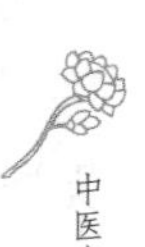

ANA(+),抗 ds-DNA 1∶1 000(+),补体 C_3 0.7 克/升,补体 C_4 0.1 克/升,诊断为狼疮性肾炎。中医辨证以湿毒内蕴。故以忍冬藤汤加减。

处方:生地黄 15 克,忍冬藤 15 克,土茯苓 30 克,黄柏 9 克,苍术 9 克,薏苡仁 15 克,丹参 12 克,大蓟 12 克,小蓟 12 克,黄芪 30 克,茯苓 20 克,大腹皮 15 克。每日 3 次,水煎服。西药给以泼尼松 60 毫克,每日 1 次,顿服。

7 周后患者病情平稳,化验检查血常规:血小板 134×10^9/升;尿常规:尿蛋白(+++),尿隐血(+),红细胞 1~3 个/高倍镜;24 小时尿蛋白定量 5.2 克/升;肝功能:白蛋白 25.5 克/升;抗 ds-DNA 1∶640(+);补体 C_3 1.2 克/升,C_4 0.3 克/升,症状好转出院。每 2 周 1 次门诊复查,尿常规从尿蛋白(+++)~尿蛋白(+);24 小时尿蛋白定量从 5.2 克/升到 2.5 克/升;泼尼松 10~14 天减 5 毫克,至 30 毫克时每月减 5 毫克,减至 1 片维持 1 年以上。目前患者病情平稳,可正常工作。

【诊疗心法要点】金洪元教授指出:狼疮性肾炎初期或活动期应以标实为主,多以热毒和血瘀等邪盛为主要表现,临床上将其辨证为热毒壅盛型,治宜清热解毒,活血化瘀为主,佐以补肾健脾养阴为辅。在缓解期则以正虚为主,多以肾虚和气血阴阳不足为主要表现,根据症状的不同,将其辨证分为脾肾阳虚型、肝肾阴虚型、阴虚内热型,治宜补益肝肾,滋阴降火为主。(迪丽努尔·吐尔洪,热孜万古丽 2012 年第 12 期《河南中医》)

田玉美验案 1 则

验案

邓某,女,33 岁。2007 年 12 月 18 日初诊。因"反复胸闷心慌 5 年,再发 3 天"就诊。患者 5 年前无明显诱因出现胸闷心慌,无胸痛,甚则胁胀,叹气则舒,伴面部蝶状红斑,脱发,口腔溃疡,反复发

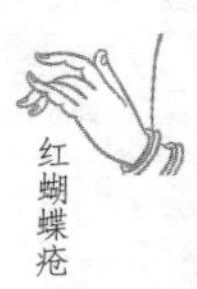

作，平素情绪易波动，近3天来患者受凉后上述症状加重，伴有心烦，寐差，多梦易醒，潮热盗汗，口淡无味，纳后心下痞，手心出汗，右侧乳房痛，双臂酸胀，晨起明显，大便一日3行。舌质红、苔薄白，脉沉结。既往有系统性红斑狼疮病史5年余，未做肾活检。证属阴虚火旺。治法：养阴清热，行气活血。方用五味消毒饮加减。

处方：金银花15克，连翘15克，蒲公英20克，紫花地丁20克，玄参15克，生地黄15克，丹参15克，三七末6克（另包），酸枣仁15克，茯神15克，白芍30克，甘草6克，炒麦芽15克，炒谷芽15克，焦山楂15克，神曲15克，炒鸡内金15克，怀牛膝15克，薏苡仁30克，山药20克。7剂，水煎服，煎药时先用冷水浸泡药物0.5小时后，再用武火煎开，之后文火再煎0.5小时，取汁150毫升，共煎煮3次，分3次温服。

随证加减5个月余，上述症状明显缓解，近半年来激素量维持在每天12.5毫克。

【诊疗心法要点】田老认为系统性红斑狼疮的发病脏腑主要在肝、脾、肾。其病机为本虚标实。肾为先天之本，一身阴阳之根，肾虚不足，百病由生。素体禀赋不足，肾阴亏耗，阴阳失调，气血失和是本病的发病基础。真阴本亏，母病及子，则虚热内生，日久则相火妄动，津液暗耗，肌肤失养，内脏受损，阴损及阳，而致脾肾两虚。由于肾之精不仅来源于父母先天之精，还依赖于后天之本的充养，精血同源，故治脾很重要。脾胃为中焦之枢纽，脾主运化，胃主受纳，脾胃运化失调，则出现纳差，故用炒麦芽、炒谷芽、焦山楂、神曲、炒鸡内金消积除满，健脾除湿；脾虚生痰，痰气互结，胃气上逆而呃逆，嗳腐吞酸，可用法半夏、枳壳降气止逆；脾胃升降失司而出现饭饱或饥饿时胃脘胀，隐痛，可用厚朴、广木香行气止痛。患者多为妙龄女性，常伴情志抑郁，田老认为治疗不仅要固本，还要治标。故在运用疏肝理气、养心安神药物的同时，还应对患者进行心理疏导。（高秀伦，左天，尹锦楠2012年第4期《河南中医》）

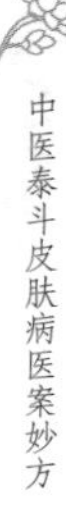

孔光一验案1则

验案

周某,女,34岁。1997年7月8日初诊。患者于1996年2月患系统性红斑狼疮,用大剂量激素(每日40毫克)结合中药治疗,病情不仅未缓解,且进行性加重。患者来诊时每日仍服用激素30毫克(6片),面部、耳后及上肢、上半身大片红斑,高出皮肤,颜色鲜红,尿蛋白(++~+++),血沉31毫米/小时。自觉神疲乏力,胸闷,心悸,肝区痛,经常性鼻衄,脱发多,下肢冷,小腹凉痛,便溏。查舌红、苔黄,右脉滑。中医辨证:脾肾阳虚,营热阻络。治则:调脾肾,清肝热。

处方:山药20克,白术10克,赤芍10克,白芍10克,巴戟天10克,淫羊藿10克,柴胡10克,黄芩10克,青皮6克,陈皮6克,蒺藜15克,牡丹皮10克,紫草10克,黄柏10克,地肤子10克,苦参10克,生牡蛎50克,砂仁6克(后下),肉桂4克,甘草5克,黄连4克,木香4克。7剂。

复诊:腿及小腹冷大减,红斑减淡,心悸好转,仍右侧卧闷,大便日2~3次,舌红、苔黄,右脉细弦。前方去山药,加麦冬30克、白头翁10克,黄连、木香均改为5克。又以上方加减调治1个月,斑疹颜色减淡,瘙痒、脱白皮、鼻衄止,脱发渐少,血沉正常。3个月后病情开始缓解,10个月时尿蛋白(+),至1年时尿蛋白基本转为阴性,皮损全部消退,留皮肤色素沉着,至两年时尿蛋白持续稳定转阴。2001年5月患者进行了全面化验检查:血、尿常规、蛋白电泳、抗核抗体、C3、C4、总胆固醇、高密度脂蛋白胆固醇、低密度脂蛋白胆固醇等,除抗核抗体仍呈低滴度阳性外,余基本正常。激素用量也由30毫克减至2.5毫克(半片)。治疗过程中病情无反弹,随访至今,患者工作、生活正常。

【诊疗心法要点】孔老认为,本例患者证属素体脾肾阳气不足,

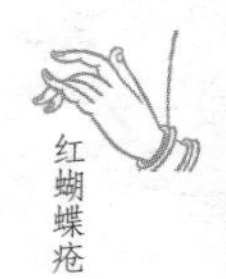

肝血亏损，复外感邪毒，致肝热内盛，营热阻络，病机为上实下虚，上热下寒，故面部及上半身红斑、鼻衄、脱发，而小腹及下肢冷痛、便溏。心悸属肝热扰心，母病及子。故以调脾肾，清肝热为治疗大法。用山药、白术、陈皮、巴戟天、淫羊藿、肉桂健脾温肾，固其下元；用赤芍、白芍、柴胡、黄芩、青皮、牡丹皮清肝泻热；用生牡蛎、蒺藜育阴、平肝、潜阳；紫草、黄柏、地肤子、苦参燥湿解毒消斑。整个治疗过程中始终围绕温补脾肾阳虚与清解营热阻络之重心，再依据具体情况辨证加减。（李晓君，辛瑛2003年第1期《北京中医药大学学报》）

禤国维验案1则

验案

李某，男，42岁。2003年12月7日初诊。患者面颊部出现红色斑片5年。外院确诊为系统性红斑狼疮，每日口服泼尼松40毫克，病情有缓解，但时有低热，心烦乏力，手足心热，视物不清，脱发，要求中医治疗。诊查：面色暗红，神疲，颜面部可见边界不清的浸润红斑，双侧近、远端关节均肿胀，指尖瘦削，关节处可见火山口样溃疡，舌红、无苔，脉细数。ANA 1∶640，尿蛋白（++），血沉66毫米/小时，血红蛋白63克/升。诊为红蝴蝶疮，证属肝肾阴虚，治以滋阴补肾，用知柏地黄丸加减。

处方：熟地黄、怀山药、茯苓、黄柏、牡丹皮、积雪草、墨旱莲各15克，泽泻、知母、徐长卿各12克，山茱萸9克，鸡血藤30克，甘草10克。同时服用泼尼松20毫克和适量火把花根片。

服上方1月，症状明显减轻，低热消退，自觉精神转佳，手指关节溃疡控制，呈愈合趋势，去积雪草、徐长卿，加女贞子、菟丝子各15克，白术10克继续治疗，并逐渐减激素至10毫克/天。半月后病情明显好转，ANA 1∶80，血红蛋白97克/升，血沉11毫米/小时，不适症状基本消失。嘱其口服泼尼松5毫克/天，继续服中药1个月，随访半年未见复发。

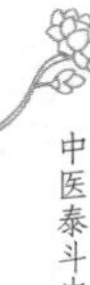

【诊疗心法要点】对于本病的治疗，禤老主张在急性作期应以激素为主，迅速控制病情，保护重要脏器，同时辅以清热解毒，凉血护阴之中药。病情控制后，由于病变的破坏和消耗，加之大剂量激素引起的副作用，患者会出现神疲乏力、心烦低热、自汗盗汗、舌红少苔等症状，中医认为是病邪、药物伤及津液，而致气血两伤、阴阳失调之故。此时运用中药扶正祛邪，益气养阴，调和阴阳，既可减少激素的副作用，又可稳定病情，恢复患者体质。如本例用六味地黄丸滋阴补肾，肾阴得充，上济于心，虚火得降；方中知母、黄柏共助降火；积雪草清热解毒、止痛宁疮助溃疡愈合；徐长卿祛风解毒、活血止痛，助面部皮疹及四肢关节疼痛消退；墨旱莲、女贞子、菟丝子滋肾；白术健脾；鸡血藤活血通络；甘草补脾益气，调和诸药。（金培志，汪玉梅2005年第2期《河南中医》）

红蝴蝶疮验方

周信有验方1则

验方：狼疮汤

【药物组成】淫羊藿20克，桑寄生20克，补骨脂20克，巴戟天20克，黄芪30克，紫草20克，白花蛇舌草20克，半枝莲20克，板蓝根20克，当归9克，赤芍9克，丹参20克，桂枝9克，白芍9克，鸡血藤20克，乌梢蛇9克，全蝎6克。

【功效主治】补肾益气，清热解毒，祛瘀通络，调和营卫。

【方义】方中淫羊藿、桑寄生、补骨脂、巴戟天4药并用以补肾固本，鼓舞正气。黄芪补益脾肺，既能顾护后天之本又能调节肌表腠理。紫草、白花蛇舌草、半枝莲、板蓝根清热解毒；当归、赤芍、丹参补血活血，祛瘀通络；桂枝、白芍调和营卫；鸡血藤、乌梢蛇、全蝎祛湿除风。诸药合用，共奏补肾益气，清热解毒，祛瘀通络，调和营卫之功，使祛邪而不伤正，扶正补虚而不恋邪。体现了"复方多法、综合运用、整体调节"的思想。

【加减应用】如偏于阳虚者加制附子；阴虚则酌加鳖甲、枸杞子、女贞子；体虚乏力者加红参、白术；血瘀甚者加制乳香、制没药、三七；肌表红斑重者加白芷、防风、蝉蜕；肢节痛甚者酌加羌活、独活、细辛、延胡索；浮肿者加猪苓、茯苓、泽泻；精神症状严重者加酸枣仁、远志。

【附】方名系杨建宇拟加。（薛盟举 2007 年第 1 期《世界中医药》）

金洪元验方 1 则

验方：忍冬藤汤

【药物组成】生地黄 12 克，忍冬藤 12 克，土茯苓 30 克，黄柏 9 克，苍术 9 克，薏苡仁 15 克，丹参 12 克，大蓟 12 克，小蓟 12 克。

【功效主治】清热解毒，滋阴除湿。

【方义】方中忍冬藤清热解毒；生地黄、黄柏清热滋阴，凉血除虚热；土茯苓、生薏苡仁健脾利水，解毒除湿；丹参活血化瘀，理气通络，对改善肾脏微循环，消除蛋白尿，恢复肾功能有较好作用。上述中药能刺激网状内皮系统增加白细胞吞噬功能，养阴药生地黄可使抗体生成期延长，有升白、提高免疫功能的作用。（迪丽努尔·吐尔洪，热孜万古丽 2012 年第 12 期《河南中医》）

风 瘙 痒

风瘙痒是一种无明显原发性皮肤损害而以瘙痒为主要症状的皮肤感觉异常的皮肤病，亦称痒风。《外科证治全书》记载："遍身瘙痒，并无疮疥，搔之不止。"相当于西医的皮肤瘙痒症。其特点是：皮肤阵发性瘙痒，搔抓后常出现抓痕、血痂、色素沉着和苔藓样变等继发性损害。临床上有局限性、泛发性两种。局限性者以阴部、肛门周围最为多见，泛发性者可泛发全身。

风瘙痒医案

路志正验案1则

验案

任某，女，44岁，医生。1980年12月5日初诊。患者2个月前感冒，鼻流清涕，头痛，咽痛，不发热。服羚翘丸、感冒冲剂，不愈。1周后口唇起泡痒痛，头皮瘙痒，夜间加重。继而周身皮肤遍起小泡，奇痒难忍，搔破后有清水流出，结痂透明，虽用清热、解毒之类中药多剂罔效。近1周来病情加剧，遂来院就诊。除上述诸证外，兼有咽痒时咳、心烦急躁、大便溏薄、清涕、头痛、少汗等症。纳可，小便正常。舌质暗红、白腻苔，脉沉弦数。此乃积湿伏热之体，偶触风寒，误犯凉遏，而致火郁。郁火与湿浊交结变发为疱疹痒痛，属火郁证也。治宜解表、化湿、透热。俾湿开热透，表气宣和，郁火自散，痒痛自退。

处方：生黄芪12克，炒白术9克，防风9克，藿香6克（后下），

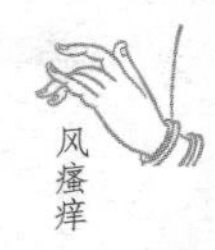

羌活5克，牡丹皮10克，地肤子10克，薏苡仁15克，炮姜3克，甘草6克。3剂，每日1剂，水煎服。

复诊（12月18日）：患者自述于第1剂药服后50分钟即觉全身微痒，少有汗出，口唇周围有跳动发热感；两小时后痒止，身轻，顿觉舒适，口唇疱疹也近消失。3剂药后，头部、手指部之疱疹已干燥结痂，心烦急躁等症已失。唯大便虽已成形，但仍不坚。近日来又因室内暖气供热不好，感冒风寒，鼻仍窒塞，且有咽干、咳嗽等症。舌质仍暗红，苔薄白稍腻，脉沉弦小滑。寒湿有渐化之象，郁热有外透之机。继以前法进退之。原方去藿香、炮姜，加紫苏叶、生姜、苦参。

处方：生黄芪12克，炒白术9克，防风9克，紫苏叶9克（后下），羌活5克，牡丹皮10克，地肤子10克，薏苡仁15克，甘草6克，生姜3片，苦参6克。3剂，每日1剂，水煎服。

药后诸证皆除。

【诊疗心法要点】路老在临证时经常谈到以感冒颗粒泛治各种感冒的弊病，指出感冒冲剂由大青叶、板蓝根、草河车、连翘等药组成。药多苦寒沉降，缺乏辛散之品，不仅风寒外感用之欠妥，即风热初起用之亦常有凉遏之变。唯伏热内发而不兼外感者，用之为宜。本病例初起为风寒外感挟伏热蕴湿之证，误以辛凉、苦寒之剂治之，遂使表气抑遏，伏热内郁，与蕴湿交蒸而为痒疹。故以羌活、防风祛风胜湿，开发腠理；炮姜、炒白术温脾健运，以复枢机；薏苡仁、地肤子利水渗湿，以清下源，且地肤子能通行而治湿疮，更以藿香芳化辟浊，牡丹皮凉血行滞，黄芪实卫整复开阖，甘草凉润泻火解毒。如是则湿毒分利，郁火由肌表透发，交结之势不存，疱疹瘙痒诸证自然随之而失。（王鹏宇1990年第3期《内蒙古中医药》）

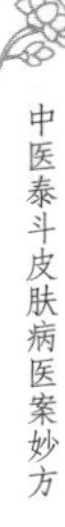

颜德馨验案1则

验案

赵某,女,19岁。3年来双下肢出现多个小硬结节,逐渐增多,瘙痒甚剧,经治疗瘙痒已减,但双下肢仍见多个豌豆大小肿块,高于皮肤,呈暗褐色,舌暗、苔薄,脉弦细。诊为结节性痒疹。证属痰瘀交结,气凝血滞。治宜活血软坚散结。

处方:桃仁9克,红花9克,赤芍9克,牡丹皮9克,黄药子9克,炮穿山甲9克,连翘9克,荆芥9克,防风9克,蝉蜕6克。7剂,每日1剂,水煎服。

药后结节有转红之势,已无瘙痒,舌暗、苔薄,脉细涩。守前方加重软坚散结,上方加三棱、莪术各9克。

处方:桃仁9克,红花9克,赤芍9克,牡丹皮9克,黄药子9克,炮穿山甲9克,连翘9克,荆芥9克,防风9克,三棱9克,莪术9克,蝉蜕6克。每日1剂,水煎服。

共服药2个月,结节平,瘙痒亦止。(吕立言2004年第2期《新中医》)

朱良春验案1则

验案

王某,34岁。痒疹已起2个月余,曾经泼尼松、马来酸氯苯那敏等治疗,尚可控制,但停药复作,又服祛风止痒之中药多剂,收效不著。就诊时疹遍布于周身,其色或白或赤,并可见多处搔破之指痕,每逢外出吹风则疹出尤多。脉浮弦,苔薄。此因久发体虚,卫外不固,兼之营中郁热未清,风邪留著。亟宜益气固表,活血消风。

处方:生黄芪20克,防风8克,生地黄30克,当归10克,赤芍

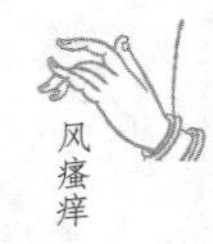

10克，川芎6克，益母草15克，豨莶草16克，徐长卿15克。5剂，每日1剂，水煎服。

上药服后，瘙痒锐减，疹块渐清。继服10剂，顽疾得瘥。

【诊疗心法要点】《神农本草经》早有益母草“瘾疹痒，可作浴汤”的记载，内服之功亦相近似。朱师认为：“益母草的消风止痒作用，全在其能入血行血，盖血活风自散也。”风疹之疾，初起当侧重宣肺，盖肺主皮毛，肺气开，风气去，痒遂止耳。若久发营虚，风热相搏，郁结不解，则痒疹此起彼伏，顽固者痒疹硬结难消，令人奇痒难忍，甚或心烦不寐。此时当宗“久病多虚”“久病多瘀”之旨，以营虚为本，以瘀热不散、风气不去为标，采用养营、活血、消风之品，方可奏效。朱师恒以四物汤为主方，重用生地黄至30克，伍入益母草、徐长卿等，奏效较捷。（朱良春，朱步先1984年第5期《上海中医药杂志》）

班秀文验案1则

验案

陈某，女，31岁，干部，已婚。1981年12月2日初诊。去年10月分娩第一胎之后，每隔3～4个小时不喂乳则乳房膨胀，全身瘙痒，或起丘疹，待婴孩吸乳后，乳房不胀，则身痒、丘疹消退。从昨日下午起，断乳不喂，今晨早起，即感乳房胀满疼痛，全身发痒，面部及四肢肿胀，皮肤起丘疹，色红，越抓丘疹越多，乍寒乍热，全身不舒。脉弦细涩，舌苔正常。面部及四肢红肿，全身皮肤有大小不一、稀密不均之丘疹，色红。诊断：断乳痒疹。辨证：乳络不通，风火相煽。治则：开郁行滞，活血通络。

处方：生麦芽60克，山楂30克，当归尾5克，赤芍5克，栝楼壳10克，桔梗3克。3剂，每日1剂，水煎服。

【诊疗心法要点】乳头属厥阴肝经，乳房为多气多血之阳明经所属，心属火而主血脉。患者产后乳房稍胀即全身瘙痒而起丘疹，得

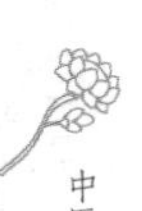

婴孩吮乳后，乳络通畅，则痒消疹退，可知其本为气血旺盛，水火阳盛之体。今断乳不喂，乳络不通，乳汁壅盛于乳房，以致风火相煽，波及全身血脉，所以不仅乳房胀满疼痛，而且全身发痒而起丘疹，即《黄帝内经》所谓"诸痛痒疮，皆属于心"。亦即张景岳"热甚则疮痛，热微则疮痒"之意。证属乳络不通，风火相煽而起痒疹，故以生麦芽、山楂化积导滞以回乳，当归尾、赤芍活血化瘀，栝楼壳、桔梗利气宽胸，使血脉通畅，营卫调和，则痒消疹退。(《班秀文妇科医论医案选》)

陈彤云验案1则

验案

刘某，男，68岁。2000年4月13日初诊。周身皮肤瘙痒40年，未起明显皮疹，冬重夏轻，经多方治疗，顽固不愈，并伴有糖尿病。刻诊：患者皮肤瘙痒，夜晚较重，口干喜饮，大便日2次(自服通便药)，小便正常，舌红、苔白少津液，脉弦细。皮肤检查：周身皮肤干燥，无明显皮疹。西医诊断：皮肤瘙痒证；中医诊断：痒风。证属阴血不足，虚风内动。治宜滋阴养血，平肝熄风。

处方：沙参20克，天花粉15克，生地黄15克，石斛10克，何首乌15克，黄精15克，地骨皮15克，青蒿15克，白鲜皮20克，蒺藜20克，生龙齿30克，白芍20克，乌梅15克，五味子10克，甘草6克。7剂，水煎服。外用硅霜外涂，日2次。

患者服前方1剂即明显好转，服完7剂已基本不痒。继服前方14剂。数周后，患者介绍其他患者来诊时告知，瘙痒一直未复发。

【诊疗心法要点】临床上常遇到一些慢性皮肤病，缠绵不愈伴有皮损干燥、口干、舌红少苔等阴血不足的表现，治疗上应当滋养阴血，但滋阴药有滋腻之弊，医者往往不敢多用重用，因而导致见效较慢，疗效不尽如人意。这是因为慢性皮肤病多与风、湿、瘀邪有关，而阴虚则可使体内形成风、湿、瘀邪。阴虚则阳相对亢盛，形成阴虚

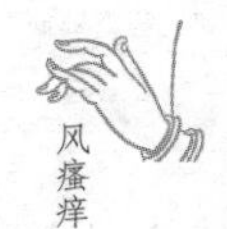

风动;阴虚则气易滞,气滞则运化失常,导致湿阻、血瘀。如不能迅速补阴治本,则风难熄,湿难化,瘀难除。陈老师针对这类病证则敢于在辨证论治的基础上多用重用养阴药,往往选5~6味养阴药同用。陈老师常选用的养阴药有生地黄、玄参、麦冬、沙参、石斛、天花粉、玉竹、黄精等。对病重者,有时为增强养阴之力,还常配合酸甘化阴法,加用白芍、乌梅、五味子、甘草。在重用养阴药的同时,她也注意辨证配伍用药。(卢仲喜2001年第3期《北京中医》)

吕仁和验案1则

验案

王某,男,59岁。患者于1978年夏季出现多饮,多食,多尿,身体渐进性消瘦而到医院就诊。查:空腹血糖11.1毫摩尔/升,尿糖定性(++++),即服用D—860、优降糖(格列本脲)、降糖灵(苯乙双胍)等药物治疗,血糖基本控制在10毫摩尔/升左右,近两年来出现全身皮肤疱疹、瘙痒,夜间尤甚,搔抓溃破则流黄色分泌物,先后在多家医院就诊。经运用中西药物治疗终不痊愈,而于1992年9月2日请吕老师诊治。症见:全身皮肤满布点、片状色素沉着,皮肤增厚,脱屑,瘙痒难忍,入夜更甚,全身可见抓痕,伴见精神倦怠,肢体乏力,心烦急躁,舌质暗红、苔白,脉沉细。空腹血糖10毫摩尔/升,尿糖定性(++++),尿蛋白(++),尿隐血(+++),血压120/75毫米汞柱。诊断:糖尿病合并皮肤瘙痒、肾脏病变。证属气阴两虚,血瘀受风,治宜益气养阴,活血祛风。

处方:黄芪15克,当归10克,玄参30克,桑白皮30克,丹参30克,赤芍30克,牡丹皮15克,山药10克,地骨皮30克,芡实15克,防风3克,荆芥3克,白鲜皮10克,地肤子10克。7剂,水煎服。患者在服用中药期间,仍服用原降糖药迟美康,剂量为80毫克,1日2次。

服后复诊,患者瘙痒减轻,夜间亦可入眠。此后守上方加白花舌蛇草30克,共服28剂,瘙痒悉除,原皮肤色素沉着,增厚现象消失,而见皮肤润泽、柔软。患者精神好,身体有力,饮食、饮水正常,尿8项检查,尿糖定性(+),余正常。

【诊疗心法要点】糖尿病出现之皮肤瘙痒,一般说是因为血糖升高,导致全身微小血管改变。该患者肤痒难忍,影响睡眠,甚时坐卧不宁,患病4年久治不愈。吕老认为,本证系气阴两虚,血瘀受风所致。治疗以益气养阴、活血祛风为大法,以黄芪、玄参益气养阴;丹参、牡丹皮、赤芍凉血活血;荆芥、防风、桑白皮、白鲜皮、地肤子散肌肤之风,润肌肤之燥;伍山药、芡实滋补脾肾,以固涩精微,助濡养肌肤。血脉活,肌肤润,风邪祛而瘙痒自除。(姚克敏,任自实1994年第11期《中医杂志》)

田玉美验案1则

验案

祝某,男,30岁。1989年11月初诊,4年前入冬,不明原因双侧肘膝以下奇痒,并出现散在红疹点,痒甚置凉水中得暂缓,遇热又重,春季自消,之后每年10月份病又发,用激素类、非那根(异丙嗪)及祛风解毒之剂罔效。症见神疲乏力,心烦失眠,肘膝以下皮肤粗糙潮红,抓痕累累,间有红色丘疹和点状血痂,无苔藓样变,舌质红、苔白,脉沉细。证属客邪外袭,卫郁营滞。治宜助阳发表,养血通络。

处方:①败酱草、薏苡仁、鸡血藤各30克,熟附片、木通、川芎各6克,当归12克,赤芍、白芍、川牛膝各10克,生地黄、土茯苓、威灵仙各15克,忍冬藤20克。7剂。②乌梅、白及各20克,甘草15克,芒硝30克(冲入)。煎汤熏洗患部,每日2次,旬日来人告病愈,随访病未作。

【诊疗心法要点】入冬人体阳气潜藏,客邪袭表,致卫阳闭遏,营阴郁滞而成本病。四肢为缚阳之本,邪客阳郁,肢节为之应;风寒蕴

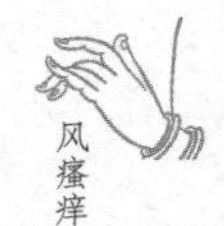

于肌肤；营滞成热，则瘙痒，起疹；春季阳气升发，腠理开泄，邪因外出，故不治而愈。须助阳发表，养血通络，假邪以出路方切病机。取薏苡附子败酱散振奋阳气、泻邪外出；忍冬藤、威灵仙驱邪通络；四物汤加川牛膝、赤芍养血活血，此即“治风先治血，血行风自灭”之理；木通一味具有利血脉通阳气之功，又有导邪外出之效。配用解毒消肿，收敛生肌的熏洗药，其效益彰。（邵冬珊 1992 年第 2 期《中医函授通讯》）

血 风 疮

血风疮属瘙痒性皮肤病之一种，出自《疮疡经验全书》卷六。本病多因肝经血热，脾经湿热，肺经风热交感而发。初起者形若粟米，瘙痒无度，日轻夜重，其发多无定处或布遍全身。若抓破则流黄汁，浸淫成片。久则风毒郁结肌肤，耗血而火生，瘙痒更加剧烈，溃破则流血水。伴有心烦不寐，咽干口渴，大便燥结，小便赤涩。治疗宜祛风凉血解毒之剂，初期可内服消风散；若出现血虚风燥之证，则可选服地黄饮子。外用可选雄黄解毒散煎水熏洗，疮面涂搽黄连膏，或用润肌膏。本病约相当于丘疹性湿疹，或皮肤瘙痒症，或紫癜性色素性皮炎等病。

血风疮医案

颜德馨验案1则

验案

董某，男，55岁。病史：开始于右足背出现多数针头大小之红色皮疹，呈小片状，轻度瘙痒，1个月后左足背亦出现同样损害。此后皮疹逐渐增多，发展到双小腿，曾应用抗过敏药物，未见效果。家族中无类似病史。初诊：右小腿伸侧有10处直径1～2厘米之皮损区，边界清楚，表面呈轻度苔藓样变，中央及边缘可见多个针尖大小之紫斑分布及黄褐色色素沉着。左小腿亦有6处同样损害，舌质暗红、苔净，脉弦。血瘀内阻，滋于外络。拟疏肝利气，清热化瘀。

处方：桃仁9克，红花9克，赤芍9克，当归9克，枳壳9克，桔

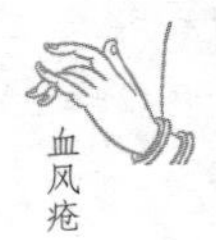

梗9克，牛膝9克，川芎4克，生地黄30克，柴胡6克，生甘草6克。20剂，每日1剂，水煎服。

服药20剂，大部分紫癜损害消退，瘙痒减轻，继服20剂，皮疹消退，仅遗留色素沉着。

【诊疗心法要点】色素性紫癜性苔藓样皮炎以色素沉着和圆形紫癜样小丘疹互相融合成片，呈轻度苔藓样变伴毛细血管扩张为其特征，其病程缠绵多年不愈，西医无特殊疗法。颜氏认为此病由于血瘀内阻，滋于外络而见发斑，郁久血燥伤阴则肌肤失养，故有皮肤粗糙而作痒的症状。治宜活血化瘀，宣肺清热。本例以桃红四物汤贯通气血，以消瘀滞，用药特点是方中重用生地黄清热润燥，桔梗畅宣肺气，因肺主皮毛，为不可缺少的引经药物。故治疗月余，皮疹消退。(《古今名医皮肤性病科医案赏析》)

胎　记

胎记又称为“母斑”或“痣”，是皮肤组织在发育时异常的增生，在皮肤表面出现形状和颜色的异常。胎记可以在出生时发现，也可能在出生几个月后才慢慢浮现。胎记一般可分为色素型及血管型，常见的色素型包括太田母斑、先天黑色素母斑、咖啡牛奶斑等；血管型则包括葡萄酒色斑、草莓样血管瘤等。

胎记医案

贺普仁验案1则

验案

陈某，女，34岁。患者左面部可见连成片状的蓝黑色胎记，上至发际，下至下颌，内至鼻梁口唇，外至左耳前，颜色均匀，质地较硬。

治疗：普通火针针刺胎记边缘，针孔之间1～2毫米，色深处多刺几针。

2周后复诊时可见针刺部位呈点状的颜色变浅。以后每周1次以同法施治，5次后上额部、鼻梁、下颌部颜色变浅，并与正常皮肤自然融合。10次后，整个胎记部位的蓝色变浅，略透红色，且皮肤质地变软。第14次治疗加用背部痣点的刺络拔罐，1周后患者自觉面部柔软光亮。连续8次配合放血疗法后，胎记内可见肉红色，且鼻翼旁有2厘米×3厘米大小部位，蓝色基本褪去。后又经近20次治疗，大部分皮肤已基本恢复正常色泽。

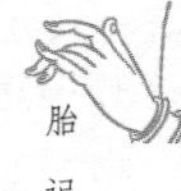

【诊疗心法要点】本病首次记载于《太平圣惠方》。患者虽无其他不适症状,但因其影响自身形象,常给患者沉重的思想负担。胎记部位的色素沉着是气血不调、阴阳失衡的表现。本病温通法、强通法并用,激发经气,通调气血,温煦阳气,使气血畅通,阴平阳秘,疾病可愈。从现代医学分析,火针可刺激胎记部位的血管和神经,毛细血管扩张,改善局部供血,加速新陈代谢,色素沉着自然会随之减少,恢复正常的皮肤色泽。治疗前,应向患者说明治疗过程,可请第三者帮助固定治疗部位,以免患者不自觉地闪躲,影响针刺部位和深度的准确。初期治疗时,可从病变外周开始,以后逐渐深入内部,针刺密度可根据患者耐受程度、胎记颜色深浅等因素酌情掌握。每周治疗 1 ~2 次。治疗后,嘱患者当天和次日减少针刺部位的接触和触摸,针孔会在 3 ~4 天后自然愈合,不留痕迹。

胎记妙方

贺普仁验方 1 则

验方:胎痣针刺方

【取穴】阿是穴,背部痣点。

【功效主治】激发经气,调气活血。

【刺法】阿是穴火针密刺,不留针,深度 1 ~2 厘米为宜。在背部寻找痣点,即棕色和黑棕色,芝麻大小的色素沉着点。每次找 3 ~4 个点,以三棱针挑刺肌纤维出血,并在出血部位拔罐 10 ~15 分钟。(《中国现代百名中医临床家丛书:贺普仁》)

皮 肌 炎

皮肌炎是一种较少见的自身免疫性结缔组织疾病，主要侵犯皮肤、肌肉及血管，严重时可并发各种内脏病变。临床以肌肉炎症及变性引起对称而多发的肌肉疼痛和触痛为主，并见痿软无力，同时皮肤发生毛细血管扩张、对称性充血、色素沉着等皮炎症状，为缓慢或亚急性发病。中医认为本病属"痿证"范畴，重者可按虚损论治。

皮肌炎医案

邓铁涛验案 1 则

验案

梁某，男，14 岁。1993 年 2 月 12 日初诊。四肢无力伴疼痛、触痛 5 月，面部皮肤蝶形红斑 9 年。患者 5 岁时因发热后，左侧脸部近颧骨处皮肤出现一小红斑，无痛痒，未系统治疗。后渐向鼻梁两侧颜面扩展，7 岁时红斑已形成蝴蝶状。某医院皮肤科经血、尿等相关检查排除红斑狼疮病变。当年回乡下生活 20 余天，进食清凉之品，红斑曾一度消失，后又复发。1992 年 9 月发热（体温 38℃）后出现四肢无力，伴肌肉疼痛，登高困难，双腿疼痛。1993 年 1 月入住某医院，经检查诊为皮肌炎，并以激素治疗（泼尼松 15 毫克，每天 3 次），症状未改善，兼见颈肌疼痛，要求中医治疗。诊见：颜面对称性红斑，四肢肌力减弱，下蹲起立无力，需用上肢支撑，伴大腿肌肉疼痛，下楼困难缓慢，需双手扶栏，双大腿肌肉瘦削，四肢肌肉压痛，颈肌疼痛，低热。体重下降，舌嫩红、苔白厚，脉细稍数无力。实验室

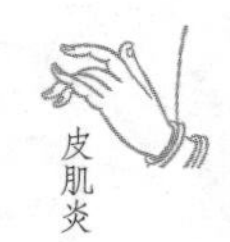

检查:血清抗核抗体阳性,补体 C_4 0.7 克/升,血沉34毫米/小时,心电图示窦性心律不齐,肌电图示肌源性损害。西医诊断:皮肌炎;中医诊断:肌痹。证属气阴两虚,湿热郁结皮肤,痹阻经络。治宜养阴益气,健脾祛湿,活络透邪。

处方:青蒿10克,牡丹皮10克,知母10克,鳖甲20克(先煎),地骨皮20克,太子参24克,茯苓15克,白术15克,甘草6克。7剂,每日1剂,水煎服。

二诊(2月19日):自觉下蹲活动时腿部肌肉疼痛减轻,体力增加,能独自登上六楼,但感气促,大便每天1次,颜面部皮肤红斑色变浅,舌边嫩红、苔白稍厚,脉细重按无力。效不更方,守方,太子参、地骨皮、鳖甲用量增至30克,白术减为12克。

处方:青蒿10克,牡丹皮10克,知母10克,鳖甲30克(先煎),地骨皮30克,太子参30克,茯苓15克,白术12克,甘草6克。每日1剂,水煎服。

三诊(3月12日):经1月治疗,面部红斑逐渐缩小、色变淡,双臂力及下肢肌力均增强,肌痛减,腿部肌肉增粗,唯下蹲稍乏力,泼尼松用量由半月前每次15毫克减为10毫克,每天3次,现再减为早上10毫克,中午、晚上各5毫克,近4天来伴鼻塞、咳痰,舌嫩红、苔白,脉细右尺沉,左尺弱。守一诊方加苦杏仁10克,桔梗、橘络各6克。

处方:青蒿10克,牡丹皮10克,知母10克,鳖甲20克(先煎),地骨皮20克,太子参24克,茯苓15克,白术15克,甘草6克,苦杏仁10克,桔梗6克,橘络6克。每日1剂,水煎服。

四诊(4月9日):上方加减治疗又服1个月,面部红斑渐消失,肌肉复长,体重比入院时增加7千克,肌力增强,下蹲时肌痛消失,动作灵便,行走不觉疲乏,泼尼松减至每次每天3次。满月脸消减,半夜易醒,口干多饮,痤疮反复发作,舌略红、苔白,脉细尺弱。

处方:青蒿10克,牡丹皮10克,鳖甲20克(先煎),地骨皮30克,五爪龙30克,太子参30克,知母12克,生地黄12克,白术12克,茯苓12克,山药18克,甘草6克。每日1剂,水煎服。

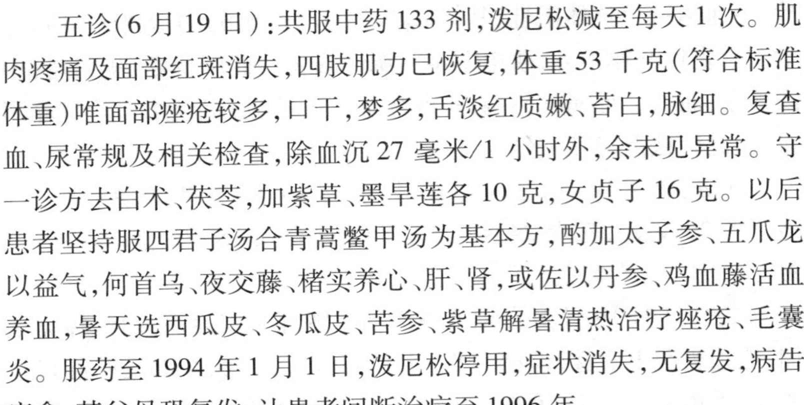

五诊(6 月 19 日):共服中药 133 剂,泼尼松减至每天 1 次。肌肉疼痛及面部红斑消失,四肢肌力已恢复,体重 53 千克(符合标准体重)唯面部痤疮较多,口干,梦多,舌淡红质嫩、苔白,脉细。复查血、尿常规及相关检查,除血沉 27 毫米/1 小时外,余未见异常。守一诊方去白术、茯苓,加紫草、墨旱莲各 10 克,女贞子 16 克。以后患者坚持服四君子汤合青蒿鳖甲汤为基本方,酌加太子参、五爪龙以益气,何首乌、夜交藤、楮实养心、肝、肾,或佐以丹参、鸡血藤活血养血,暑天选西瓜皮、冬瓜皮、苦参、紫草解暑清热治疗痤疮、毛囊炎。服药至 1994 年 1 月 1 日,泼尼松停用,症状消失,无复发,病告痊愈,其父母恐复发,让患者间断治疗至 1996 年。

【诊疗心法要点】邓教授认为,本病在发病过程中以皮损为主者,应以皮肤红斑论治;如以四肢肌肉疼痛为主者,则以痹证论治;若以肌肉无力为主者,应以痿证论治;若病变向深重发展,形体受损延及内脏者则可按虚损论治。本病多虚实夹杂,患者多见禀赋不足,气血内虚,病邪侵袭,致湿热交结,气血凝滞,经络痹阻而病发。急性发病者,多见于儿童,儿童为稚阴稚阳之体,形体娇嫩,加之禀赋不足,正气内虚,不足以抗病,致使发病急剧,发生全身中毒症状,很快累及脏腑,数周内危及生命。慢性发病者,病程缠绵难愈,严重者日久内虚,形体受损,活动不能,终至危及生命。因本病多为虚实夹杂症,治疗应时时顾护正气,扶正祛邪,有利于疾病的康复。

本案患者 5 岁时因发热出现面部红斑,不痛不痒,如《诸病源候论·卷三十一》所云:"面及身体皮肉变赤,与肉色不同,或如手大,或如钱大,亦不痒痛,谓之赤疵。此亦是风邪搏于皮肤,血气不和所生也。"加上失治,患者正气虚弱不足以御邪,故使病邪留恋,经久不愈,日渐加重,至 7 岁时形成蝶形红斑。关于经久不愈的蝶形红斑,《中医症状鉴别诊断学》在"皮肤红斑"条中归类为"虚斑",病机属阴虚火旺。由于正气受损,病邪郁于肌表,延至 13 岁时,又复感外邪发热,时值 9 月,暑湿与内热相搏,使由表及里,痹阻经脉,侵犯肌肉,致使肌肉疼痛,痿软无力,发为肌痹。一诊见患者面部红斑,肌肉酸痛,痿软无力,舌质嫩红,脉细数无力,此乃气阴亏损,阴虚内热之候，舌苔白厚为湿邪内蕴之见证。病邪日久缠绵，肌肉萎缩无力，直接影响患者的生长和活动力，所以治疗肌肉病成了关键。根据“脾主肌肉四肢”“脾主运化”理论，治疗以健脾为主，执中央以运四旁，生化气血以充养肌肤，运化水湿以祛湿邪，达到扶正祛邪目的。方选四君子汤健脾祛湿，化生气血。方中以太子参易党参，切合小儿稚阳之体补气而不助火，因邪热深伏，日久伤阴，故选青蒿鳖甲汤养阴搜络透热，取青蒿芳香性散，能透络诱邪外出，鳖甲直入阴分，滋阴入络搜邪，地骨皮、牡丹皮、知母凉血滋阴，清退虚热。诸药合用，共奏滋阴透邪之功。

在整个治疗过程中，以四君子汤合青蒿鳖甲汤为基本方，并针对病变过程中气阴的变化，虚热湿邪孰多孰少，四时气候变化，标本缓急的不同，灵活加减。因药证相合，故获效。值得注意的是，本病缠绵难愈，后期患者体质多有虚损的一面，正虚难以御邪，病情反复，所以巩固治疗，扶正祛邪，补虚救损，是本病后期治疗必须注意的。（邓中光2002年第12期《新中医》）

张鸣鹤验案2则

验案1

刘某，女，16岁，山东青岛人，学生。2007年3月10日初诊。病史：发现颜面、前胸、两侧前臂红斑半年余，全身乏力，四肢肌肉酸胀不适，无疼痛，颜面皮肤有烧灼感，心烦口渴，阵发心悸，有时低热，体温不超过37.5℃，过去无重要发病史。查体：体温37.2℃，舌质尖红、苔薄白，脉象沉细数。发育营养中等，两侧眼睑有紫红色斑，两侧颜面、前胸、两前臂有片状鲜红色斑，两臂红斑表面有细鳞屑，心脾无异常，肝脾无肿大，四肢肌肉有轻痛，两下肢肌力明显减弱，肌力约Ⅲ级，蹲下后不能起立，上楼时须有人扶持。化验血象正常，血沉：58毫米/小时；谷草转氨酶：76单位/升；肌酸磷酸激酶：884单位/升；乳酸脱氢酶：560单位/升；肌酸激酶同工酶（CKMB）：

64 单位/升;α－羟丁酸脱氢酶:224 单位/升;尿(－)。西医诊断:皮肌炎;中医诊断:温毒发斑。辨证:热毒炽盛,攻注肌肤,耗伤气阴。治则:清热解毒,凉血活血,益气养阴。

处方:白花蛇舌草 20 克,半枝莲 20 克,连翘 20 克,牡丹皮 20 克,紫草 15 克,生地榆 20 克,黄芪 20 克,栀子 10 克,沙参 15 克,丹参 20 克,五味子 10 克,荜澄茄 12 克。水煎服,每日 1 剂,水煎两遍共取药汁约 500 毫升,分 2 次服用,连服 6 天,停药 1 天。西药口服醋酸泼尼松每日 20 毫克,羟氯喹每天 0.2 克,维 D 钙每日 0.3 克。

二诊(2007 年 6 月 24 日):全身体力有增进,无心烦口渴,心悸亦除,但颜面、胸、臂红斑无好转,舌质红、苔黄厚,脉象沉细数。复查血象(－),血沉:42 毫米/小时;谷草转氨酶:54 单位/升;肌酸磷酸激酶:520 单位/升;乳酸脱氢酶:482 单位/升;肌酸激酶同工酶:65 单位/升;α－羟丁酸脱氢酶:184 单位/升;尿(－)。中医按初诊方去丹参、五味子,加水牛角粉 20 克(包煎)、赤芍 20 克、红花 10 克。服法同前。西药醋酸泼尼松每天减至 12.5 毫克,羟氯喹同前。

三诊(2007 年 9 月 20 日):颜面、躯干、前臂红斑均有明显好转,皮损面积缩小,皮色变浅,体力续有增进,上楼时可自行扶栏杆攀登,下蹲后须助力起立。苔白,脉象沉缓。中药按二诊方继服。服法同前。西药醋酸泼尼松每天减至 10 毫克,羟氯喹同前。

四诊(2007 年 12 月 25 日):颜面、前胸红斑基本消退,但两眼睑仍可见紫红色斑,两臂红斑仅残留少数小片状红斑,体力继增,舌脉同前。复查血沉:20 毫米/小时;谷草转氨酶:16 单位/升;肌酸磷酸激酶:17 克单位/升;乳酸脱氢酶:153 单位/升;肌酸激酶同工酶:27 单位/升;α－羟丁酸脱氢酶:116 单位/升;尿(－)。

处方:白花蛇舌草 20 克,半枝莲 20 克,连翘 20 克,牡丹皮 20 克,生地榆 20 克,黄芪 20 克,楮实子 20 克,赤芍 20 克,女贞子 12 克,红花 10 克,荜澄茄 12 克。服法同。西药醋酸泼尼松每天减至 5 毫克,羟氯喹同前。

五诊(2008 年 5 月 20 日):患者体力基本恢复正常,自行停服中药已 4 个月。近期皮肤红斑复发加重,两侧颜面红斑加深,躯干、

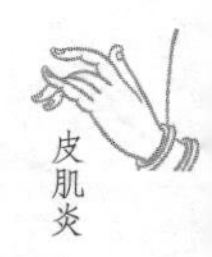

四肢均见大片红色斑疹，表面有鳞屑，轻痒。苔白，脉沉略数。复查血沉：18 毫米/小时；谷草转氨酶：15 单位/升；肌酸磷酸激酶：106 单位/升；乳酸脱氢酶：113 单位/升；肌酸激酶同工酶：22 单位/升；α－羟丁酸脱氢酶：7 克单位/升；尿（－）。

处方：白花蛇舌草 20 克，半枝莲 20 克，连翘 20 克，牡丹皮 20 克，生地榆 20 克，蝉蜕 10 克，地肤子 20 克，槐米 20 克，赤芍 20 克，红花 10 克，女贞子 12 克，荜澄茄 12 克。服法同前。西药醋酸泼尼松每天 5 毫克，羟氯喹每天 0.2 克。

六诊（2010 年 4 月 18 日）：患者一直按五诊时处方治疗，服药期间皮疹即有明显好转，但躯干四肢皮疹未能完全消除，停服中药，皮疹即又反复加重。苔白，脉象沉缓。中药方嘱按五诊时处方加青黛 20 克（包煎），每日 1 剂，连服 2 天，停药 1 天。

七诊（2012 年 11 月 6 日）：电话随访，无不适，仍继续服用水丸。

验案 2

李某，女，10 岁，山东青岛人，学生。2004 年 8 月 29 日初诊。病史：全身乏力，颜面及两手红斑 2 年。患者 2002 年秋季开始出现低热，颜面及两手红斑，全身乏力。曾在当地两次住院均诊为皮肌炎。一直服用泼尼松、羟氯喹等维持治疗。1 个月前又因出现高热、吞咽呛咳再次入住某医院。服用甲泼尼龙琥珀酸钠、环磷酰胺、丙种球蛋白等治疗，病情好转，于前日出院。出院时泼尼松每天 30 毫克、羟氯喹每天 0.2 克，同时服用白芍总苷胶囊、维生素 E 等。查体：体温正常，四肢无力，饮水易咳呛。神志清，精神不振，激素面容，颜面、前胸、后背均有紫红色斑疹，斑疹表面有细鳞屑，两手掌明显充血，雷诺综合征（＋），四肢肌肉有压痛、肌力Ⅳ级。舌质红、苔白，脉象弦滑。化验：血红蛋白：108 克/升；红细胞：3.64×10^{12}/升；白细胞：12.4×10^{9}/升；谷草转氨酶：61 单位/升。西医诊断：皮肌炎。中医诊断：温毒发斑；辨证：热毒炽盛，灼伤皮表，内蚀脏腑。治则：清热解毒，凉血活血，益气养阴。

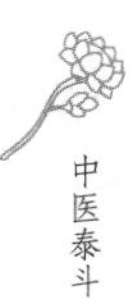

处方：黄芪20克，白花蛇舌草20克，蚤休20克，连翘15克，牡丹皮15克，楮实子15克，太子参15克，赤芍20克，女贞子15克，山茱萸12克，生地黄15克，荜澄茄10克，干姜6克。水煎服，每日1剂，连服6天，停药1天。西洋参9克，红枣20个，浓煎约500毫升，代茶饮，每周1剂。西药：泼尼松每天30毫克，钙尔奇D每天0.6克，羟氯喹每天0.2克。

二诊(2004年10月31日)：症状明显好转，体力大增，已能坚持上学听课，不做体育活动。颜面及胸背部红斑明显消减，饮食无咳呛，舌尖红、苔薄黄，脉象弦滑。化验：血常规(－)；谷草转氨酶：42单位/升；乳酸脱氢酶：337单位/升；肌酸磷酸激酶：419单位/升。中药：停用西洋参方，余药继服。西药：泼尼松减至每天20毫克，羟氯喹每天0.1克。

三诊(2005年3月27日)：体力基本恢复正常，四肢肌肉无压痛，但颜面及胸背斑疹仍明显，且有痒感。舌脉同前。化验：谷草转氨酶：30单位/升；肌酸磷酸激酶：281单位/升；乳酸脱氢酶：251单位/升。中药以清热凉血、散风活血、益气养阴为治则。

处方：黄芪20克，金银花20克，连翘20克，牡丹皮20克，熟大黄10克，楮实子15克，赤芍15克，女贞子15克，蝉蜕10克，鬼箭羽15克，沙参12克，山茱萸12克，丹参15克，荜澄茄12克。服法同前。西药：泼尼松减至每天15毫克。

四诊(2005年7月31日)：颜面、胸、背、红斑皮疹明显消减，已无痒感，舌质淡红、苔白厚，脉弦。化验：谷丙转氨酶：9单位/升；谷草转氨酶：17单位/升；乳酸脱氢酶：177单位/升；肌酸磷酸激酶：105单位/升。

中药按原方继服，每日1剂，连服3天，停药1天。西药：泼尼松减至每天7.5毫克，停用羟氯喹。

五诊(2006年1月23日)：体力恢复正常，颜面颈项、胸、背部红斑皮疹完全消退，目前仅两侧颜面潮红，两手指端色红，雷诺综合征(＋)，舌脉同前。复查心肌酶谱正常；肌酸磷酸激酶：1 633单位/升；乳酸脱氢酶：725单位/升。中药改以清热凉血、益气养阴、解痉活血为治则。

处方：黄芪20克，金银花20克，连翘15克，牡丹皮15克，葛根30克，赤芍20克，白芍20克，山茱萸12克，沙参15克，苏木10克，红花10克，白芥子12克，甘草6克。水煎服，每日1剂，连服2天，停药1天。西药：泼尼松减至每天2.5毫克。

六诊（2006年5月28日）：自觉无任何不适，颜面、两手指端略红，雷诺综合征（－），舌质淡红、苔薄白，脉佳，复查心肌酶谱正常。巩固疗效，中药隔日服用1剂。西药：泼尼松停用已1月。

【诊疗心法要点】急性期——清热解毒，凉血祛风。此期患者以表现为典型的皮疹、眶周水肿和前额、颈、肩、胸、背、指节、肘、膝、鳞屑样红斑性皮炎为主，或伴有四肢肌肉软弱、极度乏力、疼痛、舌质红绛、苔黄、脉数等。实验室检查：血沉常增快，谷草转氨酶、肌酸磷酸激酶和乳酸脱氢酶明显增高。张老认为急性期以皮肤病变为主，应属祖国医学“阳毒”之辨证范围，如《金匮要略》云：“阳毒之为病，面赤斑斑如锦纹……”其病机为先天禀赋不足，或素体阴虚阳盛，感受风热邪毒，侵及气营致气营两燔。血凝于肌肤，发为红斑；累及血分，致瘀血阻滞；甚则热毒内攻脏腑，出现脏器损害。治疗当以清热解毒、凉血化瘀为主，兼以祛风通络，方用清营汤加减。（李作强2013年《张鸣鹤教授治疗多发性肌炎/皮肌炎的临床经验》）

瘾　　疹

瘾疹是以异常瘙痒、皮肤出现成块成片状风团为主症的疾病，因其时隐时起，遇风易发，故名“瘾疹”，又称为“风疹块”“荨麻疹”。本病急性者短期发作后多可痊愈，慢性者常反复发作，缠绵难愈。本病相当于西医学的急、慢性荨麻疹，认为发病的主要因素是机体敏感性增强，皮肤真皮表面毛细血管炎性变，出现渗出、出血和水肿所致。本病的病位在肌肤腠理，多与风邪侵袭或胃肠积热有关。腠理不固、风邪侵袭、遏于肌肤、营卫不和，或素有胃肠积热、复感风邪，均可使病邪内不得疏泄，外不得透达，郁于腠理而发为本病。

瘾疹医案

方和谦验案1则

验案

白某，女，29岁。1998年5月20日初诊。患者半年前逢南方出差受潮湿后出现全身性荨麻疹，瘙痒难耐，在外院间断治疗半年，时发时止，未能治愈。自述疹起常伴胸闷胁胀，腹痛，心中烦闷懊恼，纳差，便溏；舌淡胖有齿痕，脉弦细。诊断：荨麻疹（肝脾不调，气血失和）。方老投和肝汤加黄芪12克、桂枝6克、防风6克。

处方：当归12克，白芍12克，黄芪12克，白术9克，柴胡9克，茯苓9克，防风6克，生姜3克，薄荷3克（后下），炙甘草6克，党参9克，紫苏梗9克，香附9克，大枣4枚。6剂，每日1剂，水煎服。

二诊（3月2日）：服药后疹发稀少，腹部略有不适，继守前方6

剂。

三诊(6 月 15 日)患者腹胀便溏已愈,纳食增进,风疹未发,再服 6 剂,善后。

【诊疗心法要点】患者在外院所服方剂多为辛透表散、解肌清热、养血祛风之剂,未能获效。方老察其伴有胸闷胁胀,纳差便溏等肝脾不调、气血失和之证,故用和肝汤合玉屏风散,理气与和血、固表与祛邪、健脾与调肝同用而获效。(李文泉,权红,高剑虹,等 2008 年第 2 期《上海中医药杂志》)

周仲瑛验案 4 则

验案 1

姜某,女,36 岁。2001 年 10 月 10 日初诊。因食海鲜致全身皮肤出现红色痒疹 4 天,服抗过敏西药稍有好转,但停用则复发,转求中医诊治。刻诊:全身皮肤有红色风团,大小不一,瘙痒,搔之更甚,易汗,怕冷,舌苔薄黄腻、舌质淡红,脉细。病属风邪遏表、营卫不和、湿热内蕴。治予调和营卫、疏风、清热、祛湿。

处方:苍耳草 15 克,地肤子 15 克,白鲜皮 15 克,生黄芪 15 克,炙桂枝 10 克,赤芍 10 克,白芍 10 克,生白术 10 克,防风 10 克,紫苏叶 10 克,连翘 10 克,炙甘草 3 克,生姜衣 3 克,大枣 4 枚。7 剂,每日 1 剂,水煎服。

11 月底因他病来诊,诉昔日荨麻疹服药后即愈,迄今无复发。

【诊疗心法要点】荨麻疹,现代医学多认为本病是由于对某些物质过敏所致,可由饮食不慎、药物、生物制品、慢性病灶感染、昆虫叮咬、寄生虫、情志所伤、外风侵袭等因素诱发。

中医学称为“瘾疹”,多从风论治。周师在准确判断病机的基础上,径直选用苍耳草君药且重用之,并针对本案病机特点,配合运用他药,共奏调和营卫、疏风、清热、祛湿之功,故收效甚捷。(陶夏平 2002 年第 3 期《基层中药杂志》)

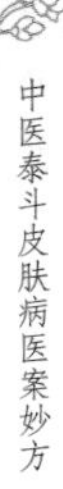

验案2

朱某,男,69岁。2000年5月22日初诊。患者于5个月前无明显诱因而两下肢皮肤出现红色和苍白色相间之风团,大小不一,时隐时现,发时瘙痒,服抗过敏西药无效,反复发作。近两日两下肢痒疹又作,转求中医诊治。诊见两下肢有红白相间之疹块,大如指甲,小如芝麻,腰背亦有少量痒疹,搔之痒甚,入暮尤剧,胃纳欠佳,大便日行2~3次,粪质如糊,小便时黄,舌质淡、边有齿印、舌苔薄黄腻,脉细。辨证为脾虚生风,气不化湿。予健脾理气化湿之剂。

处方:藿香10克,紫苏叶10克,炒苍术10克,炒白术10克,防风10克,白芷10克,赤芍10克,苦参10克,苍耳草15克,煨葛根15克,地肤子15克,白鲜皮15克,陈皮6克,厚朴6克,乌梅肉6克。10剂,每日1剂,水煎服。

二诊(6月2日):疼痛显著减轻,大便仍欠实,易汗。本效不更方,原方加生黄芪10克。

处方:藿香10克,紫苏叶10克,炒苍术10克,炒白术10克,防风10克,白芷10克,赤芍10克,苦参10克,苍耳草15克,煨葛根15克,地肤子15克,白鲜皮15克,陈皮6克,厚朴6克,乌梅肉6克,生黄芪10克。10剂,每日1剂,水煎服。

复诊(6月13日):瘾疹已完全控制,未见复作,仍有汗多、大便不实等症状,初诊方加生黄芪、炒神曲各10克。

处方:藿香10克,紫苏叶10克,炒苍术10克,炒白术10克,防风10克,白芷10克,赤芍10克,苦参10克,苍耳草15克,煨葛根15克,地肤子15克,白鲜皮15克,陈皮6克,厚朴6克,乌梅肉6克,生黄芪10克,炒神曲10克。10剂,每日1剂,水煎服。

2001年9月因他病来就诊,诉瘾疹无反复。

【诊疗心法要点】瘾疹,俗称风疹块,即现代医学之“荨麻疹”,一般认为本病是由于对某些物质过敏所致,可因饮食不慎、药物及生物制品过敏、昆虫叮咬、寄生虫感染、情志所伤、外风侵袭等因素诱发。而本案患者却无明显诱因,且反复发作达5个月之久,实属

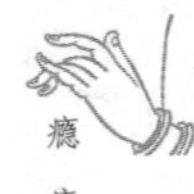

临床罕见。周师诊治时，推本求源，抓住胃纳欠佳、大便日行2～3次、粪质如糊、舌淡而有齿印等脾气虚弱症状，认为系脾虚湿浊内生，怫郁于皮毛腠理之间，化热生风发为痒疹；因湿性重浊向下，故以下肢为甚。组方时选用炒苍术、炒白术、陈皮、厚朴健脾燥湿，藿香、白芷、煨葛根健脾升清，以助气化湿，紫苏叶、防风、苍耳草疏散风热，苦参、地肤子、白鲜皮清热祛湿止痒，赤芍凉血退疹，乌梅肉酸能生津，可防疏散清利太过伤阴。二诊、三诊时更加生黄芪、炒神曲增强健脾升清之功。由于先生辨证精确，选药精当，病虽疑难，尤收全功。（陶夏平2002年第4期《江苏中医药》）

验案3

王某，女，36岁。1999年11月11日初诊。患者前年冬季外出受寒，引发肌肤发疹，之后时有发作；疹块基本如丘疹样隆起，瘙痒，遇寒加重，曾在外多方求治罔效，故慕名始来求诊。患者目前遇冷水则犯发荨麻疹，伴有怕冷，无汗，咽干，不欲饮水，后脑怕风，四肢清冷。舌苔薄黄、舌质暗红，脉细。证属风寒伤表，久发气虚，卫阳不固。治当温阳散寒，益气固表，调和营卫。

处方：桂枝10克，白芍10克，炙甘草3克，生黄芪15克，生白术10克，防风10克，苍耳草15克，制附子6克，生姜3片，大枣4枚，鸡血藤12克，白芷10克。7剂，每日1剂，水煎服。

二诊(11月18日)：风疹瘙痒较前明显减轻，但仍不能接触冷水，遇寒则作。上方加生麻黄4克、细辛3克。

处方：桂枝10克，白芍10克，炙甘草3克，生黄芪15克，生白术10克，防风10克，苍耳草15克，制附子6克，生姜3片，大枣4枚，鸡血藤12克，白芷10克，生麻黄4克，细辛3克。每日1剂，水煎服。

三诊(12月9日)：风疹基本未犯，但皮肤仍有痒感，平时无汗，怕风，见风则头痛，手颤，舌苔黄，脉细。上方加生龙骨20克(先煎)、生牡蛎20克(先煎)、僵蚕10克，改黄芪为20克，续服。

处方：桂枝10克，白芍10克，炙甘草3克，生黄芪15克，生白

术10克，防风10克，苍耳草15克，制附子6克，生姜3片，大枣4枚，鸡血藤12克，白芷10克，生麻黄4克，细辛3克，生龙骨20克（先煎），生牡蛎20克（先煎），僵蚕10克。每日1剂，水煎服。

四诊（2000年1月20日）：服药疹块未作，停药后手足发痒，但无明显皮疹，月经量少，颈部稍僵。舌苔薄黄，脉细。上方加当归10克、葛根12克，调理半月后而愈。

【诊疗心法要点】患者病起于冬季外出受寒，从而皮疹隆起，瘙痒，遇寒加重，后脑怕风，无汗，不难知其风寒在表；从畏寒怕冷，遇冷水则犯，四肢清冷，脉细，知其阳气已虚，卫表不固。患者证属风寒遏表，久发正虚，肾阳亏虚无疑。治当温阳散寒，益气固表。然温阳散寒，理当以麻黄附子细辛汤为先驱，但患者苔黄质红，虽不欲饮水，里热不著，但有咽干存在，故先以桂枝加附子汤调和营卫，温阳解表，投石问路，以观动静；用玉屏风散，散中寓补，益气固表。因患者舌质偏暗，故用鸡血藤养血活血，化瘀通络，并寓有“治风先治血”之意。加白芷、苍耳草加强全方祛风散寒之力，药后风疹瘙痒显减，说明药证无误，故二诊加用生麻黄、细辛，由是乘胜追击，势如破竹，多年顽疾，终告痊愈。

验案4

王某，女，40岁。2004年12月9日初诊。有荨麻疹病史7～8年，遇冷易发，发则周身皮肤起白色风团，瘙痒，服抗过敏西药量渐加大而效愈差。常感手足冰冷，冬季尤甚，咽喉干燥不舒，不欲饮水，二便正常。舌质偏红、苔薄黄腻，脉细。证属表虚卫弱，风寒外客。治拟调和营卫，祛风散寒。

处方：炙桂枝10克，炒白芍10克，生黄芪15克，防风10克，生白术10克，炙甘草3克，紫苏叶10克，党参10克，苍耳草15克，制何首乌15克，当归10克，白芷10克，蔷薇花5克，锦灯笼5克，生姜3片，大枣4枚。7剂，每日1剂，水煎服。

二诊（12月16日）：虽然气温下降，但风疹未发。下颌部小片瘙痒，怕冷不恶风，咽部仍然干燥不舒，无痰，不咳，腰酸，胃中不和，

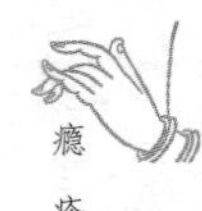

嗳气时作。舌质红、苔薄,脉细。原方加法半夏10克、肿节风15克、南沙参12克、桔梗4克,去锦灯笼、生姜、大枣。

处方:炙桂枝10克,炒白芍10克,生黄芪15克,防风10克,生白术10克,炙甘草3克,紫苏叶10克,党参10克,苍耳草15克,制何首乌15克,当归10克,白芷10克,蔷薇花5克,法半夏10克,肿节风15克,南沙参12克,桔梗4克。7剂,每日1剂,水煎服。

三诊(12月27日):近日天气寒冷,风疹又有反复,受凉吹风加剧,畏风。舌质红、苔薄黄腻,脉细。

处方:炙桂枝10克,炒白芍10克,白芷10克,生黄芪15克,生白术10克,防风10克,炒荆芥10克,苍耳草15克,紫苏叶10克,藿香10克,法半夏10克,当归10克,生姜3片,大枣4枚,炙甘草3克。7剂,每日1剂,水煎服。

四诊(2005年1月3日):晨起有燥热感,临晚怕冷,风疹基本未发,咽干,口干,尿黄。舌质偏红、苔中部白厚腻,脉细滑。12月27日方去当归,加制何首乌10克、南沙参10克、北沙参10克。

处方:炙桂枝10克,炒白芍10克,白芷10克,生黄芪15克,生白术10克,防风10克,炒荆芥10克,苍耳草15克,紫苏叶10克,藿香10克,法半夏10克,当归10克,生姜3片,大枣4枚,炙甘草3克,制何首乌10克,南沙参10克,北沙参10克。21剂,每日1剂,水煎服。

五诊(2005年1月24日):风疹未发,偶见皮肤痒感。月经先期1周,血量不多,头时晕,寐差。舌质暗红、苔黄薄腻,脉细。12月27日方加制何首乌10克、沙苑子10克、蒺藜10克、枸杞子10克,去紫苏叶、荆芥以善后。

处方:炙桂枝10克,炒白芍10克,白芷10克,生黄芪15克,生白术10克,防风10克,苍耳草15克,制何首乌10克,藿香10克,法半夏10克,当归10克,沙苑子10克,生姜3片,大枣4枚,炙甘草3克,蒺藜10克,枸杞子10克。14剂,每日1剂,水煎服。

【诊疗心法要点】荨麻疹是一种过敏性疾病,俗称风疹块,发无定出,忽起忽消,以皮肤出现鲜红色或苍白色风团、痒而不痛、消退

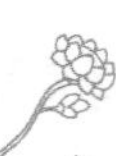

后不留痕迹为特征。慢性者常反复发作,组胺类抗过敏西药难以根治,施用脱敏疗法时间太长,而且过敏原查找复杂,难切临床实际。

荨麻疹属于中医“瘾疹”范畴,《诸病源候论·风瘙身体瘾疹候》中指出:“邪气客于皮肤,复逢风寒相折,则起风瘙瘾疹。”因此,周老认为气虚卫外不固,风邪乘虚外袭,郁于皮肤之间,致使营卫不和是慢性荨麻疹的病变机制之一,治疗此类证候类型的荨麻疹当以补气固卫,调和营卫,祛风止痒,标本同治为法。本案王某,荨麻疹每因寒冷而诱发,平素手足冰冷,脉细,为禀赋薄弱,气虚卫外不固之证。咽喉干燥不舒、舌质红,则提示风寒之邪屡袭,郁于皮肤腠理之间,有郁而化热、耗损营血之象。因此,周老以调和营卫的桂枝汤为主方加减化裁施治,取得满意疗效。桂枝汤出自医圣张仲景,具有调和营卫、解肌发表功效。方中炙桂枝为君,助卫阳,通经络,解肌发表而祛在表之风邪。炒白芍为臣,可益阴敛营,敛固外泄之营阴。炙桂枝、炒白芍等量合用,一治卫强,一治营弱,散中有收,汗中寓补,使表邪得解,营卫调和。生姜辛温,既助桂枝辛散表邪,又兼和胃止呕;大枣甘平,意在益气补中,且可滋脾生津。生姜、大枣相配,是为补脾和胃、调和营卫的常用组合,共为佐药。炙甘草调和药性,合炙桂枝辛甘化阳以实卫,合炒白芍酸甘化阴以和营,功兼佐使之用。全方药虽五味,但组合严谨,发中有补,散中有收,邪正兼顾,阴阳并调,故而柯琴在《伤寒附翼》中赞桂枝汤“为仲景群方之冠,乃滋阴和阳,调和营卫,解肌发汗之总方也”。桂枝汤不仅用于外感风寒表虚证,而且还运用病后、产后体弱及慢性荨麻疹等因营卫不和所致的病证。这是因为桂枝汤本身具有调和营卫、阴阳、气血的作用,而许多慢性疾病的病变过程中,每可出现营卫、气血、阴阳失调的病理状态,正如徐彬所说:“桂枝汤,外证得之,解肌和营卫;内证得之,化气调阴阳”(《金匮要略论注》),是对本方治病机制的高度概括。

诚然,随着时代的变迁,现代人的体质与两千年前的汉代已有了天壤之别,而且现代药材亦多为人工种植产品,因此经方虽好,但为医者不能作茧自缚,不敢加减损益,正所谓“古方不能治今病也”。

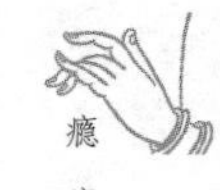

结合本案,周老加入了具有益气固表作用的玉屏风散(黄芪、白术、防风)以弥补桂枝汤卫外不足,加入炒荆芥、苍耳草、紫苏叶、藿香以弥补桂枝汤祛风解表之单薄,由于加减得当,故而效果明显。(《周仲瑛医案赏析》)

朱良春验案1则

验案

李某,男,54岁。2004年8月10日初诊。荨麻疹反复发作半年,中西药久治不愈。四肢、胸背痒疹此起彼伏,发热而微红,遇热及风吹或进食辛辣均可诱发或加重。素嗜肥甘厚腻辛辣之品,口苦口臭,小便短黄,大便不畅。舌质红、苔黄腻,脉滑数。脉症合参,证属素体湿热内伏,复感风热邪毒,郁于营血。治宜祛风止痒,凉血解毒,清热利湿,方用朱氏顽固荨疹散加味。

处方:荆芥10克,蝉蜕10克,僵蚕10克,苦参10克,防风10克,紫草10克,地骨皮10克,黄芩10克,甘草10克,土茯苓15克,白鲜皮15克,地肤子15克,徐长卿15克,赤芍15克,车前子15克(另包)。7剂,每日1剂,水煎服。

服药后,疹消大半,余症均减,继服7剂,诸证尽除。原方改制水泛丸,10克每次,3次每日,连服3月,以巩固疗效,至今病未反复。(戴天木2005年第2期《中医药通报》)

颜正华验案2则

验案1

翟某,男,35岁,干部。1992年1月27日初诊。患慢性荨麻疹6年,经医院验证对大豆等过敏。时轻时重,多方求治乏效,7天前因外感风寒而加重。刻下全身新起红色疹点,间有暗色或搔破表皮

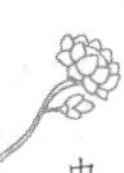

或已结痂之旧斑疹。瘙痒不已，日轻夜重。口干咽痛，尿微黄，便干。舌尖红、苔薄黄，脉浮数。证属风热入血，血瘀夹湿，兼有便秘。治宜散风清热，凉血化瘀，利湿通便。

处方：荆芥10克，防风10克，蝉蜕10克，蒺藜10克，金银花10克，连翘10克，牡丹皮10克，地肤子12克，白鲜皮12克，赤芍12克，干地黄12克，土茯苓30克，熟大黄6克。7剂，每日1剂，水煎服。忌食辛辣油腻、鱼虾及大豆制品，戒酒。

二诊：药后斑疹及瘙痒均减，大便通畅，尿已不黄，纳食欠佳。原方去熟大黄，加栝楼30克、紫草15克，金银花、赤芍各加至15克。

处方：荆芥10克，防风10克，蝉蜕10克，蒺藜10克，金银花15克，连翘10克，牡丹皮10克，地肤子12克，白鲜皮12克，赤芍15克，干地黄12克，土茯苓30克，栝楼30克，紫草15克。10剂，每日1剂，水煎服。

三诊：斑疹又减，新疹仅出几个，纳食转佳，原方去栝楼，加决明子30克（打碎），干地黄增至15克。

处方：荆芥10克，防风10克，蝉蜕10克，蒺藜10克，金银花15克，连翘10克，牡丹皮10克，地肤子12克，白鲜皮12克，赤芍15克，干地黄15克，土茯苓30克，紫草15克，决明子30克（打碎）。10剂，每日1剂，水煎服。

药尽10剂，疹点未增，至晚仍痒甚。四诊、五诊仍以上方加减为治，其中干地黄递增至24克，紫草递增至30克。连服20剂，疹点未消尽，至晚仍瘙痒。六诊之后，原方去防风、荆芥等，加红花10克、三七粉5克，连进20余剂，终使红疹与瘙痒基本消失。后因劳动出汗又发痒疹，但症状甚轻，原方再进仍效。随访半年疗效稳定，未再大发。

【诊疗心法要点】颜师认为本案瘾疹瘙痒日久不愈，且日轻夜重，除风热入血外，还有瘀血及夹湿等，治疗应从多方面考虑。颜老以此为指导遣药组方，故获治验。首先把散血分风热放在第一位，选用荆芥、防风、蒺藜、蝉蜕、金银花、连翘、地肤子等大量散风清热

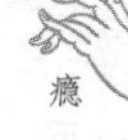

之品，以凉散血分风热。其次，按“治风先治血，血行风自灭”的观点，选用凉血活血的干地黄、赤芍、牡丹皮、熟大黄及紫草等以促进血分风热之邪的早日消退，六诊又加温散活血之红花、三七粉等以增强药力。其三，兼以除湿，投土茯苓并合白鲜皮、地肤子等，以利湿。其四，患者兼大便干，乃热结肠燥之征，此对热邪的清除非常不利，故初诊选泻热攻下的熟大黄合滋阴润肠的干地黄，以润燥通肠泻热；二诊易熟大黄为栝楼，三诊又易为决明子，乃防熟大黄攻泻太甚而伤正气。此外，颜老师又反复告诫患者饮食宜忌，对本病的治疗也有一定作用。如此，风散，瘀化，热清，血凉，湿除，致敏原得避，痒疹自可向愈。

验案2

王某，女，27岁，职员。1993年5月13日初诊。3个月来面颊及口唇周围红疹疼痛，此起彼伏，月经来前加重。刻下口唇周围红疹点点，面颊不明显，瘙痒。伴口干、无汗、大便不畅，尿黄。月经错后，量多色黑有块，已过1周未至。时腰痛，已带环1年。纳佳，舌红、苔薄白，脉细滑。证属风热入血，血虚肝郁，治宜凉血散风，养血疏肝。

处方：蒺藜12克，荆芥穗6克，金银花12克，连翘10克，牡丹皮10克，赤芍12克，炒栀子10克，干地黄12克，当归6克，香附10克，益母草15克，泽兰10克。7剂，每日1剂，水煎服。忌食辛辣油腻及鱼腥发物，停用一切化妆品。

药尽7剂，经至，带经3天，量不多，色转红无块，腰痛减，红疹基本消失，大便欠畅。原方去香附、泽兰，加炒枳壳10克、川续断12克，当归增至10克以巩固疗效。

处方：蒺藜12克，荆芥穗6克，金银花12克，连翘10克，牡丹皮10克，赤芍12克，炒栀子10克，干地黄12克，当归10克，益母草15克，炒枳壳10克，川续断12克。7剂，每日1剂，水煎服。嘱咐其平时仍当忌口，少用化妆品。经前不适可服加味逍遥丸，日2次。

随访半年，其按医嘱而行，未再复发。

【诊疗心法要点】本案因风热入血，血虚肝郁所致，颜师首用刺蒺藜、荆芥穗、金银花、连翘清散血分风热邪毒，继以牡丹皮、赤芍药、炒栀子、生地黄、益母草、泽兰凉血活血祛风，再投香附、当归，并合生地黄、刺疾藜、益母草、泽兰等养血疏肝调经。如此风邪散，热毒解，血行畅，肝郁疏，痒疹自除。此外，颜师详嘱宜忌，对痒疹的治疗和疗效的巩固也起到了不可低估的作用。(《颜正华临证医案精选》)

陈彤云验案2则

验案1

付某，女，27岁。1999年7月22日初诊。半年来每到夜晚，周身皮肤瘙痒，起红色小丘疹，早晨可自行消退。曾经数家医院诊治，服多种抗过敏药及中药，均未奏效。近来病情加重，夜晚痒甚，红色丘疹增多，搔抓不停，影响睡眠。刻诊：患者体胖，无汗，有时微恶风寒，喜冷食，大便有时2日一行，小便正常，舌红、苔微黄腻，脉滑。皮肤检查：四肢、后背可见少量抓痕，无其他明显皮疹。西医诊断：慢性荨麻疹；中医诊断：瘾疹。证属风寒外袭，湿热内蕴。治宜解表宣肺，清利湿热。

处方：麻黄3克，杏仁10克，当归10克，连翘15克，桑白皮10克，牡丹皮10克，赤芍10克，茯苓15克，泽泻10克，海桐皮20克，白鲜皮20克，生石膏30克，秦艽10克，甘草10克。7剂，水煎服。

患者服药1剂，即不再起丘疹，瘙痒亦不明显，服完7剂而愈。

验案2

沈某，女，30岁。2001年8月1日初诊。病史：1年来每晚临睡时周身皮肤瘙痒，起红色小丘疹，晨起自消，曾多家大医院诊治，疗效不巩固，近7天来病情加重，影响睡眠。患者素体偏胖，喜冷食，微恶风寒，无汗。查：全身未见原发皮疹，四肢、躯干可见散在抓痕、血迹,舌红、苔根黄腻,脉滑略数。陈老诊为:慢性荨麻疹。证属风寒外袭,湿热内蕴。

处方:麻黄3克,杏仁、当归、桑白皮、泽泻、秦艽各10克,连翘、茯苓各15克,白鲜皮20克,生石膏30克,甘草6克。7剂,每日1剂,水煎服。

患者7天后来谢,自述服药1剂,瘙痒轻,微汗,当晚即未起皮疹,服完7剂而愈。

【诊疗心法要点】陈老认为禀赋不耐,又食鱼虾、辛辣酒酿、肥甘厚味,致体内湿热之邪较重,当风寒外袭,寒邪就会入里化热,加重湿热之邪,形成风寒外束,内有湿之征。对于此类型的荨麻疹,陈老根据古方麻黄连翘赤小豆汤化裁制成一经验方。方由麻黄、杏仁、连翘、当归、桑白皮、茯苓、泽泻、海桐皮、白鲜皮、秦艽、甘草组成。方中麻黄、杏仁解表宣肺以散风寒之邪;茯苓、泽泻、桑白皮、连翘健脾除湿,清肺胃热,此四味药合用可祛除体内湿热之邪;海桐皮、白鲜皮清热除湿,祛风止痒;甘草调和诸药。由于此方配伍合理,内外兼顾,若临床辨证准确,投之效如桴鼓。(王淑惠2003年第1期《四川中医》)

吕景山验案2则

验案1

宋某,女,21岁。2001年10月27日初诊。反复起痒疹块10余年,近20天来发作不已。患者每遇冬、春季发作,西医诊断为荨麻疹,多取马来酸氯苯那敏等抗过敏药施治,药后症减,未能根除,搔抓后皮红灼热,此次病发,疹块大小不等,奇痒难忍,晨起较轻,午后、夜晚为重,热熨不减。兼见午后胃脘胀闷疼痛,纳谷如常。舌尖红、苔白有剥落,脉沉细弦。皮肤划痕(+)。辨证立法:素体有热,最易外感。本案患者即为外感风寒,引发红色痒疹。赤为血热,风胜则痒,治时既要清里,又要祛邪,故拟凉血祛风之法,引邪透发为

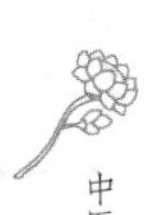

治。

处方：炒防风、银柴胡、乌梅、黑芥穗、当归、赤芍、白芍、桂枝、五味子、浮萍、牡丹皮各10克，紫草12克，丹参15克，生甘草6克。每日1剂，水煎服。

患者服药4剂，症情大减，仅偶有散在作痒处，又将方中丹参易为25克，以加强活血之力。又服药10余剂，病即告愈。

【诊疗心法要点】荨麻疹是一种由过敏原所致的变态反应性疾病，祖国医学称之为风疹块或瘾疹。吕师对此病治疗主取祝谌予先生习用之过敏煎（防风、银柴胡、乌梅、五味子）以抗过敏，辅以浮萍、紫草、黑芥穗散邪解毒，祛风止痒；丹参、牡丹皮、赤芍、当归凉血活血，行血熄风；白芍、桂枝调和营卫气血。方中药对：黑芥穗、炒防风伍用，名曰荆防散，黑芥穗发汗散寒之力较强，炒防风祛风之力较胜。二药参合，既能发散风寒，又可祛经络中之风热，故凡四时感冒，出现恶寒怕风、发热无汗、全身疼痛之症，均可配伍应用。（吕玉娥，吕景山2006年第3期《山西中医》）

验案2

韩某，女，30岁，教师。主诉：全身剧烈瘙痒3天。现病史：患者3年前，因其在整理家务时，汗出受风，当晚忽然全身瘙痒难忍，游走不定，继则出现大小不等的风团，色红灼热，搔抓之处可见红色隆起划痕。翌日急赴某医院就诊，诊断为过敏性荨麻疹，施用马来酸氯苯那敏、维生素C、葡萄糖酸钙等药，未能取效，以后时发时止，昼轻夜重，以致影响睡眠，遂前来就诊。脉证合参，在过敏煎基础上，加活血祛风之品，3剂后顿感痒减症轻，继服数付，痒止病愈。3天前，患者不慎汗出当风，以致引发旧疾，又来就诊。检查：全身散在大小不等红色风团，触之灼热，皮肤划痕（+），自觉全身瘙痒，发热，口渴，面色红赤，饮食正常，二便自调，舌质红、苔少色白，脉浮数。证属：素体血热，外感风邪。治宜疏风散邪，凉血止痒。

处方：炒防风10克，黑荆芥穗10克，乌梅10克，银柴胡10克，丹皮10克，丹参10克，五味子10克，甘草6克。水煎服，6剂。

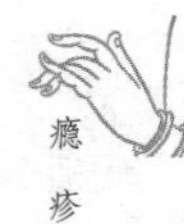

二诊:药后,全身瘙痒明显减轻,皮肤划痕(-),夜能入睡4个小时,原方6剂,隔1~3天服1剂,以巩固疗效。3个月后,因患新疾,前来就诊,依法服完6剂,未曾再发。

【诊疗心法要点】临床上,本病的证型可分数种,本案乃因皮腠不密,复因汗出,风邪外袭,郁于肌表,并之血热而发。方中用过敏煎外加牡丹皮、丹参以增强凉血止痒之效,黑荆芥穗泻热散风,炒黑则入于血分,引邪外出气分而解,与炒防风相伍,散邪之功益彰。诸药参合,痒止病除。(周永琴1991年第1期《山西中医》)

田玉美验案1则

验案

高某,女,37岁。2008年10月8日初诊。全身出疹3年余。患者每年入冬以后,遇风冷则四肢出疹,痒甚,初起色灰白,搔抓后色淡红,遇冷加重,得温则减;伴月经量少,有血块;白带多、色白、质稀;小腹坠胀,时胸闷,疲乏,二便可;舌质淡、苔薄白,脉沉弱。

处方:黄芪30克,当归15克,党参15克,炒白术20克,茯苓15克,甘草6克,升麻3克,柴胡6克,徐长卿15克,鸡血藤15克,土茯苓15克,椿皮15克,山药20克,蝉蜕6克。

复诊:服上药14剂,诸证明显减轻。继以调和营卫、祛风散寒、疏通经络。

处方:黄芪15克,当归15克,桂枝10克,白芍15克,甘草6克,生姜8克,大枣10克,防风6克,炒白术15克,徐长卿15克,鸡血藤15克,丹参15克,羌活10克。

共服药14剂,病愈后继改为丸剂服用2个月停药,随访2年,未复发。(桑红灵,李云海2012年第3期《中医学报》)

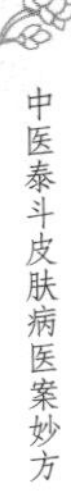

田从豁验案2则

验案1

某女,62岁。2006年12月16日初诊。反复发作性荨麻疹2年余,加重2天。初因感受风寒,皮肤出现淡红色风团,痒甚,服用马来酸氯苯那敏、阿司咪唑等药,皮疹消退。此后每遇风寒又起,服上药无效。患者体型偏胖,查其舌质淡、苔薄白,其脉沉细,辨证属血虚生风,复感风寒。治以祛风止痒,养血润燥为主。

取穴:第1次用百会、神庭、大椎、风池、中脘、肓俞、气海、曲池、外关、血海、风市、足三里、三阴交;神阙、肺俞、膈俞、脾俞、肾俞拔罐5分钟。操作:直刺1.0~1.5寸,平补平泻,留针25分钟。第2次用百会、大椎、风池、风门、膈俞、肝俞、脾俞、肾俞、曲池、风市、委中、三阴交;拔罐同上。操作:背俞穴斜刺,余直刺1~1.5寸,平补平泻。隔日1次,2组穴交替使用。

治疗1次后,大片风疹即转为小片,连续治疗4次后疹退痒消。

【诊疗心法要点】本例属本虚又外感风寒,为风寒型荨麻疹。初因感受风寒而起,卫表不固,营卫不和。田老选用诸阳之会大椎,手足少阳与阳维之会风池,肺气之所聚肺俞,祛风要穴风市以固卫祛风止痒,配合脾经调血要穴血海,血会膈俞以养血润燥;另一方面因患者体质虚弱,病久气虚血虚,故选脐周四穴,肾俞穴以调补先天后天;神阙肾俞穴拔罐祛除邪气,调理气机。上述诸穴合用,共奏调和营卫之功,收效甚佳。

验案2

某男,30岁。2007年3月2日初诊。全身泛发性荨麻疹1月余。每天夜间手碰触皮肤处则起红色风团,面积逐渐扩大,痒甚,1小时后消退,以躯干两胁为多。患者体形健壮,饮酒,伴右耳聋。查其舌质边红、苔黄,其脉沉。辨证属肝胆虚热。故治以平肝疏风,滋

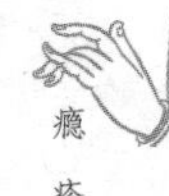

阴养血为主。

取穴：用百会、大椎、风池、膻中、气户、期门、中脘、肓俞、气海、肩髃、曲池、外关、地机、复溜；大椎、膈俞刺络拔罐放血约5毫升。操作：期门、膻中、气户斜刺，余直刺1.0～1.5寸，留针25分钟，隔日1次。

治疗1次后风疹面积即得到控制，不再扩大，痒好转70%；连续治疗5次后，晚间不再痒。

【诊疗心法要点】本例属风热型荨麻疹。因肝胆虚热引发血躁，肝失条达之性，气血不调，营卫不和，邪热泛益肌肤而成此病。根据“气行则血行”，田老选用气会膻中、气户宽胸理气，肝经募穴期门疏肝行气，阳经大椎、风池、曲池、外关祛风泻热；配合脐周四穴调补先后天，脾经郄穴治血之地机，肾经经穴复溜滋阴润燥；大椎、膈俞刺血拔罐以祛除血中余热。诸穴合用，气行血调则痒止。（陶莎，田从豁，王寅2008年第3期《现代中西医结合杂志》）

王灿晖验案3则

验案1

薛某，男，4岁。2010年12月4日初诊，荨麻疹反复发作1年，常有上呼吸道感染、鼻塞时痒，流涕色黄，纳差。2个月前发作时曾在南京某医院就诊，肌内注射葡萄糖酸钙溶液后可缓解，其后又反复发作。查体：体表皮肤未见明显风团，双肺未闻及明显干湿啰音，划痕征（+）。刻下：风团偶作，纳差，舌淡胖、苔薄，脉细。西医诊断：过敏性荨麻疹；中医诊断：风疹。证属风邪外袭，脾胃受损。治拟祛风健脾。

处方：太子参10克，黄芪10克，荆芥8克，焦白术8克，炒枳壳8克，鸡内金10克，砂仁3克，防风6克，五味子3克，金银花10克，黄芩8克，蝉蜕6克，金荞麦15克，辛夷5克。7剂，每日1剂，水煎服。

二诊(2010 年 12 月 11 日):患儿家属诉患儿药后风团未发,近来咳嗽未作,无鼻塞流涕,纳可,大便偏干。查体:体表皮肤未见风团,划痕征(-)。刻下:风团未发,咳嗽不作,无鼻塞流涕,大便偏干,1 日 1 行,舌略红、苔薄,脉细。

处方:太子参 10 克,黄芪 10 克,焦白术 8 克,炒枳壳 8 克,鸡内金 10 克,防风 6 克,麦冬 10 克,五味子 3 克,金银花 10 克,黄芩 8 克,蝉蜕 6 克,栝楼仁 10 克。7 剂,每日 1 剂,水煎服。

随访 1 个月未见复发。

【诊疗心法要点】初诊时,患儿风团反复发作,平素易外感,鼻塞流涕,结合查体说明该患儿为过敏体质,容易因各种致敏原而发生过敏反应,符合祖国医学"卫表不固"的证候,究其原因当与饮食调护不当有密切联系。由于患儿家长饮食调护不当,加之患儿"稚阳未充,稚阴未长",导致患儿脾胃功能受损,卫气无以生化,因此风邪容易侵袭肌表而发为风团。王灿晖教授采用祛风兼以补益脾胃之法使卫气得以生化,外邪得以疏散。故以荆芥、防风、蝉蜕之轻清上浮之品以宣散风邪,以辛夷、金银花、黄芩、金荞麦以清理肺气、上通鼻窍,以太子参、黄芪、焦白术、炒枳壳健脾,以鸡内金、砂仁开胃消食,以五味子防肺气宣散过度。二诊时,患儿药后风团不作,胃纳明显改善,但大便干燥。王灿晖教授认为,祛风药过燥,由于肺与大肠互为表里,肺津不足时,肠液亦会干涸,导致传导失于濡润。故加麦冬、栝楼仁以养阴润肠,去荆芥、砂仁、辛夷以防过燥,此方中黄芪、防风、焦白术即玉屏风散,以补脾胃之气来充实肺卫。

验案 2

李某,女,42 岁。2009 年 2 月 4 日初诊,荨麻疹反复发作 2 年,3 日前因气温突降而复发,1 月前在江苏某医院做过敏原检查,未检查出明确致敏原,自服氯雷他汀片可缓解,停药即发。查体:四肢遍布风团,高出皮肤,色红,划痕征(+)。刻下:病患处奇痒难忍,恶寒发热,汗多,纳可,舌边尖红,口不干,脉浮。西医诊断:过敏性荨麻疹;中医诊断:风疹。辨证属风邪外袭、营卫不和。治拟祛风解表、

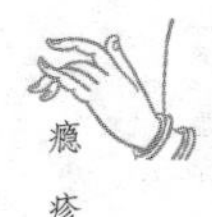

调和营卫。

处方：荆芥10克，防风10克，蝉蜕10克，桂枝8克，炒白芍12克，苦参10克，地肤子10克，徐长卿10克，生地黄10克，牡丹皮10克，金银花15克，黄芩10克，乌梅10克，丹参12克，甘草5克。7剂，每日1剂，水煎服。

随访1个月，患者诉药后荨麻疹未有发作，无恶寒发热。

【诊疗心法要点】患者素体敏感，因受外来风邪侵袭，荨麻疹发作，四肢遍布风团，且恶寒发热，汗出脉浮，符合《伤寒论》所说"太阳中风"之表现。太阳中风一证多由外来风寒之邪入侵肌表导致营卫不和，但患者则有一派热象，王灿晖教授认为这是因为患者卫气功能失常郁于肌表化热所致。风团色红，与荨麻疹发作期毛细血管在炎性介质下扩张有关，王灿晖教授认为，此为"营不内守、浮于肌表"所导致，又因汗为营气所化，故自汗而出。因此，王灿晖教授在用药时，以桂枝加强发表祛风之力，以炒白芍敛阴和营，乌梅佐之以酸味加强收敛作用，以生地黄、牡丹皮、金银花、黄芩凉血和营，以丹参取其"血行风自灭"之意，以苦参、地肤子、徐长卿止痒以救其标急，而荆芥、防风、蝉蜕为祛风药统领整张处方。

验案3

白某，男，22岁。2011年3月5日初诊，荨麻疹反复发作5年，平素易反复发作，有哮喘史，平素畏寒，时有腰酸，夜尿频数。查体：体表皮肤无明显风团，划痕征（+）。刻下：风团未发，未见咳喘，畏寒，时有腰酸，夜尿频数，舌淡、苔薄，脉细弱。西医诊断：过敏性荨麻疹；中医诊断：风疹。辨证属风邪外袭，肾气不足。治拟祛风益肾。

处方：黄芪20克，太子参20克，五味子6克，荆芥10克，防风10克，蝉蜕10克，巴戟天10克，肉苁蓉10克，乌梅10克，金樱子10克，益智仁10克，桑螵蛸6克，枸杞子10克，甘草5克。14剂，每日1剂，水煎服。

二诊（2011年3月19日）：药后2周未见风团发作，夜尿1次，

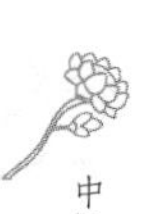

腰酸缓解，无畏寒，舌淡、苔薄，脉细。查体：体表皮肤未见风团，划痕征（－）。

处方：黄芪20克，太子参20克，五味子6克，荆芥10克，防风10克，蝉蜕10克，川续断10克，全蝎5克，巴戟天10克，肉苁蓉10克，乌梅10克，益智仁10克，桑螵蛸6克，枸杞子10克，甘草5克。14剂，每日1剂，水煎服。

随访2月未见风团、哮喘复发。

【诊疗心法要点】患者风团长期反复发作，正气不足，不能固护肌表，加之素体敏感，有哮喘病史，正气更为不固，故王灿晖教授认为，本虚为主之证应以固护肾之根本为主，以防病情复发。由于肾气亏损，故膀胱开合失司、气化失常，夜尿频数；加之腰为肾之外府，肾气不足时，常自感腰酸神疲，身体不能温煦。因此，初诊时以祛风药配合辅助正气的药物，故以黄芪、太子参、五味子补益正气，以荆芥、防风、蝉蜕祛风透表，并配合乌梅以解风团，以巴戟天、肉苁蓉、枸杞子补益肝肾之精，以益智仁、金樱子、桑螵蛸补肾缩尿。二诊时，患者风团未发，尚有腰酸、夜尿等肾亏之征，故以川续断补肝肾、强腰脊，以全蝎加强搜风通络之力。（王贾靖，刘涛2012年第2期《南京中医药大学学报》）

王琦验案1则

验案

某女，45岁。2010年11月3日初诊。患者诉10余年前出现皮肤瘙痒，起红疹，多家医院诊断为荨麻疹，后经治疗未效。刻诊：周身皮肤瘙痒，皮肤划痕征（＋），白天平均发作3次，夜间发作1次。发作时全身起红色条状风团或连成片状，遇热尤甚，口干不苦，纳可，寐可，二便可，舌质红、苔稍白厚，脉沉。过敏原为鱼类混合物、牛奶、蛋清、羊肉、香菇、大豆等。调体基础上治以疏风透热、清热凉血燥湿之法。

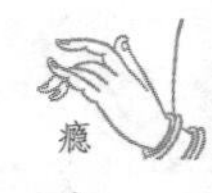

处方：制何首乌30克，乌梅20克，蝉蜕10克，紫草10克，甘草6克，茜草10克，冬瓜皮20克，白鲜皮15克，蒺藜20克，徐长卿20克，苦参15克，皂角刺20克。21剂，水煎服，每日1剂。

二诊、三诊均以上方稍作加减，各21剂。

四诊（2011年1月5日）：荨麻疹风团瘙痒减轻4/5，脉滑，苔薄微腻。加强养阴润燥之力，上方加当归10克、生地黄20克、女贞子20克，调体配以阴润燥、清热凉血燥湿。21剂。药后症状消除，随访半年无复发。

【诊疗心法要点】荨麻疹俗称风团，主要特征为红色凸出皮肤的风团，大小不一，突然成批出现，数小时后迅速消退，消退后不留痕迹，瘙痒甚，可反复发作。此为血虚生风的表现，在清热凉血的基础上，加入四物汤（生地黄、川芎、当归、白芍）、二至丸（女贞子、墨旱莲）等养血滋阴，牛蒡子、地肤子、白鲜皮、蒺藜等疏风透热、祛风止痒。（李玲孺，张惠敏，王济，等2012年第20期《中医杂志》）

禤国维验案1则

验案

郭某，女，42岁。2002年10月20日初诊。患者全身起瘙痒性风团5年余。一般遇热风吹加重，遇冷稍减，以往服用过解表疏风、活血清热之剂疗效欠佳，迁延不愈。素有月经不调、子宫肌瘤病史，经期伴有心烦、口渴，平时腰酸困，时有手足心汗出，常有咳嗽，咳剧时常感气少不足以息。检查：身形较胖，全身散布抓痕、血痂，皮肤粗糙肥厚，面、颈、胸背可见多处疹块，皮疹呈淡红色，皮肤划痕征阳性。舌淡尖红、少苔，脉细。西医诊断：慢性荨麻疹；中医诊断：瘾疹。证属肺肾不足，阴虚血热。治宜补肾敛肺。以麦味地黄丸加减。

处方：生地黄20克，山茱萸、怀山药、茯苓、牡丹皮、泽泻、麦冬、乌梅、蒺藜各15克，五味子、甘草各10克。水煎服，每日1剂，复渣

再煎，分2次服。另足三里穴注人参针，每周2次。

服药7剂，皮肤瘙痒明显减轻，食欲好转。继用15剂后，已很少出现风团，月经较前好转。再经1月治疗后临床痊愈。3月后复诊，未诉复发。

【诊疗心法要点】慢性荨麻疹属中医“瘾疹”范畴，其发病与素体禀赋不耐，加之风湿热诸邪侵犯皮肤有关。一般急性瘾疹多为实证，慢性者多为虚证，虚证多从气血不足、血虚受风、心脾两虚等论治。而禤老另辟蹊径，以补肾法治疗肾虚型瘾疹，每每收到意想不到的效果。禤老认为治疗皮肤病不可守一方治一病而失中医辨证之根本。如上述患者，本为肺肾不足，阴虚血热，以前又服用一派解表疏风、活血清热之药，药不对证，更伤其阴，故以《小儿药证直诀》八仙长寿丸（麦味地黄丸），取其滋阴补肾、敛肺之用。加入乌梅敛肺肾、蒺藜祛风止痒、甘草调和诸药。更加足三里穴注人参针剂，大补元气，诸药相和，而收祛疾健体之功。（金培志，汪玉梅2005年第2期《河南中医》）

瘾疹妙方

路志正验方2则

验方1：宣肺止痒汤

【药物组成】白芷、紫苏叶、青蒿、地骨皮、生石膏、知母、枇杷叶、桃仁、杏仁、桑叶、蝉蜕、防风、金蝉花、连翘、防己、黄芩、赤芍、牡丹皮、大黄、白茅根、芦根。

【功效主治】宣肺泻热，疏风凉血。

【方义】方中白芷、紫苏叶、青蒿、地骨皮、生石膏、知母、枇杷叶、桃仁、杏仁、桑叶、蝉蜕、防风、金蝉花、连翘清泻肺热，以防己、黄芩、赤芍、牡丹皮、大黄凉血，以白茅根、芦根清热生津。诸药共奏清肺泻热、疏风凉血之功，使肺经郁热得解，里热外泻，营卫气血调和，则病症得除。其中赤芍、牡丹皮、桃仁等，取"治风先治血，血行风自灭"之义。

【加减应用】对慢性顽固性瘾疹，则在治肺的基础上加用虫蚁搜剔药物，如白花蛇舌草、乌梢蛇、全蝎、地龙、露蜂房等。

【附注】方名系杨建宇拟加。

验方 2：路氏瘾疹外洗方

【药物组成】黑大豆、白茅根、芦根、绿豆衣、玉米须、地肤子、蝉蜕等。

【附注】方名系编者杨建宇拟加。（苏凤哲，杨嘉萍 2006 年第 2 期《世界中西医结合杂志》）

朱良春验方 6 则

验方 1：黄姜双虫散

【药物组成】僵蚕 60 克，蛇蜕 30 克，生大黄 120 克，广姜黄 45 克。

【功效主治】祛风散热，活血祛瘀，对顽固性风疹块有效。

【适用】体质壮实者。

【制作方法及用法】研细末，每服 6 克，以白糖水送下，服后得微汗即愈。未愈可续服数次，每日 1 次。

【附注】方名系杨建宇拟加。

验方 2：姜黄蛇蚕散

【药物组成】僵蚕、姜黄、蝉蜕、乌梢蛇各等份。

【功效主治】祛风散热，活血祛瘀，对顽固性风疹块有效。

【适用】脾气偏虚，而风热仍盛者。

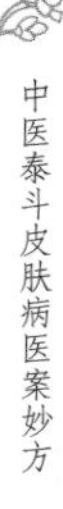

【制作方法及用法】上药研细末，每次服4.5克，1日2次。

【附注】方名系杨建宇拟加。

验方3：顽固荨麻散

【药物组成】蕲蛇或用乌梢蛇15～20克，僵蚕、蝉蜕、炒荆芥、赤芍、白鲜皮、地肤子、徐长卿、乌梅。

【方义】蕲蛇，加僵蚕宣散风热，解毒镇痉；取蝉蜕轻浮达表，凉散风热；加炒荆芥、赤芍祛风凉营；佐以白鲜皮、地肤子、徐长卿清热利湿，祛风止痒，更加乌梅抗过敏。诸药相配，共奏祛风清热、凉营止痒之功，临床屡用效佳。

【加减应用】①患者胃肠湿热或热象重者，加入生大黄以清泻之，可以缩短疗程；②风寒型当加麻黄、桂枝、浮萍以温散之；③妇女月经不调加当归、川芎、淫羊藿以调冲任；④气血虚加益气养血之品，如地黄、芍药、丹参、黄芪等。

验方4：四物止痒汤药

【药物组成】四物汤为主方（重用生地黄30克），伍入益母草、紫草、红花、白鲜皮、蒺藜、徐长卿。

【功效主治】养营，活血，清风。

【附注】方名系杨建宇拟加。

验方5：瘾疹外洗方

【药物组成】徐长卿30克，白鲜皮30克，苍耳子30克，蛇床子30克。

【用法】水煎成后，俟温时熏洗之，止痒效果较为明显。

【附注】方名系杨建宇拟加。（汪晓筠，杨翠娟2000年第10期《青海医药杂志》）

验方6：升麻鳖甲汤

【出处】《金匮要略》。

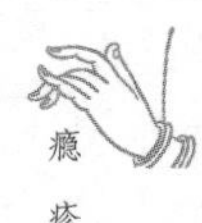

【药物组成】升麻 18 克，当归 15 克，川花椒 5 克，生甘草 10 克，炙鳖甲 30 克，雄黄 3～5 克（经验剂量）（仲圣用治阳毒、面赤、身斑斑如锦纹）。

【适用】阴血虚，肝风痰瘀久郁，午后夜间痰痒较剧者。

【方义】解毒杀菌，通络散结，由表透外之方，升麻百毒，能周转经脉，故又名周麻，与鳖甲同用，则深入阴分，透出阳分，当归养血，生甘草调中，乃祛邪不忘扶正，川花椒、雄黄意取杀菌解毒，疏泻肝风，消化痰涎久积。雄黄为硫化砷，杀菌化痰有独特功效；蜀椒当是川花椒而非胡椒，川花椒炒有汗，川花椒川人夏令常用以佐餐，谓可解毒解暑，雄黄镇降，川花椒麻涩。取此方养血滋阴、活血通络、散结外透、化痰解毒之用，治疗肝风、痰瘀、毒邪久客皮毛腠理之间而发风瘙痒之风疹块即顽固荨麻疹颇为合拍，盖此证多营虚为本，瘀热不散，风热相搏为标，因此，治疗须以养血滋阴为主，通络活血，疏泻肝风，消化痰涎为辅。《本草纲目》谓各雄黄可治风痒，与川花椒相伍，疏泻肝风，其辛散峻猛之性相得益彰，可迅速消除客留皮里膜外之风邪、瘀热、痰毒、湿浊。尤其是疏风止痒之力功胜虫类药，乃速战速决之妙药也，但须中病即止，一般使用 10 剂最多，以免除副反应。（邱志济，朱建平，马璇卿 2003 年第 5 期《辽中中医杂志》）

紫　斑

紫斑，或称“紫癜”。它以皮肤上出现一些散在的、大小不等的青紫色斑块，且其斑块常此退彼出为主要临床特点，病在血分，为血溢于脉外而停留于皮下所致。病因有血热妄行，湿热下注，脾不统血，脾肾阳虚，瘀血阻滞，寒凝血脉等。

紫斑医案

颜德馨验案 2 则

验案 1

王某，男，34 岁。胆囊炎切除术后，全身出现散在性紫癜，查血常规发现血小板仅 40×10^9/升，经骨髓穿刺，诊断为原发性血小板减少症，始用激素治疗，血小板一度升高，但激素减量后，血小板随之下降，再恢复原来用量亦不为功。症见四肢斑色紫暗，口干溲赤，心悸失眠，脉细数，舌淡、苔薄黄。血溢脉外则血亏，血阻络脉则瘀滞，证属血虚夹瘀。治宜养血活血，方用桃红四物汤加减。

处方：生地黄 12 克，赤芍 12 克，红花 9 克，当归 9 克，桃仁 9 克，川芎 3 克，虎杖 30 克，丹参 30 克，升麻 6 克。每日 1 剂，水煎服。

服药 3 周，复查血小板 99×10^9/升，精神见振，紫癜日渐见浅而消失，嘱按上方续服 1 个月，血小板数逐步上升，随访观察，疗效巩固。（颜德馨 1986 年第 5 期《黑龙江中医药》）

验案2

赵某,男,47岁。诉:全身反复显现紫癜年余,以两腿内侧为重而收住院治疗,经西药泼尼松、辅酶A等治疗月余,血小板24×10^9/升,疗效不显,转至中医病房治疗。

初诊:全身少量紫斑及散在瘀点,颜色紫红,下肢尤甚,伴头昏乏力。脉细弦,舌质紫、苔黄腻。久病必有瘀,旧瘀不去,血溢不止,当活血化瘀为法。

处方:升麻3克,虎杖30克,当归9克,赤芍9克,桃仁9克,红花9克,川芎9克,生地黄12克,丹参15克,大枣7枚。5剂,每日1剂,水煎服。

二诊:面红,齿衄,口腔黏膜及舌上均有血疱,乃瘀血得散之征,口干欲饮,脉小数,舌质红、苔薄,转以玉女煎加味,清化瘀热而安血络。

处方:石膏30克,麦冬9克,知母9克,牛膝9克,牡丹皮9克,赤芍9克,生蒲黄9克,鲜生地黄30克,白茅根30克,芦根30克。5剂,每日1剂,水煎服。

三诊:齿衄止,下肢仍有瘀点,以活血化瘀治之。

处方:升麻6克,虎杖30克,丹参15克,生地黄12克,桃仁9克,当归9克,赤芍9克,牡丹皮9克,龟板胶4.5克,鳖甲胶4.5克。5剂,每日1剂,水煎服。

四诊:经投上方,下肢瘀点全退,血小板上升至60×10^9/升,舌红、苔薄,脉小弦。再以前法巩固,上方连服1个月而愈。

【诊疗心法要点】血小板减少性紫癜属中医“血证”“肌衄”范畴。颜师认为,出血总缘瘀热,盖血热则妄行,瘀血不去则血络不安,故治疗血证,宜通不宜涩,否则反使血瘀胶滞,缠绵难愈,唯有行血则血循经络,不治自止,喜用升麻、虎杖配桃红四物汤以化瘀止血,养血生新,治疗再生障碍性贫血、白细胞减少、血小板减少等有较好疗效,颜师体会,升麻、虎杖具刺激骨髓作用,可资参考。(吴立言1989年第9期《辽宁中医杂志》)

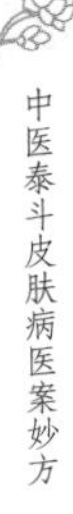

张琪验案1则

验案

杨某,男,59岁,教师。1993年4月3日初诊。低热不退1个月。病人1个月前因躯干及下肢出现紫红色瘀点、瘀斑,被某医院诊断为过敏性紫癜,伴低热,测体温37.4℃,经激素治疗后紫斑退,但仍发热且全身软弱无力,上下楼皆困难。来诊治时,知其尚有五心烦热,脉数,舌质红、苔白干。辨证为毒热内蕴,灼伤血络,迫血外溢则有紫斑,因毒热未清故有乏力、低热等症。治宜清热解毒,凉血消斑。

处方:生地黄20克,牡丹皮15克,水牛角20克,焦栀子10克,白芍15克,黄芩15克,生柏叶20克,大青叶15克,白茅根30克,小蓟30克,茜草20克,玄参15克,生甘草10克。12剂,每日1剂,水煎服。

二诊(4月16日):服上方12剂,全身较有力,精神较佳,低热退,体温36.2℃,但其间体温反复两次37.5℃,持续4~5个小时即退。自述头部烘热,腹泻便溏,考虑为邪热未全肃清兼脾虚下泻。治宜清热凉血为主,辅以健脾止泻。

处方:牡丹皮15克,生柏叶20克,大青叶15克,焦栀子10克,青蒿20克,水牛角20克,赤芍20克,小蓟30克,白茅根30克,生地黄15克,玄参15克,白芍15克,山药20克,白术20克,茯苓20克,芦根30克,甘草15克。10剂,每日1剂,水煎服。

三诊(4月28日):服此方10剂,体温已恢复正常,紫癜退,未见有新的出血点,全身有力。

处方:龙骨20克,牡蛎20克,生山药20克,五味子15克,乌梅15克,诃子肉20克,白术15克,茯苓15克,砂仁10克,川黄连10克,陈皮15克,麦芽20克,石斛15克,麦冬15克,甘草10克。9剂,每日1剂,水煎服。

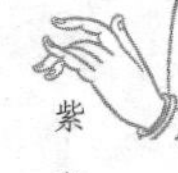

四诊(5月15日):服上方8剂,泄泻止,下肢又见少量紫癜,食纳转佳,全身有力,体温正常,舌苔白滑,脉缓。宜健脾为主,辅以凉血之品。

处方:川黄连15克,陈皮15克,砂仁10克,山药20克,麦芽20克,山楂15克,白术15克,茯苓15克,太子参15克,白芍15克,当归15克,刘寄奴20克,乌梅15克,牡丹皮15克,侧柏叶20克,白茅根25克,甘草10克。6剂,每日1剂,水煎服。

服上方6剂后,病已痊愈去青岛疗养。

【诊疗心法要点】本案为过敏性紫癜,初以紫癜为主证,中医有"肌衄"之称。经治紫斑退,但持续低热37.4℃,全身乏力,五心烦热,舌红少津,脉数。中医当以"发热"论治。但虽热势轻微,且有乏力、五心烦热之症,终因疾病初起,脉数有力而辨为实证,非虚热。综观舌脉症,辨为毒热内蕴,灼伤血络,迫血外溢。虽经激素治疗紫癜退,但毒热未清,"血气未平复,余热未尽",治宜清热解毒凉血法,经3次复诊,服药20余剂,血止热退,全身有力,体温正常,精神转佳。后出现泄泻之"肠结核"症状,改用健脾止泻法加龙骨、牡蛎、乌梅、诃子肉收敛之品,健脾收敛止泻同时,另收统摄收敛止血之效,经调治泄泻止,紫癜退而愈。(《张琪临床经验辑要》)

颜正华验案1则

验案

王某,女,64岁,家庭妇女。1992年9月17日初诊。1年来双下肢外侧罹患紫斑,大小不等,此起彼伏。验查血小板数次,均在$60\times10^9\sim65\times10^9$/升。西医诊断为血小板减少性紫癜,曾服西药治疗乏效,遂来求治。刻诊又伴头晕,患处有凉麻感,牙龈出血,口中有异味,纳佳,眠差,梦多,大便正常,时有微干,小便微黄。舌暗红、苔薄黄,脉细数。再查两小腿外侧,紫斑密集,新旧相间。血压156/90毫米汞柱。年轻时体健,4年前又患冠心病。余无异常,家族中

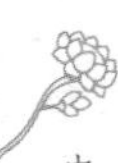

无人患高血压。证属阴虚阳亢，血热兼瘀，溢于脉外。治以滋阴潜阳，清热凉血，化瘀止血，佐以养心安神为法。

处方：干地黄20克，女贞子12克，墨旱莲15克，赤芍10克，白芍10克，牡丹皮10克，炒栀子10克，景天三七30克，龟板30克（打碎，先下），菊花10克（后下），茯苓15克，夜交藤30克。7剂，每日1剂，水煎2次，合兑温服。忌食辛辣肥甘厚味及鱼腥等发物。

二诊：牙龈出血止，紫斑开始消退，大便日2次，头晕偶作，梦减。治宗原法，上方去景天三七，加阿胶珠10克，以增强滋阴止血之力，促进血小板生长。

处方：干地黄20克，女贞子12克，墨旱莲15克，赤芍10克，白芍10克，牡丹皮10克，炒栀子10克，阿胶珠10克，龟板30克（打碎，先下），菊花10克（后下），茯苓15克，夜交藤30克。7剂，每日1剂，水煎服。

三诊：患处凉麻感消失，紫斑减少，原方再进7剂。

四诊：头晕除，眠转佳，新斑未再出，旧斑消退缓慢，原方去茯苓、菊花，加丹参20克、生川牛膝15克，以增强化瘀消斑之力。

处方：干地黄20克，女贞子12克，墨旱莲15克，赤芍10克，白芍10克，牡丹皮10克，炒栀子10克，景天三七30克，龟板30克（打碎，先下），丹参20克，生川牛膝15克，夜交藤30克。7剂，每日1剂，水煎服。

五诊：药尽7剂，旧斑色泽明显变浅，原方续进，以善其后。并嘱其平时可用仙鹤草30克、大枣5枚水煎，喝汤吃枣，以巩固疗效。随访半年未再复发，查血小板数为70×10^9/升。

【诊疗心法要点】中医认为引发紫癜的原因很多，本案主要是肝肾阴虚，血热兼瘀所致。患者年逾六旬，身体渐衰，遂致肝肾阴虚。阴虚生内热，热迫血离经，溢于脉外，故紫斑与牙龈出血频作。离经之血瘀阻脉络，故患处凉麻，紫斑难消。阴虚阳亢，故头晕，口中时有异味。阴虚心神失养，再加虚热扰心，故眠差，梦多。舌脉均为阴虚阳亢、血热兼瘀之象。颜师抓住此点，投以滋阴潜阳、清热凉血、化瘀止血之剂。守方加减，前后共进30余剂，终使患者阴平阳秘，

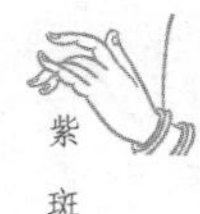

热除血和，血行复常，紫斑消失。（《颜正华临证验案精选》）

丘和明验案1则

验案

李某，女，30岁。因反复皮下针头样出血点诊断为特发性血小板减少性紫癜2年，曾经泼尼松、丙种球蛋白等治疗病情好转，停药后皮下出血点及紫癜反复，血小板常低于20×10^9/升，于2002年6月12日初诊。症见双下肢皮下散在针头样出血点及紫癜，正值经期，月经量较多，腰膝酸软，手足心热，口干，舌质稍红、苔薄黄，脉细略数。证属阴虚血热之紫斑。治以养阴清热，凉血止血为法。

处方：怀山药、熟地黄、牡丹皮、泽泻、茯苓、白芍、地骨皮、仙鹤草、地稔根各15克，山茱萸、田三七各10克，甘草6克。

服4剂出血明显减轻，再进4剂已不见出血症状。

此后每周来诊，均以六味地黄汤为主加减化裁，如外感而无出血，则以六味地黄丸加荆芥、防风、桑叶、前胡、桔梗等；纳谷不香加谷芽、麦芽、鸡内金等；虽无出血，如血小板低于30×10^9/升，仍加用仙鹤草、紫珠草、地稔根等凉血止血之品。治疗至今已2年有余，少有出血现象，血小板多维持在$(40 \sim 80) \times 10^9$/升之间。

【诊疗心法要点】本例血小板减少性紫癜患者病机为阴虚血热，予养阴清热、凉血止血收效。外感六淫是本病复发的常见诱因，而正虚阴液亏损乃六淫外袭之内因，因而出血控制后仍需扶助正气，滋养阴液，这是巩固疗效、防止复发的根本措施。一旦有外邪入侵，当急予疏散，不使外邪入里化热，伤阴动血，可有效防止血小板下降。此也即“未病先防，既病防变”之意。（古学奎，李文稀，胡莉文 2005年第10期《新中医》）

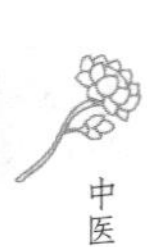

孙光荣验案1则

验案

王某，女，28岁。2009年2月28日初诊。症见脉弦无力，舌淡红、苔薄白微腻，患血小板减少性紫癜8年。近月发作，面色萎黄，上龈溢血，口中异味，下肢多处紫癜，尿黄便结。此乃气血两虚，湿热伤络，法当益气养阴，凉血止血，以自拟清癜饮治之。

处方：生北芪30克，当归身30克，芡实仁30克，紫浮萍20克，西茜草20克，墨旱莲20克，生地炭15克，侧柏炭15克，小蓟草15克，生甘草5克，水牛角磨汁引。7剂，每日1剂，水煎，分2次服，忌辛辣。

上方服1剂，即上龈溢血立止而紫癜稍褪；继服2剂，口中异味减轻，尿清便畅；再服4剂，紫癜全退，面色红润。嗣后，每年自服此方21剂，未见复发。

【诊疗心法要点】脉弦无力、舌淡苔白、面色萎黄，乃气血两虚之脉证，遂君以生北芪、当归身益气补血；上龈溢血、口中异味、下肢紫癜、尿黄便结，是湿热伤络之病征，则臣以紫浮萍、西茜草清热解毒，透瘀消斑，佐以墨旱莲、小蓟草、生地炭、侧柏炭、芡实仁凉血止血，渗水利湿；再使以水牛角磨汁为引，则可增进清热凉血之效，故谓之清癜饮也。（李彦知2012年第10期《中国中医药现代远程教育》）

李今庸验案1则

验案

某男，6岁，武汉人。1992年6月某日就诊。其父代诉：一直精神不好，食欲差，牙龈时常出血，身体常见有青紫色斑块，按之无疼痛感，面色萎黄。此乃脾脏虚弱，失于统血，而病紫斑；治之宜补脾培土，复其统血功用；借用归脾汤方。

处方：炙黄芪8克，党参8克，茯神8克，炒白术8克，远志6克，当归8克，广木香3克，炙甘草8克，龙眼肉8克，酸枣仁8克（炒，打）。上10味，以适量水煎药，汤成去渣取汁温服，每日2次。

诸药合用，以归其脾脏之所固有，而复其统血之权。药服6剂病愈。

【诊疗心法要点】《素问·灵兰秘典论》说："脾胃者，仓廪之官，五味出焉。"脾胃为人体后天之本，气血生化之源。脾脏虚弱，不能运化水谷，则食欲差，因而气血不足，无以充养形神，故精神不好而面色萎黄。脾主统血，脾虚失其统血之用，血遂妄行，出于齿龈和皮下，形成齿衄和紫斑之证。方用炙黄芪、党参、炒白术、炙甘草培土补脾，当归、龙眼肉养血活血，远志、酸枣仁、茯神补心宁神，法"虚则其母"也，少用木香行气，以防诸补药之壅。（李今庸2013年第1期《中医药通报》）

陆长清验案1则

验案

颜某，男，15岁。2012年7月2日初诊。患者于2个月前因感冒后出现双下肢对称分布的红色丘疹皮疹高出皮肤，触之碍手压之不褪色，当时无腹痛及黑便，无关节疼痛等。化验尿常规：蛋白（++），隐血（+++），于省儿童医院住院治疗20余天症状好转，双下肢皮疹减少，尿化验：蛋白（-），隐血（+）。出院后口服泼尼松、黄葵胶囊、钙片等。来诊之前1周双下肢皮疹较前明显增加，化验小便：蛋白（++），隐血（+++），遂来我院就诊，就诊时患儿一般情况可，无腹痛及关节痛，双下肢多量红色丘疹，小便黄、大便干，舌淡、苔白，脉沉细，陆老师经检查患儿并追问病史，患儿将泼尼松由出院时40毫克减为现在15毫克，考虑泼尼松减量过快引起。诊断为过敏性紫癜，紫癜性肾炎。属中医之尿血范畴。治以益气脱敏，清热凉血为主。

处方：黄芪20克，太子参16克，生地黄6克，熟地黄6克，泽泻6克，茯苓10克，山药10克，连翘10克，紫草16克，白茅根30克，女贞子10克，墨旱莲10克，黄柏6克，知母3克，甘草10克，琥珀粉3克（冲服）。

二诊（2012年7月26日）：双下肢皮疹较前减少，上方继服。

三诊（2012年9月21日）：双下肢偶发皮疹，尿化验：蛋白（+），隐血（+++）。舌红、苔黄腻。予益气脱敏，清热凉血。

处方：黄芪30克，荆芥10克，蝉蜕10克，生地黄10克，牡丹皮10克，连翘10克，乌梅10克，仙鹤草16克，紫草16克，白茅根30克，甘草10克，山栀子6克，琥珀粉6克（冲服）。

四诊（2012年10月18日）：双下肢皮疹完全消退，蛋白（-），隐血（+），诉易外感，予益肾健脾凉血止血。

处方：上方加白术10克、防风10克、女贞子10克、墨旱莲10克。

五诊（2013年2月25日）：双下肢皮疹未再复发，化验尿常规正常，24小时尿蛋白定量0.16毫克，纳食好，舌红、苔白、脉沉细。（现隔日服泼尼松5毫克）。

处方：黄芪20克，太子参16克，熟地黄10克，生地黄10克，泽泻6克，茯苓10克，山茱萸10克，山药10克，菟丝子10克，淫羊藿6克，女贞子10克，墨旱莲10克，连翘10克，紫草10克，白茅根20克，甘草10克。

治疗中跟踪随访半年，皮疹未在复发，尿常规检查正常。

【诊疗心法要点】陆老治疗本病以滋阴清热、活血化瘀为主。但临证灵活加减应用，气阴两虚加太子参、麦冬、五味子；阴虚加女贞子、墨旱莲；尿血加仙鹤草、乌梅；隐血阳性长期不消加琥珀、茜草；蛋白尿加芡实、金樱子；关节肿痛加忍冬藤、晚蚕沙、川牛膝、生薏苡仁；腹痛加白芍、甘草、延胡索；二便血加地榆炭、炒槐花；鼻出血加白及、白茅根、藕节；胃出血加海螵蛸、黄芩、白术、三七、白及等。（马青芳，陆长清2013年第24期《内蒙古中医药》）

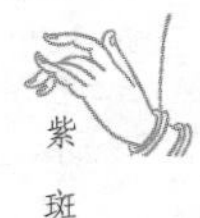

裴正学验案2则

验案1

某女,10岁,学生。2007年11月6日初诊。患者于1个月前因感冒出现发热,咽痛,流涕,体温38.1℃,腹痛,于是就诊于某医院,诊断为过敏性紫癜。服用激素3片治疗1周,腹痛,发热等症状及体征消失后出院。后又因感冒复发,出现双下肢紫癜,于是家长情急之下给患儿又服用激素3片,为求进一步治疗遂求诊于裴老。症见:双下肢、踝关节处布满紫癜,舌淡红、苔薄黄,脉数。西医诊断:过敏性紫癜。中医辨证:风热壅盛,热伤营血,治则:祛风散邪,清热解毒,凉血止血。

处方:金银花15克,连翘15克,蒲公英15克,败酱草15克,土茯苓12克,蒺藜30克,白鲜皮15克,白茅根15克,生地黄12克,地肤子12克,防风12克,萆薢10克,赤芍10克,牡丹皮6克,丹参10克,蝉蜕6克,甘草6克。

嘱患者减激素1周1片,服用上方10剂后,下肢紫癜较前明显减少,裴老在原方基础上加侧柏叶15克、大蓟15克、小蓟15克、女贞子15克,服用14剂后下肢紫癜完全消失,裴老令停服激素。后随访多次再未复发。

验案2

某男,14岁,学生。2008年1月5日初诊。患者于半月前因感冒出现双下肢紫癜,伴关节肿痛,腹痛,恶心,就诊与当地地区医院,诊断为过敏性紫癜,紫癜肾。给予激素治疗后双下肢紫癜及腹痛恶心等症状减轻,但尿色深红,尿常规仍有异常,为求进一步治疗遂就诊于裴老处,症见:双下肢轻微紫癜,舌淡红、苔薄白,脉数,血小板计数、出凝血时间、肾功能检查正常,尿常规示:隐血(+++),蛋白(+),裴老以热伤营血,脾肾阳虚之诊断,予清热解毒,凉血止血,健

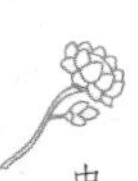

脾补肾法。

处方：金银花15克，连翘15克，蒲公英15克，败酱草15克，土茯苓12克，蒺藜30克，白鲜皮15克，白茅根15克，生地黄12克，地肤子12克，防风12克，萆薢10克，赤芍10克，牡丹皮6克，丹参10克，蝉蜕6克，甘草6克。

服用7剂后，下肢紫癜、腹痛等症状均已消失，查尿常规：隐血（++），蛋白（+）。

处方：炙枇杷叶15克，山药10克，黄精20克，菟丝子15克，女贞子15克，墨旱莲15克，百合10克，芡实30克，金樱子30克，党参10克，白术10克，茯苓12克，甘草6克，阿胶10克，血余炭10克，生地黄12克，当归10克，麦冬10克，山栀子10克，丹参10克，牡丹皮6克。

服药14剂后，尿常规示：隐血（+），蛋白（-），在上方基础上加白茅根15克、大蓟10克、小蓟10克、女贞子15克、侧柏叶15克，再服用15剂后，尿常规已正常，激素也已停服。后又服此方15剂以善其后，后再未见复发。

【诊疗心法要点】方中防风、蝉蜕、白鲜皮、蒺藜等以祛风散邪；用金银花、连翘、蒲公英、败酱草、土茯苓等清热解毒；萆薢清热利湿；白茅根、赤芍、牡丹皮、丹参凉血止血。诸药相配，共奏凉血解毒、疏风清热之效，使血热得清，毒热得解，瘀血得除，则紫癜自消。（张丑丑，丁洁霞，彭艳艳，等2009年第1期《甘肃医药》）

周信有验案2则

验案1

马某，男，5岁。2005年6月1日初诊。主诉：反复双下肢紫斑2月余。患儿2个月前外感，3天后出现腹痛、呕吐、双下肢紫斑（呈对称性分布）。入住兰州市某医院，住院期间查血常规、血小板计数、出凝血时间、血沉均正常；尿常规无异常。诊断为过敏性紫癜，

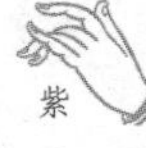

治疗7天后好转出院。数天后病情复发，且症状较前为重，复入院，查尿常规示：蛋白（+），隐血（++），镜检红细胞1~5个/高倍镜；肝肾功能正常。诊断为：过敏性紫癜性肾炎。治疗21天后，症状好转出院。患儿双下肢紫斑自出院后一直未完全消退，为进一步治疗，遂来我处就诊。症见：双下肢散在皮肤紫癜，大小不一，压之不褪色。伴有咽红口干，手足心热，盗汗，大便干结，舌红、苔薄黄，脉细数。辨证为：阴虚内热。治宜养阴清热，凉血止血化瘀。

处方：板蓝根9克，金银花9克，当归6克，丹参7克，赤芍7克，牡丹皮6克，紫草6克，炒地榆9克，炒侧柏叶6克，白茅根9克，大蓟6克，小蓟6克，墨旱莲9克，仙鹤草9克，黄芪9克，生地黄9克，三七粉1包（分冲）。7剂，水煎服，连煎2次，兑在一起，分3次饭后半小时服，每日1剂。三七粉，早晚饭后半小时温水冲服，每日1包。

1周后，皮肤紫癜大部分消退，有新的斑疹出现，上方加炒茜草6克、鳖甲10克，继续服药9月。2006年3月11日复查尿常规示：蛋白（-），隐血（-），镜检红细胞0~3个/高倍镜。患儿双下肢无紫斑，一般情况良好。随访半年余，病情稳定，皮肤紫癜未再反复，尿检持续阴性。

【诊疗心法要点】患儿因外感诱发紫癜，病情反复、迁延，以致阴虚内热。手足心热、盗汗、脉细数均为阴虚表现。故治当养阴清热，同时凉血止血化瘀，方中以板蓝根、金银花清热解毒、凉血；牡丹皮、赤芍、紫草清热凉血；当归、丹参活血祛瘀；生地黄、墨旱莲滋阴凉血；茜草、仙鹤草、白茅根、炒地榆、炒侧柏叶、大蓟、小蓟、三七粉止血；鳖甲滋阴清热。诸药配伍，共奏良效。

验案2

柴某，女，12岁。1997年1月6日初诊。主诉：右下肢紫斑半月。患儿于半月前，出现右下肢皮肤弥漫性青紫斑块。查血常规示：血小板计数为68×10^9/升。西医诊断为血小板减少性紫癜，注射激素药治疗，血小板无回升，紫斑散在，体胖浮肿。家人欲求服中药治疗，遂来就诊。症见：神疲乏力，懒言气短，面色苍白，面颊虚浮。伴头晕眼花，食欲不振，鼻衄，每日2~3次，舌淡、苔薄白，脉细弱。辨证为脾肾两虚，气不摄血。治宜调补脾肾，益气摄血，活血化瘀。

处方：党参15克，炒白术9克，黄芪15克，淫羊藿15克，仙茅15克，仙鹤草15克，当归9克，丹参9克，鸡血藤15克，赤芍9克，茜草9克，阿胶9克（烊化），枸杞子15克，女贞子15克，墨旱莲15克，三七粉4克（早晚分冲）。服法同上。

二诊（1月13日）：服药6剂，紫斑减少，乏力减轻。原方加山茱萸15克，继服10剂。

三诊（1月23日）：紫斑明显减少，肤色好转，纳食增加。原方加白茅根15克、炒地榆15克，继服10剂。

四诊（2月5日）：下肢紫斑已退，肤色正常，面色红润，近1月来未流鼻血。嘱其连续服药半月余，以巩固疗效。1997年4月查血小板计数升为157×10^9/升，患儿一切恢复正常。

【诊疗心法要点】小儿具有脾常不足、肾常虚的生理特点。本例患者发病和先天禀赋不足、脏腑气血虚损有关，其本为虚，标为瘀。神疲乏力、懒言气短、面色苍白、面颊虚浮、头晕眼花、食欲不振均为脾肾虚损的表现，紫斑散在为瘀的表现。故治当调补脾肾，益气摄血，活血化瘀。方中以党参、炒白术、黄芪健脾益气；女贞子、淫羊藿、仙茅、枸杞子、墨旱莲、山茱萸益肾；当归、丹参、鸡血藤、赤芍活血祛瘀；茜草、白茅根、炒地榆、仙鹤草、三七粉止血；阿胶滋阴、养血止血。众药配伍，标本兼治，而获痊愈。（童亚芳，周语平2007年第3期《中医儿科杂志》）

田玉美验案1则

验案

曾某，男，11岁。2006年7月3日初诊。主诉：全身反复出现

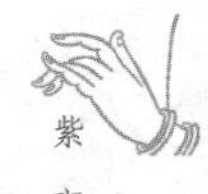

红斑1年。患者家长代诉：患儿1年来周身反复出现红斑，尤以四肢为重，皮肤瘙痒，于2005年10月前往同济医院就诊，被确诊为过敏性紫癜，并给予糖皮质激素治疗6个月，病情略有好转，因担心激素副作用大，遂停用西药。曾在当地经中医师治疗，病情未见好转，且近3个月来患儿时有鼻衄，血色鲜红。后经人介绍来田师处求诊。诊见：周身散发皮下红斑，以四肢关节周围处明显，斑色红，按之不褪色，患者自觉出斑处瘙痒，夜间入睡盖被时瘙痒明显，近两日鼻衄，鼻血鲜红，口干，鼻燥，大便干结，2日行1次，纳食尚可，舌质红绛、苔少，脉沉细数。诊为血证。病机为热毒壅盛，内迫营血，血热妄行兼湿热内蕴。治以清热解毒除湿、滋阴凉血止血为法。

处方：水牛角粉（另包冲服）、茅根、紫花地丁各30克，玄参、生地黄、金银花、连翘、土茯苓、山药各15克，牡丹皮、徐长卿各10克，黄连、生甘草、山茱萸、三七末（另包冲服）、小蓟各6克。10剂，每日1剂，水煎服，煎药前先用冷水浸泡药物半小时，武火煎开，文火再煎半小时，取汁150毫升，共煎煮3次，将药汁混匀，分3次温服。另复方阿胶浆5盒，嘱按照说明书口服。

二诊（7月12日）：服药5剂时，全身红斑消失，皮肤不痒，7月6日鼻衄1次，口干鼻燥，汗多，大便干结，舌红绛、苔少，脉沉细数。守上方去小蓟，加大青叶10克、蒲公英25克。10剂，煎服法同前。

三诊（7月23日）：病情反复，服药期间紫癜发作3次，发作时紫癜由大腿外侧向小腿外侧延伸，色红，余处未见，鼻衄，每日4～5次，量少，大便日行1次，口干鼻燥，舌红、苔少，脉细数。守7月12日方去大青叶，加白芍20克。7剂，水煎服。

四至八诊：病情较稳定，在上方基础上随证加减，大便溏，加车前子20克；大便干，去车前子；腹痛则加广木香10克，共服药80余剂。

九诊（2007年2月5日）：患儿紫癜已经3个月未发，鼻衄消失，饮食、二便尚可，舌红、苔薄白，脉细数。继续以丸药巩固治疗，以期根治，防止复发。

处方：水牛角粉、金银花、蒲公英、白芍、墨旱莲各200克，玄参、

生地黄、山药各150克,牡丹皮、生甘草、山茱萸、小蓟、大青叶各100克,黄连、三七末、藕节炭各60克,白茅根、紫花地丁各300克。1剂,共研细末,炼蜜为小蜜丸,日服3次,每次12克。

【诊疗心法要点】田师用药包括犀角地黄汤、五味消毒饮、小蓟饮子、六味地黄丸诸方寓意,其中以水牛角粉代替犀角重用,合生地黄、牡丹皮、白芍凉营解毒;玄参、金银花、连翘、蒲公英、紫花地丁、大青叶、生甘草,一则清解气分邪热,二则取“入营犹可透热转气”之义;黄连、土茯苓、徐长卿清热燥湿,祛风止痒;生地黄、山药、山茱萸、牡丹皮,寓六味之义,滋阴泻火,使邪去而正不伤,正如吴鞠通所言:“留得一分津液,便有一分生机。”另外用复方阿胶浆口服同样寓其义;小蓟、白茅根、藕节炭、墨旱莲、三七末凉血止血散瘀,取“入血就恐耗血动血,直须凉血散血”之义。纵观全方用药杂而不乱,用之临床,药到病除。(王刚2007年第11期《湖北中医杂志》)

手 足 皲 裂

手足皲裂是手、足部皮肤由于各种原因所致的皮肤干燥和出现线状裂隙的一种疾病。本病是常见的一种皮肤病,多见于老年人及妇女。因经常受机械性或化学性物质的刺激,加之冬季气候寒冷,皮脂腺分泌减少,皮肤干燥,皮肤角质增厚,失去弹性,故当手足运动时极易发生皲裂。本病中医称之为"手足皲裂""手足破裂""皲裂伤口"等,其病是因外感风寒,引起肌体气机不调,血脉运行不畅,四肢末端经脉失养,渐枯渐槁变脆,反复摩擦或牵引,乃至皲裂而成。

手足皲裂医案

周仲瑛验案1则

验案

陈某,男,52岁。2000年11月3日初诊。两手并右足经常脱皮、开裂、疼痛,已数年,曾就诊于多家医院皮肤科及某皮肤病研究所,均未能明确诊断,屡用中西药,疗效不显,时轻时重。近月来病情明显加重,慕名来诊。诊见两手及右足开裂、脱皮,触之疼痛,皮肤干燥,偶有溢血,手心灼热,溲黄,舌苔黄薄腻、舌质暗,脉细滑。初诊时断为湿热浸淫,投以清热祛湿之剂,服药近20剂,未见明显减轻。2000年11月21日复诊时两手和右足仍脱皮、开裂、疼痛,皮肤干燥,灼痛,尿黄且有气味,口干,唇红,舌苔黄薄腻、舌质暗红,脉细滑。先生细询病史,乃知该患者平素喜嗜辛辣之品,且多酒食应

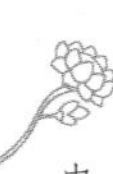

酬。据此断为热伏营血、血燥生风，改投滋阴凉血、润燥祛风之剂。

处方：①生石膏25克（先煎），浮萍15克，生地黄15克，黑芝麻15克，苍耳草15克，生槐花15克，生地榆15克，阿胶10克（烊冲），玄参10克，紫草10克，知母10克，生何首乌12克，熟大黄5克。7剂，每日1剂，水煎服。②吞服防风通圣丸6克，每日2次。③并嘱戒辛辣肥甘之品及饮酒，避免用肥皂洗手。

服药后，两手和右足脱皮、渗血减少，皮肤稍觉滋润，但仍开裂、疼痛，尿黄，口干。药已中的，前方改生石膏40克（先煎）、熟大黄9克，加人中黄6克、地龙10克、蝉蜕5克。

处方：①生石膏40克（先煎），浮萍15克，生地黄15克，黑芝麻15克，苍耳草15克，生槐花15克，生地榆15克，阿胶10克（烊冲），玄参10克，紫草10克，知母10克，生何首乌12克，熟大黄9克，人中黄6克，地龙10克，蝉蜕5克。7剂，每日1剂，水煎服。②吞服防风通圣丸6克，每日2次。

复诊（12月5日）：两手和右足脱皮、开裂、疼痛等基本控制，唯两手仍灼热干燥，有胀感。原方稍作损益，与丸药同时服用以巩固疗效。2001年1月19日复诊时，手足皮肤已基本复常。

【诊疗心法要点】手足皲裂，中医学文献中早有记载，《诸病源候论·手足皲裂候》认为："皲裂者，肌肉破也，言冬时触冒风寒，手足破，故谓之皲裂。"明·王肯堂则在《证治准绳》中进一步指出："手足皲裂……血少肌肤虚，故易伤也，外润以膏泽，内服益气和血之药可也"，对其发病和治疗有了明确的认识。近贤则认为本病的发病是"由于肌热骤被寒冷风燥所逼，以致血脉阻滞，肤失濡养，皮肤渐枯渐槁而成皲裂，并与出汗少、经常摩擦、压力、破伤、浸渍有关"（顾伯华主编《实用中医外科学·皲裂疮》）。本案患者手足皲裂已历数载，屡经治疗无效，属疑难病证。周师在初投清热祛湿剂无效时，通过细究患者的发病过程、生活习惯，改弦易辙，转从热伏营血、血燥生风入手，用阿胶、生何首乌、黑芝麻滋阴润燥，玄参、生地黄、紫草、生地榆、生槐花清营凉血，生石膏、知母、熟大黄清解三焦之热，浮萍、苍耳草疏风散邪，尤其是浮萍一味，《本草纲目》谓

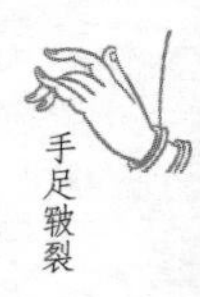

"其性轻浮,入肺经,达皮肤",既能疏风清热,又可引药直达病所。本案用药之独特,还在于防风通圣丸的运用,该方"为表里、气血、三焦通治之剂"(《王旭高医书六种·退思集类方歌注》)而平素嗜食辛辣及酗酒之人,日久必酿热充斥三焦,内伏营血,进而变生多种疾病,先生选此"汗不伤表,下不伤里"(王旭高语),标本兼顾之方以缓图,竟获佳效,诚非上工莫能为之也。(陶夏平 2002 年第 4 期《江苏中医药》)

鹅 掌 风

鹅掌风因其皮损表现为掌部粗糙、脱皮、开裂如鹅掌而得名，西医称之为“角化性手癣”，是一种较顽固的皮肤病。表现为手掌局部有边界明显的红斑脱屑，皮肤干裂，甚至整个手掌皮肤肥厚、粗糙、皲裂、脱屑，亦可出现水疱或糜烂，自觉瘙痒，或瘙痒不明显，多始于一侧手指尖或鱼际部。现代医学的手癣、掌部湿疹、进行性指掌角皮症、剥脱性角质松解症等多种皮肤病均可属本病范畴。

鹅掌风医案

周仲瑛验案1则

验案

吴某，女，50岁。1998年2月26日初诊。1983年起，每年春季，两手掌皮肤红肿胀，皮下出现水疱，继则脱皮、干燥开裂，形似鹅掌，今春复作。就诊时两手肿胀僵硬，伴有针刺样疼痛，皮下隐有水疱，手心灼热，瘙痒不著。舌质红、苔薄黄腻，脉细。证属肝肾不足，血热生风。治宜滋阴养血、凉血祛风、清热祛湿，复法兼顾。

处方：生何首乌15克，制黄精12克，生地黄12克，赤芍10克，牡丹皮10克，火麻仁10克，功劳叶10克，苍耳草15克，地肤子15克，紫草10克，僵蚕10克，防风10克，广地龙10克。

服上方14剂，两手肿胀僵硬基本缓解，脱皮复生。再服7剂，两手肿胀僵硬消退，指端光滑，诸证告愈，3月后随访未发。

【诊疗心法要点】中医学认为，鹅掌风多由外感湿热之毒蕴积皮

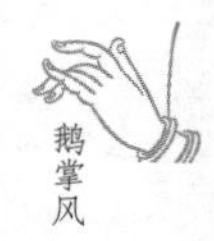

肤，或由相互接触、毒邪相染而成。病久湿热化燥伤及阴血则气血不能荣养患处，皮肤失润，以致皮厚燥裂，形如鹅掌。正如明代《外科正宗》中所言："鹅掌风由足阳明胃经火热血燥，外受寒凉所凝，致皮枯槁。"周老认为，按中医辨证论治原则，鹅掌风患者皮肤出现水疱、糜烂症状，故有湿证表现，皮肤红斑、脱屑、瘙痒，则为湿郁化热，蕴于营血之血热风燥证，皮肤肥厚、粗糙、皲裂，为阴血不荣证，故治疗须滋阴养血、凉血祛风、清热祛湿复法，方能标本兼顾，滋阴而不助湿，除湿而不伤阴，祛湿而不助热，凉血而不碍湿。周老强调，复法不是乱法，复法的应用，遵循的仍然是中医"有斯证用斯药"辨证施治的基本要求，临证时切忌方不合法、主次不清、药多杂乱无章等乱法情况，而要做到组方有序，主辅分明，选药应各有所属或二药可兼数功者，尽量组合好药物之间的相须、相使、相畏、相杀的关系，避免丧失原有的药效。验之于本案，至少包括滋阴养血、凉血祛风、清热祛湿三种治法，具体以生何首乌、制黄精、生地黄、功劳叶滋阴养血以治本，以赤芍、牡丹皮、紫草、地肤子清热凉血，以苍耳草、僵蚕、防风、广地龙祛风除湿止痒以治标。何首乌生用，兼有解毒之功，何首乌并有润肠通便之功，合润燥之火麻仁，使邪借阳明为出路。僵蚕、广地龙并有解毒散结作用，对皮肤增厚、脱皮有一定效果。因此，药仅 21 剂，诸证告愈，10 余年顽疾得除矣。周老"复法"施缚功力于此可见一斑。（周仲瑛，陈四清 2006 年第 11 期《江苏中医药》）

红斑性肢痛病

红斑性肢痛病是足部、手部皮肤阵发性发红、灼热、胀痛的一种较少见的疾病。本病可以是原发性，也可以是继发性，后者继发于红细胞增多症、痛风或高血压等疾病。本病西医称之为“红斑性肢痛病”或“红斑性肢痛症”。红斑性肢痛病多因脾失健运，湿浊内停，郁久化热，湿热邪毒下注，阻于经络，气血凝滞，不能通达四末，手足气血失和而发病。本病的治疗，宜清热祛湿、活血通络，并配用外治法。

红斑性肢痛病医案

颜德馨验案1则

验案

张某，女，31岁。2月前曾患外感发热，退热后两下肢发现有红斑结节，局部疼痛，走路尤甚，在外院诊为红斑性肢痛病，予以中西药治疗，时消时起，反复不愈。诊见：两小腿伸侧可见散在大小不等鲜红斑块6～7处，灼热感，疼痛明显，行走不利，舌红、苔薄黄腻，脉滑数。证属气滞血瘀，热毒下注。治宜理气活血通络，佐以清热。

处方：鸡血藤15克，地龙9克，当归9克，红花9克，牛膝9克，香附9克，赤芍9克，泽兰9克，茜草9克，王不留行9克，薏苡仁9克。7剂，每日1剂，水煎服。

药后红斑基本消退，大便不畅、脉滑，舌苔黄腻已化。守前方去薏苡仁，加桃仁、大黄。

处方：鸡血藤15克，地龙9克，当归9克，红花9克，牛膝9克，香附9克，赤芍9克，泽兰9克，茜草9克，王不留行9克，桃仁9克，大黄6克。每日1剂，水煎服。服药后，余症尽除，未再复发。（吕立言2004年第2期《新中医》）

脱　　发

脱发是头发脱落的现象，有生理性及病理性之分。生理性脱发指头发正常的脱落，病理性脱发是指头发异常或过度的脱落，其原因很多。

脱发医案

周仲瑛验案 1 则

验案

李某，女，37 岁。2001 年 11 月 30 日初诊。既往有脱发史，1993 年产后脱发加重，晨起梳理时脱发盈手，几年来常以头发稀疏为苦，今年入秋以来脱发严重，成片脱落。就诊时头发稀疏涩滞而欠光泽，头皮有数块指甲大小不规则形状光滑皮肤，伴形体消瘦，面色不华，头昏，腰酸，怕冷，平素头皮不痒且无溢油，舌质暗淡、舌苔薄白，脉细。辨证属肝肾亏虚、气血不能上荣。治予补益肝肾、益气养血生发之剂。

处方：何首乌 12 克，制黄精 12 克，生黄芪 12 克，熟地黄 10 克，枸杞子 10 克，女贞子 10 克，墨旱莲 10 克，菟丝子 10 克，骨碎补 10 克，当归 10 克，防风 10 克，侧柏叶 15 克，羌活 5 克，红花 5 克。14 剂，每日 1 剂，水煎服。

服药后，脱发减轻，头发不再涩滞。原方加金狗脊、桑叶、黑芝麻各 10 克，服药 20 余剂。

处方：何首乌 12 克，制黄精 12 克，生黄芪 12 克，熟地黄 10 克，

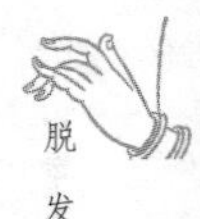

枸杞子10克，女贞子10克，墨旱莲10克，菟丝子10克，骨碎补10克，当归10克，防风10克，侧柏叶15克，羌活5克，红花5克，狗脊10克，黑芝麻10克，桑叶10克。每日1剂，水煎服。

复诊（2002年1月4日）：脱发已控制，且有细而柔软之新发长出。药已奏效，毋庸更张，嘱二诊方继续服用。2001年3月底随访，新发长出，一如常人，面色红润，头昏、腰酸、怕冷等症状均已消除，病已告愈，遂令停药，迄今未再脱发。

【诊疗心法要点】肝藏血，发为血之余；肾藏精，其荣在发。肝肾亏虚，气血不足，头发失荣则脱落。患者病久，体质素虚，且于产后加重，当属虚证无疑，故先生投以何首乌、制黄精、生黄芪、熟地黄、女贞子、墨旱莲、菟丝子、骨碎补、当归等培补肝肾、益气养血之品，羌活、防风为引经药，侧柏叶可使头发再生，尤妙者，先生根据"久病入络"之理，认为虽属虚证，然病久脉道蹇涩，亦难濡养头皮而生发，因此，合入活血养血红花，以助头发再生，可谓匠心独运。（陶夏平2002年第4期《江苏中医药》）

薛伯寿验案1则

验案

某女，21岁。2007年10月12日初诊。患者因学习紧张，初三时开始脱发，压力大时脱发严重，现毛发稀疏，头皮无痒感，大便时干燥，经前乳胀，月经周期正常，睡眠夜梦多，舌苔薄尖红，脉细涩。西医诊断：脂溢性脱发。中医辨证属心脾肝肾不足、六腑气机郁滞。治以黄芪赤风汤合越鞠丸加减。

处方：苍术10克，白术10克，香附10克，川芎10克，神曲12克，炒栀子10克，防风8克，生黄芪18克，赤芍10克，连翘12克，炒酸枣仁15克，茯苓12克，制何首乌12克，女贞子10克，菟丝子10克，远志6克，珍珠母15克。水煎服。

服上方1个月后，经前无乳胀，睡眠稍安定，头皮部分可见少许新生之毳毛。继服药2个月后，头部毳毛已有新生，原有之毳毛已大部变棕黑色，较粗，夜寐安，无多梦。

【诊疗心法要点】本例脱发由素体心脾肝肾不足，学习压力大，六腑气机郁滞所致。故用越鞠丸行气解郁，黄芪赤风汤补脾和血，炒酸枣仁、茯苓、远志、珍珠母养心安神，制何首乌、女贞子、菟丝子滋补肝肾，诸药合用共奏解郁安神，补气和血，补肾生发之功。（李佳，韩仕锋2009年第6期《中华中医药杂志》）

张磊验案2则

验案1

张某，男，24岁。2008年5月2日初诊。以脱发3年为主诉。脱发呈散在性，曾外涂章光101半年，效不佳。平素头发油腻，头屑多，始脱发时曾失眠，平时睡眠浅，纳食正常，二便调，舌质暗红、苔薄白，脉沉滞。

处方：当归10克，生地黄10克，赤芍15克，桃仁10克，红花10克，炒枳壳6克，柴胡6克，川芎6克，桔梗6克，怀牛膝10克，炒苍术10克，羌活10克，甘草6克。10剂，水煎服。

二诊：脱发止，但未长新发。给予补肝肾乌须发治疗，新发渐生。

【诊疗心法要点】“发为血之余”，张师认为“瘀血不去，新血不生”，故用血府逐瘀汤先活其血，犹如种庄稼“应先松土后施肥”（张师很形象的一个比喻）。“肾主骨生髓，其荣在发”，故瘀祛后再用补肝肾乌须发之药；方中炒苍术祛头发油腻之湿，羌活可达巅顶，为引经药。（何延中，敖祖松2010年第7期《河南中医》）

验案2

侯某，男，21岁。于2007年9月21日以“脱发渐加重2年”到门诊诊治。症见头发脱落、稀疏，头皮瘙痒、油脂分泌多、头屑多，舌

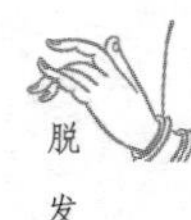

质红、苔薄白，脉沉滞。辨证属瘀阻络脉，发失所养。

处方：柴胡10克，当归10克，白芍10克，川芎6克，桃仁10克，红花10克，赤芍15克，桔梗6克，炒枳壳6克，怀牛膝15克，羌活10克，独活10克，炒苍术12克，连翘10克，甘草6克。

服上方23剂，脱发症状减轻，油脂分泌减少，仍头痒，头屑较多。守上方去独活，加制何首乌15克、墨旱莲20克、防风10克。

服上方25剂脱发基本消失，新发渐生。

【诊疗心法要点】张老师认为，关于脱发各医书皆言血亏、血燥，不知皮里肉外血瘀，阻塞血路，新血不能养发，故发脱落，法应行气活血。瘙痒可酌加祛风药如防风、蒺藜等，防风为风药之润剂、治风之通药，一取祛风止痒，二取"高巅之上，唯风药可到"之义；头发干燥，酌加麦冬、石斛、制何首乌以滋阴养血；油脂分泌多，酌加羌活、炒苍术、连翘以燥湿散结。（李彦杰，冯晓东2011年第9期《中医杂志》）

吕仁和验案1则

验案

井某，男，27岁。两年前因失恋而精神受到刺激出现脱发现象，现脱发严重，已形成斑秃。于1998年7月6日门诊就治，时症见头部脱发，成片状，面色白，腰酸腿软，神疲乏力，纳可，大便偏溏，小便正常，舌质暗红、苔薄白，脉沉细。证属肝肾不足，气血亏虚，血脉不通。治宜补肝肾、益气血，活血通络。因其症较重，故采用内外并治之法。内服小方刘寄奴加减。

处方：①刘寄奴10克，桑叶10克，桑枝15克，桑椹子10克，何首乌10克，生黄芪15克，当归10克，红花10克，桃仁10克，生地黄10克，路路通10克，王不留行10克。②刘寄奴15克，当归15克，生黄芪20克，红花10克，川芎15克，木香10克，细辛5克。煎汤外洗。并嘱其常用指尖按摩局部。

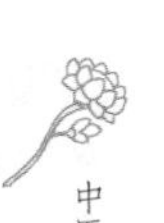

10天后复诊，症状减轻，脱发改善尚不明显，外洗方继用，内服方随证加减，3月后长出。

【诊疗心法要点】小方刘寄奴由单味刘寄奴组成。刘寄奴，味辛，性温，归心、肝、脾经。临床多归为活血化瘀药物，治疗血滞经闭，产后瘀阻腹痛，折跌损伤等症。对其治疗脱发，历代文献记载及临床报道甚少。脱发之症，一般多认为与肝肾不足，气血亏虚有关，古今治之，亦多从补益肝肾、调理气血为法。吕师认为，脑为髓海，发为血余，脱发的发生固然与肝肾亏虚、气血不足有重要关系。但血脉瘀滞在脱发的产生与发展过程中也起重要作用，并常与精神因素、过度劳累及营养不良等因素密切相关。刘寄奴性辛，善走散，苦温通降，专入血分。现代研究认为刘寄奴可降低血液黏滞度、扩张外周血管、增加器官血流量。故在整体辨治的基础上，吕师常以刘寄奴为主针对脱发症状进行治疗。脱发轻者，单用刘寄奴10～15克即可；重者（如形成斑秃）则须内外治并用，除内服药中用刘寄奴外，还以刘寄奴与红花、川芎、细辛、木香等煎汤温洗，同时配合局部按摩以活血通络，以防毛囊坏死，促发生长。一般20天为1个疗程，即可获效。（杨君，秦英 1999年第6期《北京中医药大学学报》）

禤国维验案2则

验案1

张某，男，46岁。2000年3月18日初诊。主诉：头发稀疏脱落1年。现病史：1年来晨起枕巾落满脱发，最近头发已稀少，可望见头皮，瘙痒脱屑油腻，伴精神萎靡，眩晕耳鸣，腰膝酸软，失眠多梦，舌质红苔少，脉细数。证属肝肾不足，治以补肾养肝。用二至丸加味。

处方：蒲公英30克，丹参30克，桑椹子15克，女贞子20克，墨旱莲20克，制何首乌15克，生地黄15克，土茯苓20克，布渣叶10

克，菟丝子10克，生甘草10克。水煎服，每日1剂，复渣再煎，分2次服，外擦祛脂生发酊，另脂溢洗液外洗。

经1月半的治疗而愈，1年后复查，未见复发。

【诊疗心法要点】禤老用加味二至丸平补肝肾、养血生发，方中女贞子、墨旱莲、桑椹子、制何首乌、菟丝子补肝肾、填精血、养发生发；生地黄、丹参凉血活血；土茯苓、布渣叶清热利湿祛脂；蒲公英现代研究含肌醇，有促进毛发生长的作用；生甘草清热生发，诸药合用，使精血充足，毛发得以濡养，故可取得满意疗效。（江光明，范瑞强，池凤好2001年第2期《深圳中西医结合杂志》）

验案2

韩某，女，32岁。2004年6月9日初诊。主诉：发现头顶部一指甲大小脱发区3天。现病史：近1个月来自觉眠差，多梦，有时甚至失眠，3天前晨起梳头时发现左侧头顶部有一拇指甲大小脱发区，伴精神萎靡，眩晕耳鸣，腰膝酸软，舌质红、苔少，脉细数。证属肝肾不足，治宜补肾养肝。药用二至丸加味。

处方：蒲公英30克，丹参30克（后下），桑椹子15克，女贞子20克，墨旱莲20克，益母草15克，牡蛎30克（先煎），生地黄15克，土茯苓20克，布渣叶10克，菟丝子20克，酸枣仁15克，夜交藤15克，生甘草10克。水煎服，每日1剂，分2次服。外搽乌发生发酊及脂溢洗液外洗。

经1月半的治疗而愈，1年后随访，未见复发。

【诊疗心法要点】中医学认为：精血同源，精血互生，精足则血旺。发为血之余，肾之外候，说明发虽由血滋养，但其生则根源于肾气，因此发的生长与脱发，润泽与枯槁，均与肾的精气盛衰有关，若肾精亏虚则发枯不荣甚至脱落。禤教授用加味二至丸平补肝肾、养血生发，方中女贞子、墨旱莲、桑椹子、菟丝子补肝肾、填精血、养发生发；生地黄、丹参、益母草凉血活血；酸枣仁、夜交藤养血安神；牡蛎平潜肝阳；土茯苓、布渣叶清热利湿；蒲公英据现代药理研究，其内含肌醇，有促进毛发生长的作用；生甘草清热调和诸药，使精血之

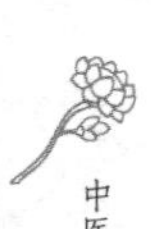

源充足,毛发得以濡养,故肾精足而发生。(郑毅春,李红毅,范瑞强 2005 年第 5 期《中医药信息》)

玫瑰糠疹

玫瑰糠疹是常见的炎症性皮肤病，好发于躯干和四肢近端，形状大小不等，数目不定，片呈玫瑰色，其上有糠状鳞屑。本病有自限性，一般持续6~8周而自愈。本病属中医“风热病”“风癣”范畴。

玫瑰糠疹医案

颜德馨验案1则

验案

吴某，男，16岁。两周前先于腋下发现两片斑疹，渐在前胸、后背及腹部出现同样小片皮损，轻度瘙痒，继之四肢出现呈小片状斑疹，某医院拟诊为玫瑰糠疹，服抗过敏药，外用炉甘石洗剂，治疗无效而转请颜教授诊治。诊见：四肢、躯干有多枚类圆形或椭圆形大小不等之斑疹、色淡红，附有细薄鳞屑。此乃血虚生风，治当养血活血祛风。

处方：生地黄30克，蝉蜕6克，赤芍9克，当归9克，桃仁9克，红花9克，鸡血藤9克，荆芥9克，防风9克，蒺藜9克，白鲜皮9克，知母9克。7剂，每日1剂，水煎服。

后家属告知，服药6剂，斑疹即消，未再复发。（吕立言2004年第2期《新中医》）

雷诺综合征

雷诺综合征以往称为雷诺病和雷诺现象，是血管神经功能紊乱所引起的肢端小动脉痉挛性疾病。以阵发性四肢肢端（主要是手指）对称的间歇发白、紫绀和潮红为其临床特点，常为情绪激动或寒冷所诱发。临床表现起病缓慢，一般在受寒冷后，尤其是手指接触低温后发作，故冬季多发。发作时手指肤色变白，继而紫绀，常先从指尖开始，以后波及整个手指，甚至手掌。伴有局部冷、麻、针刺样疼痛或其他异常感觉，而腕部脉搏正常。发作持续数分钟后自行缓解，皮肤转为潮红而伴有烧灼、刺痛感，然后转为正常色泽，局部加温、揉擦、挥动上肢等可使发作停止。受累手指往往两手对称，小指和无名指常最先受累，以后波及其他手指，拇指因血供较丰富多不受累，下肢受累者少见。发作间歇期，除手足有寒冷感外无其他症状。本病属中医“四肢逆冷”范畴。

雷诺综合征医案

唐祖宣验案1则

验案

某男，27岁，农民。2001年2月13日初诊。主诉：右手指受冷后苍白、青紫1年，中指溃破3个月。患者1年前因接触冷水频繁，出现右手指畏冷、麻木，时而苍白、青紫，手指僵硬，时有疼痛，冬季严重，3个月前中指指尖溃破流水。现症：两桡动脉搏动正常，用冷水刺激后手指立即变紫并冷痛，遇热则轻，中指指尖有1处溃破，周

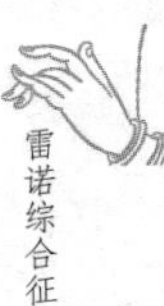

围皮肤干燥。西医诊断:雷诺综合征;中医诊断:脱疽。证属寒湿内侵、脉络瘀阻。治宜温经散寒,活血通络。给予中药汤剂口服加中药外洗。

处方:①桂枝、炮附子、干姜、熟地黄、水蛭、黄芪各30克,肉桂、细辛各10克,蜈蚣3条。每日1剂,水煎服。②生川乌、生草乌、肉桂、细辛、花椒各30克,透骨草40克,伸筋草、红花各30克。煎汤外洗。每日1剂,每日2次,外洗。

治疗10天后,中手指苍白、青紫发作次数明显减少,中指溃破处结痂。

处方:桂枝、熟附片、透骨草、川续断、红花、熟地黄各30克,杜仲20克,乌梢蛇15克,丹参40克,肉桂10克。外洗中药处方同上。

治疗40天后,指尖硬皮剥脱,不受寒冷刺激则苍白、紫绀不再发作。改服温经散寒、通瘀活络之剂。

处方:炮附片、潞党参、桔梗、当归、白芍各15克,干姜、红花、甘草各10克,茯苓、黄芪各30克,细辛5克。每日1剂,水煎服。外洗处方同上。

治疗40天后,即使受冷亦不再出现苍白、紫绀,手指溃疡愈合,可进行一般工作。停用以上药物,给予硫黄粉0.5克,水冲服。连服20天,病愈。

【诊疗心法要点】本病例是由寒伤阳气、正气衰微,不能达于四肢所致,故治疗时给予大量温经益气养血、活血化瘀之品口服,同时配合中药外洗,标本兼治,既改善了局部血液循环,又解除了血管痉挛。该病例虽属血管疾病,但不同于血栓闭塞性脉管炎等血管慢性炎症病变,可能是由于寒冷刺激及精神因素引起脉络受阻、血管痉挛所致。在治疗中,病情曾几次反复,症状时好时坏,但唐老紧紧抓住气虚血瘀这一病机,处方用药灵活变动,故获良效。(刘韧,唐静雯,许开威2012年第2期《中医研究》)

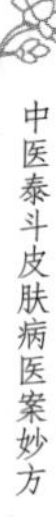

郭文勤验案1则

验案

刘某,女,30岁,公务员。2011年9月初诊。主诉:患者手足紫绀9年,每当寒冷刺激即加重,上肢重于下肢。现病史:患者9年前情绪激动后,手指皮色突然变为苍白,继而发紫。伴有局部发凉、麻木、针刺感觉减退,持续数分钟后逐渐皮肤颜色恢复正常。热饮后可缓解,未予以重视;4年前由于受冷又一次出现上述症状,并且症状较前加重,颜面也出现紫绀,在温暖季节症状也不消失,指(趾)端出现营养性改变,曾于北京、哈尔滨等多家医院治疗不见好转,症状逐渐加重,尤为手指紫绀、针刺样疼痛为著,平素口服胍乙啶和苯氧苄胺等西药,控制病情不佳,心烦气躁,经人介绍特来郭老处诊治。查体:血压130/80毫米汞柱。神经系统检查:生理反射存在,冷激发试验(+)。舌质紫、苔薄白,脉沉细。根据中医的主症辨为雷诺综合征(寒湿痹阻)。治宜祛寒除湿,通络止痛。

处方:羌活25克,防风20克,川芎30克,当归25克,姜黄25克,甘草15克,黄芪50克,土鳖虫20克,水蛭10克,桃仁15克,红花15克,丹参30克,地龙40克,桑枝20克,远志25克。7剂,水煎服,早晚饭后服。

二诊:服药后面部紫绀较前改善,仍觉指尖青紫发凉麻木。舌质紫、苔薄白,脉沉细。

处方:前方加附子10克、炮姜15克。7剂,水煎服,早晚饭后服。

三诊:双手青紫明显改善,偶觉皮肤潮湿,偶有头痛。舌质淡紫、苔薄白,脉沉弦。

处方:前方改附子15克、川芎40克,加细辛5克、白芷20克。14剂,水煎服,早晚饭后服。

此后数月复诊,随证加减,症状消失。

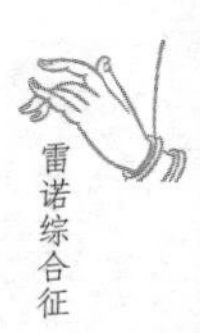

【诊疗心法要点】郭老认为患者病程较长，邪未去而正已伤，久病多虚，本患者属于血脉虚寒，不能充盈四末，以致气虚血涩，方中含蠲痹汤祛风除湿，蠲痹止痛；丹参、红花、桃仁行气活血通络；土鳖虫、水蛭、地龙破血逐瘀，通络止痛；桑枝祛风通络，行水消肿。心烦气躁加远志宁心安神；头痛加川芎、白芷、细辛疏风止痛。（杨柳，郭文勤 2012 年第 5 期《黑龙江中医药》）

周仲瑛验案 1 则

验案

陈某，女，61 岁。2002 年 9 月 24 日初诊。去冬以来两手清冷，肤色苍白，接触冷水加重，锻炼后身体虽热而两手清冷更甚，上海某医院检查示：IgA（免疫球蛋白 A）升高，抗核抗体 1∶1 000，抗 SSA（+），多家医院确诊为雷诺综合征，多方治疗无效。舌苔少，舌质淡隐紫，寸口脉细。证属寒凝血瘀，气血失调。治当温经通脉，益气活血。

处方：炙桂枝 10 克，当归 10 克，赤芍 15 克，细辛 5 克，炙甘草 5 克，红花 10 克，川芎 10 克，路路通 10 克，炙水蛭 3 克，生黄芪 20 克。14 剂，每日 1 剂，水煎服。

二诊（10 月 8 日）：天气转凉，肢端青紫反复，接触冷水加重，肤色苍白，时有麻感，舌苔薄黄、舌质暗，脉细。同气相求，内外相引，寒凝血瘀，仍当温经益气通络。原方加鸡血藤 15 克、丹参 15 克、青皮 6 克。

处方：炙桂枝 10 克，当归 10 克，赤芍 15 克，细辛 5 克，炙甘草 5 克，红花 10 克，川芎 10 克，路路通 10 克，炙水蛭 3 克，生黄芪 20 克，鸡血藤 15 克，丹参 15 克，青皮 6 克。7 剂，每日 1 剂，水煎服。

三诊（10 月 15 日）：局部皮肤转红转温，舌苔薄黄腻、舌质红，脉细，10 月 8 日方加片姜黄 10 克。

处方：炙桂枝 10 克，当归 10 克，赤芍 15 克，细辛 5 克，炙甘草 5

克，红花10克，川芎10克，路路通10克，炙水蛭3克，生黄芪20克，鸡血藤15克，丹参15克，青皮6克，片姜黄10克。14剂，每日1剂，水煎服。

四诊(10月29日)：天凉，肢端青紫又见明显，清冷不温，指端苍白，舌苔黄，舌质暗，脉细弦。内阳难御外寒。10月8日方加淡干姜5克、制附片6克，以温肾阳。

处方：炙桂枝10克，当归10克，赤芍15克，细辛5克，炙甘草5克，红花10克，川芎10克，路路通10克，炙水蛭3克，生黄芪20克，鸡血藤15克，丹参15克，青皮6克，淡干姜5克，制附片6克。14剂，每日1剂，水煎服。

五诊(11月12日)：双手苍白清冷有减轻，手指色红不白，凉感不著，双手时有发胀，晨显，舌苔薄、舌质暗，脉细。药已中的。10月8日方加干姜5克、制附片6克、大熟地黄10克。

处方：炙桂枝10克，当归10克，赤芍15克，细辛5克，炙甘草5克，红花10克，川芎10克，路路逋10克，炙水蛭3克，生黄芪20克，鸡血藤15克，丹参15克，青皮6克，干姜5克，制附片6克，熟地黄10克。29剂，每日1剂，水煎服。

六诊(12月10日)：两手食指苍白麻木虽有改善，但仍有发作，目前虽值冬季，亦无明显手冷，舌苔黄、舌质红偏暗，脉细。10月8日方加干姜5克、制附片10克、大熟地黄10克、鹿角片10克(先煎)。

处方：炙桂枝10克，当归10克，赤芍15克，细辛5克，炙甘草5克，红花10克，川芎10克，路路通10克，炙水蛭3克，生黄芪20克，鸡血藤15克，丹参15克，青皮6克，干姜5克，制附片10克，熟地黄10克，鹿角片10克(先煎)。14剂，每日1剂，水煎服。

七诊(12月24日)：两手苍白、怕冷现象显减，虽寒冷亦肢端温暖，接触冷水亦不明显发白，舌苔薄黄、舌质暗红，脉细弦。补通兼施，药终获效，当守方善后，巩固疗效。

处方：炙桂枝10克，赤芍15克，当归12克，生黄芪25克，细辛5克，干姜5克，制附片6克，炙甘草5克，大熟地黄10克，鹿角片10

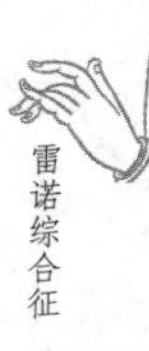

克，炙水蛭 5 克，鸡血藤 15 克，青皮 10 克，红花 10 克，川芎 10 克。14 剂，每日 1 剂，水煎服。

次年冬随访，手足厥冷未发。

【诊疗心法要点】脉者，血之府也，雷诺综合征似属中医学的"血痹""厥逆"等范畴。四肢为诸阳之本，阳气不足，四末失其温养，所以手足厥寒。然不见其他阳微阴盛证，却又脉细欲绝，是血虚而又经脉受寒、血脉不利之故也。寒凝血瘀，脉络阻滞，肢体供血不足，致其发凉发麻、疼痛、发绀、发黑，甚则坏死。现代医学认为，本病是血管神经功能紊乱所引起的一种肢端小动脉阵发性痉挛性疾病，主要侵犯上肢。其病因与中枢神经功能失调、肢端小动脉本身缺陷、血中肾上腺素和去甲肾上腺素含量增高、内分泌功能障碍以及遗传等因素有关，寒冷、情绪激动、精神紧张为主要诱发因素。当归四逆汤出自《伤寒论·辨厥阴病脉证并治》："手足厥寒，脉细欲绝者，当归四逆汤主之。"成无己注解云："手足厥寒者，阳气外虚，不温四末；脉细欲绝者，阴血内弱，脉行不利。与当归四逆汤，助阳生阴也。"（《注解伤寒论》）。可见本方主治阳虚寒凝致厥，手足厥冷、脉细为辨证之关键。本案陈某，手足清冷遇寒加重、寸口脉细正合于此，故周老投此方施治。方中当归味甘性温，入肝经，补血和血，能补能散，为温补肝经之要药；炙桂枝味辛甘性温，功能温经通脉，驱散经脉寒邪，且能畅通血行；细辛味辛性温，外温经脉，内温脏腑，通达表里，以散寒邪，可助炙桂枝温经散寒，专司温经散寒而止痛；生黄芪味甘性微温，能补血中之气；川芎为血中气药，合红花、路路通活血理气，搜风止痛。在三诊疗效不显情况下，又合四逆汤、阳和汤方义，用制附片、淡干姜温补肾阳，熟地黄温补营血，鹿角片温肾助阳，填精补髓，强壮筋骨，并借血肉有情之品以助熟地黄养血。小剂量炙水蛭和血活血而无破血之弊。诸药合用，共奏温经通脉、行气活血之功。

本案一诊、二诊、三诊未用炙附片、淡干姜而无显效，四诊、五诊加炙附片、淡干姜，六诊又加鹿角片，层层加码，稳中求进，补而不燥，反映出周老临床用药大胆而又谨慎，果断而不孟浪，犹如将帅用

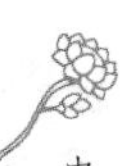

兵，攻防兼备，步步为营，运筹帷幄，令人叫绝。（陈四清 2005 年第 5 期《江苏中医药》）

猫 抓 病

猫抓病主要由家猫抓或咬引起的急性传染病。该病为良性、自限性疾病,多数病人均在两三个月内自愈。病原尚不清楚。有人在皮肤抓伤处及肿大的淋巴结中发现有革兰阴性的短小杆菌,可用特殊培养基分离,可能为本病的病原。亦有人认为病原是一种病毒,但应用鸡胚、组织培养和动物接种均未能分离出病毒。也有人认为病原是衣原体,约 90% 患者是通过被家猫抓、咬或舔后而患病,少数患者亦可被狗抓、咬而得病。该病多发生于秋、冬季,病后有持久免疫力,再次感染者罕见。

猫抓病医案

何任验案 1 则

验案

汤某,女,42 岁,工人。1990 年 10 月 23 日初诊。主诉:左手被猫抓咬后溃烂,伴有低热及结节性斑样皮疹,淋巴结肿大 2 个月余。病史:患者于 1990 年 8 月 2 日在给小猫洗梳时,左手背被抓、咬。5 天后,抓咬处及整个手背出现红肿,并有结节性红斑样皮疹。继之被抓咬处开始溃疡,伴发热 39℃、怕冷、头晕、恶心,颈部、腋下及腹股沟淋巴结肿大,四肢关节疼痛等症状。即到防疫站注射狂犬疫苗,并在某医院做对症处理及进行观察,经一系列检查后,诊断为猫抓病。先后用抗生素、泼尼松及卡介苗(BCG)20 余支治疗,历时 2 个月未见显效,请何老诊治。患处皮肤呈暗红色,结节性红斑样皮

疹显露,溃烂面不收。颈部、腋下及腹股沟淋巴结肿大,按之则痛,四肢关节疼痛不减,行走时尤甚。面色萎黄,两眼红赤,精神萎靡,反应较迟钝,大便偏干,小溲黄赤。舌尖红、苔黄厚,脉弦数。体温38.2℃,白细胞 8.7 $\times 10^9$/升,中性粒细胞 0.71,嗜酸性粒细胞 0.05,淋巴细胞 0.24,血沉 43 毫米/小时。何老认为此病系火热邪毒内郁之证,治宜清热解毒。方拟黄连解毒汤加减。

处方:黄连 3 克,黄芩 9 克,焦栀子 9 克,连翘 12 克,忍冬藤 15 克,净滑石 12 克,夏枯草 15 克,大青叶 15 克,苦丁茶 9 克,生甘草 6 克,玉枢丹 3 克(研,冲服)。5 剂,每日 1 剂,水煎服。

复诊(12 月 3 日):上药 5 剂后,诸证有明显改善,其又按原方续服 10 剂。体温正常,溃烂处收口结痂,其余体征消失。血液检查:白细胞 7.1 $\times 10^9$/升,中性粒细胞 0.69,嗜酸性粒细胞 0.03,淋巴细胞 0.29,血沉 17 毫米/小时,予上方加减续服 14 剂,以期巩固。后随访年余,患者于 1990 年 12 月 11 日上班工作后,至今无恙。

【诊疗心法要点】猫抓病系现代医学之病名,中医学无此记载。但就其临床特征而言,属于祖国医学"疮疡""禽兽伤"等范畴,其病多由火热邪毒侵淫所致。火热邪毒为犯,浸淫于肌肤,则局部皮肤红肿热痛、发斑疹,甚则溃烂化脓,壅滞于经络,则见淋巴结肿大、四肢关节疼痛;扰及清阳之气,可见精神萎靡或烦躁不安等。本病之因在于火热邪毒内郁,其一日不解,病 1 日不得安。故用清热解毒为治本之法,而用黄连解毒汤加减治之,可谓方随法立,药对症用,收效显然。黄连解毒汤出自《肘后备急方》,由黄连、黄芩、黄柏、栀子组成,功效善于泻火解热毒,系临床治疗火热疮疡、禽兽伤等症之要方。何老用此方去黄柏而加连翘、忍冬藤、大青叶、苦丁茶等,旨在加强清热解毒、泻火消肿之力,另用玉枢丹研冲,则取其擅长解毒辟秽、活血消肿,又能防治禽兽咬伤之功。诸药配用,苦寒直折,可使火热泻而邪毒解,壅滞去肿结消,其病则愈。(《古今名医皮肤性病科医案赏析》)

脂 膜 炎

脂膜炎是指以皮下脂肪层炎症为主的疾病。按炎症的主要发生部位可将脂膜炎分为小叶性脂膜炎及间隔性脂膜炎两大类。与中医“恶核”“皮痹”有相似之处。

脂膜炎医案

张镜人验案1则

验案

杨某,男,33岁。1986年2月21日初诊。主诉:全身反复出现红色肿块、结节,伴发热已近3年。病史:患者于1983年5月左眼眶周围串现肿块,局部皮肤稍红,经抗过敏治疗无效,改用抗生素和激素治疗后,肿块缩小,但1周后激素减量肿块又见增大,波及面颊。同年9月肿块病理活检示“脂膜炎”。又出现持续性发热2周(体温39~40℃),采用泼尼松每日35~60毫克,治疗3个月后体温基本恢复正常。继而又反复发热,面部及双下肢出现结节,伴心悸、气急。1984年1月检查X线胸片和心电图示:胸腔积液、心房颤动。继续采用泼尼松每日55~60毫克,治疗时间长达9个月。1985年10月体检时又发现肝大,近两个月来发热,两下肢水肿加剧伴局部皮肤红肿热痛,尿常规出现蛋白、红细胞,乃拟诊脂膜炎收入病房。目前患者身热起伏,热前畏寒,晨起略有咳呛,胸闷心悸,嗳气腹胀,肝区疼痛,下肢水肿,皮下结节按之略感疼痛。舌脉:舌质红、苔黄腻,脉滑数。检查:体温38.4℃,脉搏92次/分,血压140/

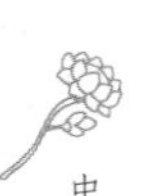

80毫米汞柱，两颌下可扪及数个淋巴结，两肺呼吸音清晰，心率92次/分，律齐，肺动脉区可闻及II级收缩期杂音。肝肋下3指，质软，有触痛。脾肋下未及。两下肢水肿明显，面部、四肢和躯干部，尤以臀部以下大腿处皮下散在结节、红斑，部分融合成片状团块。辨证：肝主筋膜，脾主肌肉。肝阴不足，无以濡养筋膜，脾运失健，水湿浸淫肌肉。阴分久虚，湿郁化热，夹痰瘀交阻。诊断：恶核（脂膜炎）。治法：滋益肝阴，清化湿热。

处方：炒生地黄12克，地骨皮9克，赤芍9克，白芍9克，炒牡丹皮9克，炒知母9克，炒黄柏9克，忍冬藤30克，连翘9克，八月札15克，茯苓皮15克，炒牛膝9克，生牡蛎30克（先煎），香谷芽12克，佛手片6克，白花蛇舌草30克，炙甘草3克。7剂，每日1剂，水煎服。

二诊（2月28日）：身热减而不解，心悸，肝区痛，下肢水肿沉重，脉滑数，舌苔薄黄腻，仍守前法。上方减地骨皮、佛手片、炒牛膝、生牡蛎、炙甘草，加赤小豆30克、炙远志3克。

处方：炒生地黄12克，赤芍9克，白芍9克，赤小豆30克，炒牡丹皮9克，炒知母9克，炒黄柏9克，忍冬藤30克，连翘9克，八月札15克，茯苓皮15克，炙远志3克，香谷芽12克，白花蛇舌草30克。7剂，每日1剂，水煎服。

三诊（3月7日）：下肢肿胀已见减轻，苔脉同前，再予滋阴清热化湿为法。

处方：炒生地黄12克，炒知母9克，炒黄柏9克，炒牡丹皮9克，赤芍9克，白芍9克，忍冬藤30克，连翘30克，赤小豆30克，生薏苡仁12克，川萆薢12克，炒牛膝9克，炙远志3克，八月札15克，茯苓皮15克，香谷芽12克，白花蛇舌草30克。7剂，每日1剂，水煎服。

四诊（3月14日）：身热已除，下肢肿胀明显消退，苔薄黄腻，脉滑数，治当再守前法。上方去八月札，加苍术、白术各9克。

处方：炒生地黄12克，炒知母9克，炒黄柏9克，炒牡丹皮9克，赤芍9克，白芍9克，忍冬藤30克，连翘30克，赤小豆30克，生

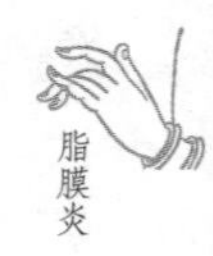

薏苡仁12克,川萆薢12克,炒牛膝9克,炙远志3克,茯苓皮15克,香谷芽12克,苍术9克,白术9克,白花蛇舌草30克。7剂,每日1剂,水煎服。

随访:上药加减继续治疗,体温正常,两下肢水肿消退,皮下结节消失,胃纳尚佳,二便正常,乃出院继续治疗,巩固疗效。

【诊疗心法要点】脂膜炎以脂肪组织的非化脓性炎症及发热、皮下结节为特征,病程长,且可累及肝、脾、肾、胸膜、心包等脏器及组织。与中医“恶核”“皮痹”有相似之处。究其病机,多由正气虚弱,卫外不固,气血失和,外邪痹阻于皮下,脉络不通,营卫不调,又因脾虚失运,痰湿内生,痰瘀交阻,郁而化热,乃成结节。本病可从三期论治,急性炎症期,热毒壅盛,治疗注重清热解毒;巨噬细胞期,痰核阻滞,治疗注重化痰软坚;后期呈纤维化,瘀血凝结,治疗注重活血化瘀。本案长期发热,阴液耗损,肝失疏泄,腹胀胁痛。故予清热解毒,凉血和营,利湿化痰同时佐以养阴、疏肝、健运之品,坚持治疗,终于热退肿消,结节、红斑亦愈,诸证均安,取得满意效果。(《古今名医皮肤性病科医案赏析》)

张琪验案1则

验案

邹某,女,25岁。1986年6月22日初诊。四肢皮肤硬痛,且皮肤出现红斑,反复发作近4年,经久不愈,血沉及抗链球菌溶血素O均正常,手足心热,月经提前,经色黑紫,淋漓不断,舌质红、苔白,脉沉缓有力,在某医院诊断为脂膜炎。初按湿毒蕴于血分施治,用当归拈痛汤加红花、赤芍,服药6剂未收效,且四肢有新的结节出现,硬痛,改用解毒消坚、清热除湿法。

处方:蒲公英50克,紫花地丁30克,皂角刺10克,穿山甲10克,红花15克,赤芍20克,苦参15克,连翘20克,黄柏15克,苍术15克,甘草10克,牡丹皮15克。14剂,每日1剂,水煎服。

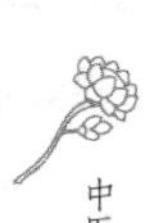

复诊(7月29日):服药14剂,未出现新的硬节,原硬节见小,疼痛减轻,舌红、苔转薄白,脉沉滑。宜前方增减治疗。

处方:柴胡20克,桂枝20克,生地黄20克,桃仁20克,牡丹皮15克,赤芍20克,红花15克,皂角刺15克,玄参20克,甘草10克,菊花15克,白芷15克,薄荷15克,蒲公英50克,紫花地丁20克。12剂,每日1剂,水煎服。

三诊(8月20日):服上方12剂,未见结节出现,疼痛消失,嘱停药观察。9月6日双下肢皮肤出现数个黄豆粒大小的结节,很快自行消退,从此未复发。

【诊疗心法要点】本案西医诊断为脂膜炎,以皮肤红斑硬痛为特征。结合月经先期,经色紫黑,舌红苔白,脉缓有力等,辨为湿热毒邪蕴结于血分,治宜解毒除湿热,活血消坚。方中皂角刺既为消坚之妙药,又有泻血中风热毒邪之效,故每方中皆用之;苦参、黄柏、苍术除湿热,连翘、蒲公英、紫花地丁解毒散结,桃仁、红花、牡丹皮活血祛瘀,柴胡、桂枝解肌透邪外达,使湿热毒邪无藏身之处,得以外透,则硬结红斑随之消退,诸证获得蠲除。(《张琪临床经验辑要》)

黏膜白斑

黏膜白斑是发生在黏膜上的白色斑片，但是作为一种疾病，它主要是指那些以角化过度和上皮增生为特点的黏膜白斑。例如白癜风也可发生在黏膜上，但其组织学改变以色素脱失为主，一般无角化过度等表现，故不属于黏膜白斑病。皮肤科的黏膜白斑包括了口腔和外阴两个部位的病变，过去许多医学家把黏膜白斑病看成是癌前期病变，但经过大量的观察与研究证明了黏膜白斑大多数属于良性病变。古医籍设有“白斑”这一病名，一般混迹于口干、口燥、口糜、口舌疳腐等病症中。

黏膜白斑医案

颜正华验案 1 则

验案

某女，64 岁，退休工人，北京市东城区人。2003 年 2 月 26 日初诊。诉外阴肿胀、瘙痒 2 年。经某医院妇科检查：双小阴唇白斑，外阴萎缩；病理检查示：双小阴唇鳞状上皮细胞增生，伴角化过度，上皮下可见炎性细胞浸润。用香丹注射液及激素等治疗 1 月余，效果不显，病情反复，后决定用手术切除。但患者不愿手术，改请中医治疗。刻诊：外阴肿胀、白斑，奇痒难忍，舌红、苔黄腻，脉弦滑。辨证为肝火湿热下注。治以清肝火、泻湿热、凉血解毒为法。

处方：①龙胆草 10 克，黄柏 12 克，炒栀子 10 克，牡丹皮 10 克，丹参 15 克，苦参 15 克，土茯苓 30 克，萆薢 15 克，薏苡仁 30 克，赤芍

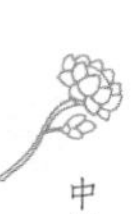

15克，天花粉15克，金银花20克，蒲公英30克，野菊花15克，生甘草6克。10剂，每日1剂，水煎分2次服。②黄柏15克，蛇床子15克，苦参30克，花椒6克，白矾6克。10剂，每日1剂，水煎外洗。

二诊（3月7日）：外阴肿消，瘙痒减轻，白斑处渐红，舌红、根苔黄腻，脉弦滑。内治仍用原法，上方加地肤子15克。

处方：①龙胆草10克，黄柏12克，炒栀子10克，牡丹皮10克，丹参15克，苦参15克，土茯苓30克，萆薢15克，薏苡仁30克，赤芍15克，天花粉15克，金银花20克，蒲公英30克，野菊花15克，地肤子15克，生甘草6克。10剂，每日1剂，水煎服。②外洗方同前。

三诊：近日外阴肿痒稍见反复，舌脉同前。内治法：前方去萆薢，加白花蛇舌草30克、半枝莲30克。10剂。

处方：①龙胆草10克，黄柏12克，炒栀子10克，牡丹皮10克，丹参15克，苦参15克，土茯苓30克，白花蛇舌草30克，薏苡仁30克，赤芍15克，天花粉15克，金银花20克，蒲公英30克，半枝莲30克，野菊花15克，地肤子15克，生甘草6克。10剂，每日1剂，水煎服。②外洗方同前。

四诊：外阴肿痒减轻，自觉外阴皮肤较前柔软，舌脉同前。内治用前方加穿山甲10克。

处方：①龙胆草10克，黄柏12克，炒栀子10克，牡丹皮10克，丹参15克，苦参15克，土茯苓30克，白花蛇舌草30克，薏苡仁30克，赤芍15克，天花粉15克，金银花20克，蒲公英30克，半枝莲30克，野菊花15克，地肤子15克，穿山甲10克，生甘草6克。10剂，水煎服，每日1剂。②外洗方同前。

2006年5月16日随访，外阴肿痒渐愈，停药未见复发。

【诊疗心法要点】外阴白斑的发病原因不明，可能与局部的慢性炎症刺激，使局部细胞营养不良，导致细胞过度增生相关。中医认为本病属“阴痒”的范畴。颜老认为外阴为肝之经脉所过，外阴的病变大多与肝有关，“痒”和“肿”多为湿热所致。本案由肝火湿热下注所致，故用清肝火、利湿热、凉血解毒之法治疗。方药以龙胆泻肝汤化裁，方中龙胆草、黄柏、炒栀子、苦参清肝火、泻湿热，土茯苓、萆

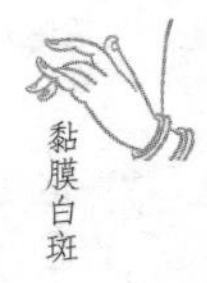

薢、薏苡仁利湿，牡丹皮、丹参、赤芍、天花粉凉血、活血、消肿，金银花、蒲公英、野菊花清热解毒。诸药共奏清肝火、利湿热、凉血解毒、消肿止痒之功，故能有效。二诊加地肤子，旨在增强止痒作用。三诊加白花蛇舌草、半枝莲，不仅增加去湿热之力，且可抗癌。四诊又加穿山甲，增强通络行散之功。服药数十剂，顽疾得以愈，避免了外科手术。（刘建设，高社光2006年第2期《世界中西医结合杂志》）

何任验案1则

验案

董某，女，30岁。1971年12月1日初诊。腰酸为时已久，汛事行后，阴部瘙痒而肿，带下量多，腹部有气块移动，大便较坚，2日1行，脉濡细，苔薄白。以健脾渗湿为治，配合外洗方化湿杀虫。

处方：①全栝楼9克，茯苓12克，川楝子9克，炒荆芥4.5克，麻仁6克，山药15克，党参9克，甘草4.5克。4剂，每日1剂，水煎服。②蛇床子30克，野菊花15克，苦参片12克。煎汤外洗。

复诊（12月8日）：腰酸好转，阴部瘙痒减轻，唯腹有下坠感，脉弦细，苔薄。以益气扶脾化湿为治。

处方：炒枳壳6克，茯苓12克，姜竹茹12克，姜半夏9克，白术9克，山药30克，麻仁9克，党参12克，白鸡冠花12克，补中益气丸30克（包煎）。4剂，每日1剂，水煎服。

三诊（12月13日）：诸证均瘥，原意再续。

处方：党参12克，黄芪9克，白术9克，陈皮4.5克，升麻3克，柴胡3克，生甘草4.5克，当归6克，麻仁9克，山药30克，白鸡冠花15克。5剂，每日1剂，水煎服。

【诊疗心法要点】本例阴痒，带下量多阴肿，为脾虚湿浊下注，浸注胞脉所致。虽有腰疼，但案中无专事补肾之品，仅以健脾化湿，益气升阳方内服，配合外用化湿杀虫药煎洗，诸证均瘥。（《何任医案选》）

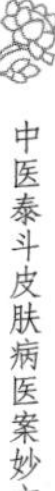

干祖望验案1则

验案

张某,男,44岁。1991年6月29日初诊。主诉:半月前以治疗牙病而发现右颊黏膜病变,经活检诊断为黏膜白斑。刻诊检查:右颊黏膜大片粗糙,未见充血,舌厚腻白苔,脉平。干老认为:白斑右颊一片粗糙,良由胃热脾湿久困上冲而致,先从清胃火化脾湿为治。

处方:生石膏20克,知母10克,焦薏苡仁10克,白术6克,茯苓10克,藿香10克,佩兰10克,山楂10克,焦谷芽10克,益元散15克(包煎)。另以冰硼散外搽。

服药10剂,病情平稳。检查右颊黏膜白斑白色变薄,红色增多,舌厚腻苔,脉平,仍原方加减。

处方:藿香10克,佩兰10克,苍术6克,陈皮6克,青蒿10克,地骨皮10克,牡丹皮6克,淫羊藿10克,仙茅5克,六一散15克(包煎)。外搽药续用,1日3次。

上药服7剂后,右颊粗糙感已减轻,余无感觉。检查:颊黏膜白色已退,舌薄腻苔,脉平。干老认为:白斑由厚至薄至消退,进药近3周,进步殊感明显,仍从脾胃论治,盖脾开窍于口。原方去淫羊藿、仙茅,加葛根6克、鸡内金10克。嘱服7剂巩固。(徐轩,陈国丰1993年第3期《江西中医药》)

真性红细胞增多症

真性红细胞增多症是一种不明原因的以红细胞异常增殖为主的慢性骨髓增殖性疾病，临床较为少见。其临床特征为皮肤黏膜红紫，脾脏肿大和血管及神经系统症状；血液学特征为红细胞和全血容量绝对增多，血黏度增高，常伴有血细胞和血小板增多等。至今病因未明，机制不清。中医认为本病为典型的血瘀证，多由痰瘀凝滞和肝热血滞所致。

真性红细胞增多症医案

周仲瑛验案1则

验案

某男，63岁，退休工人。1994年9月8日初诊。主诉：右足趾麻木、紫暗、热痛、破溃半年。1990年患脑血栓，经治痊愈。近半年来自觉右足趾麻木，发紫，疼痛，有灼热感，破溃流脓。查：白细胞：5.6×10^{12}/升；红细胞：5.74×10^{12}/升；血红蛋白：107.8克/升；血小板：552×10^{9}/升。经某医院检查，诊为真性红细胞增多症。刻见：面部红赤，食纳欠香，舌苔厚腻、舌质暗红，脉小滑。从湿热内淫营血，郁火瘀阻脉络治疗。拟凉血化瘀，清热养阴法。

处方：水牛角片15克（先煎），赤芍12克，生地黄12克，白薇12克，紫草10克，广地龙10克，白鲜皮15克，地肤子15克，海桐皮15克，玄参10克，龙胆草5克，生甘草3克，制何首乌10克。每日1剂，水煎服。上法出入调治半年，足木、疼痛、紫暗、灼热、破溃等症均告消除，血小板降至 100×10^9/升。

复诊(4 月 7 日)：两年来病情一直较稳定，但近来双臀、腿、足发热有火辣感，夜晚尤甚，肌肤瘙痒，面部又见红赤，口干欲饮，查血象：白细胞 6.2×10^9/升，红细胞 5.01×10^{12}/升，血红蛋白 144 克/升，血小板 324×10^9/升。舌苔淡黄薄腻、舌质紫，脉小弦滑，证属瘀热相搏，肝肾亏虚，治疗仍从凉血化瘀法，方取犀角地黄汤意。

处方：水牛角片 15 克(先煎)，赤芍 15 克，牡丹皮 10 克，生地黄 15 克，炙水蛭 3 克，熟大黄 4 克，黑山栀子 10 克，白薇 18 克，地龙 10 克，石斛 15 克，炙僵蚕 10 克。7 剂，每日 1 剂，水煎服。

1 周后复诊两侧内胯、足胫外侧痒感减轻，面部红赤转淡，但仍口干，尿黄、排出不畅，舌苔黄腻，脉弦滑。前从瘀热相搏，肝肾亏虚治疗有效，药已中的，效不更方，原方加苦参 10 克、地肤子 20 克、黄柏 10 克，以加强清热祛湿之功，去白薇、石斛。

处方：水牛角片 15 克(先煎)，赤芍 15 克，牡丹皮 15 克，生地黄 15 克，炙水蛭 3 克，熟大黄 4 克，黑山栀子 10 克，苦参 10 克，地龙 10 克，地肤子 20 克，炙僵蚕 10 克，黄柏 10 克。30 剂，每日 1 剂，水煎服。因此为难症，药治非短期能效，嘱服本方 1 个月。

再诊(7 月 21 日)：自觉手足瘙痒、脊部火热感明显减轻，面部红赤已不明显，但复见头皮瘙痒，口干发黏，舌苔薄白腻，脉细滑。查血象：红细胞 4.55×10^{12}/升，血红蛋白 131 克/升，血小板 494×10^9/升。治从凉血祛瘀、清化湿热。

处方：水牛角片 15 克(先煎)，赤芍 12 克，牡丹皮 10 克，紫草 10 克，白薇 12 克，炙水蛭 4 克，熟大黄 5 克，地龙 10 克，玄参 10 克，生地黄 15 克，石斛 15 克，苦参 10 克，地肤子 15 克。每日 1 剂，水煎服。

服上药 3 个月后，下肢火热、麻木、瘙痒感基本消失，面部红赤已退。近周来右手指持物失灵，难以自如持筷用餐，夜卧口角流少量口水，口干，喜寐，二便欠畅，舌苔淡黄薄腻、舌质暗，口唇紫暗，脉小弦滑。查血常规：红细胞 5.0×10^{12}/升，血红蛋白 144.4/升，血小板 278×10^9/升。治守原法，凉血化瘀，清热祛湿再进。

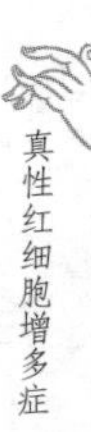

处方：制大黄 6 克，桃仁 10 克，炙水蛭 5 克，炒苍术 10 克，黄柏 10 克，苦参 10 克，片姜黄 10 克，地龙 10 克，生地黄 12 克，玄参 10 克，炙僵蚕 10 克，制胆南星 10 克，路路通 10 克。每日 1 剂，水煎服。

两年后随访，其间不曾服用西药，病情一直稳定。

【诊疗心法要点】根据本患者的症状特点，绝非补中益气汤之证，而临床检查表明红细胞、血小板、血红蛋白高于常值，血液黏稠为中医一派血瘀之象；肌肤发热、面部红赤、口干、尿黄不畅等症表明患者血分有热；口黏，病变部位瘙痒难耐、苔黄腻又为湿热之征，且病位在臀以下的双下肢，符合湿性趋下的特点，且与脑血栓并病，因此本证当是络热血瘀、湿热内蕴为患，治疗应以凉血化瘀、清热祛湿为大法，方用犀角地黄汤化裁，病证治疗之初，以水牛角片、赤芍、牡丹皮、生地黄、炙水蛭、熟大黄、黑山栀子、白薇凉血化瘀、清透血热，石斛补益肝肾，地龙、炙僵蚕活血通络，处方中轻用了清利湿热药，患者肌肤发热、瘙痒症状缓解不明显，后经加用苦参、地肤子、炒苍术、黄柏等清热祛湿之品，临床症状得以迅速消减，血象检查指标明显好转并趋于正常，有效阻止了本病病情的进一步发展。（周仲瑛 2008 年第 4 期《天津中医药大学学报》）

干燥综合征

干燥综合征是一种主要侵犯外分泌腺的慢性、炎症性、自身免疫性疾病，因唾液腺和泪腺受淋巴细胞浸润且累及全身多个系统组织，引起内脏损害。干燥综合征患者具有多种不同症状，主要表现为因唾液减少而导致的口干，进食时唾液缺少；因泪液不足而致的眼干、眼内有异物感、灼热感、眼痒等症状；部分患者还伴有反复发作的腮腺肿大、关节疼痛、呼吸道黏膜萎缩、因食管蠕动障碍而出现吞咽困难、鼻黏膜萎缩、嗅觉不灵、喉咙干燥不适疼痛、声音嘶哑以及肾功能异常等症状。由于汗腺部分或完全萎缩，多数患者皮肤干燥，部分甚至完全性无汗。现代医学对干燥综合征尚无特效的治疗方法，主要是采用对症治疗，以缓解症状为主，延缓或者控制因变态反应所致的组织器官的损害和激发的感染。干燥综合征属于中医学“燥证”范畴，对阴虚津亏为干燥综合征的主要病因病机目前已经达成共识。

干燥综合征医案

段富津验案2则

验案1

王某，女，46岁。2010年3月26日初诊。主诉：口唇干裂，需频频饮水，两目干涩，皮肤干燥，胃脘隐痛不舒，心烦，小便短少，大便秘结，舌暗红少苔，脉沉细。曾经现代医学检查确诊为干燥综合征。中医诊为肺胃阴伤型燥痹。治宜润肺益胃，养阴生津润燥。

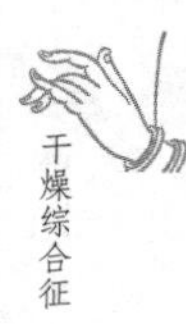

处方：玄参25克，葛根25克，肉苁蓉20克，玉竹10克，生地黄、麦冬、沙参、天花粉、知母、石斛各15克。7剂，水煎服。

二诊：患者口干较前略有好转，仍觉目干，舌红，脉细。原方加枸杞子20克、五味子10克。7剂。

三诊：患者仅晨起略感口干，两目干涩缓解，大便通，但觉眠差。舌淡、苔薄，脉沉细。上方加炒酸枣仁20克、远志10克。随证加减治疗2月后，患者口干明显缓解，无须频频饮水，眼干及皮肤干燥均得以明显缓解，遂改为丸剂以调理预后。

【诊疗心法要点】此证属燥痹。段老认为，肺为五脏之华盖，燥热之邪最容易伤肺，以致肺胃阴伤。故本病治疗原则以滋阴润燥为大法，增液润燥、养阴生津。处方以增液汤加减化裁。方中玄参，滋阴润燥，壮水制火；生地黄、麦冬、沙参益肺养阴，壮水生金，与玄参配伍加强滋阴润燥之力；葛根、天花粉、玉竹清热润燥生津止渴；肉苁蓉滑肠润燥，因肺和大肠相表里，润肠则有利于润肺；石斛、知母具有养阴清热、益胃生津之功。

验案2

徐某，女，53岁。患口干3年，西医诊断为干燥综合征，唾液腺萎缩，经多方医治，效果不显。2009年11月27日来诊，口中无唾液，虽饮水无济于事，说话亦需饮水，进餐必须汤羹。肌肤干燥，大便微干，时而稍觉气短，足膝微有酸软，头发少白略枯。舌质淡红、苔少而干，脉略细。余无不适。辨证以气阴两虚论治。

处方：生晒参15克，麦冬20克，五味子10克，玄参20克，生地黄20克，当归15克，玉竹20克，生甘草15克。水煎服。

二诊（12月4日）：服上方7剂，明显好转，口干减轻，饮水量少，一般说话可不漱口，大便微干，唯睡眠欠佳。继用上方加柏子仁20克，养心安神，兼可益气、润燥；天花粉10克，润燥生津。

三诊（12月14日）：服上方10剂，继续好转，饮水量显著减少，外出可以不随身带水，口中时时有津，大便正常。上方去玄参，投10剂。

四诊(12 月 25 日)：症状不著，继服上方 10 剂，并以 4 剂为末，制成蜜丸。每丸重 9 克，每次 1 丸，每日 2～3 次，巩固疗效。

【诊疗心法要点】干燥综合征日久必定耗伤气血，因此以益气养阴润燥为主进行治疗，且辨证施以补气养血、养心安神等法施治。此患发于绝经之后，此时“三阳脉衰于上”“任脉虚，太冲脉衰少”。涎为脾之液，唾为肾之液，脾胃虚弱，肝肾亏虚，脾气不得输布津液，肾精不得上承，故涎唾不足而致口干。方用生晒参、麦冬、五味子补气生津，俾脾气散精，上归于肺；生地黄、玄参配合麦冬，补肾滋阴、润燥生津；当归补肝养血，使精血互生，肝肾同调；玉竹、天花粉养阴润燥，生津止渴。(孙丽英，秦鹏飞，梁雪，等 2014 年第 2 期《中医药信息》)

田玉美验案 1 则

验案

王某，女，57 岁。2010 年 1 月 14 日初诊。患者 1 年前出现口干并逐渐加重。在武汉某医院腮腺造影示：腺体数量、分泌减少；下唇黏膜活检阳性；血清抗 SSA 阳性。诊断：干燥综合征(原发性)。西医治疗以对症处理为主，配以人工唾液等，患者不愿接受，遂求治田老。现症：口舌干燥而不欲饮，白天夜晚均出现，严重影响睡眠；嘴角有裂口、发红疼痛，不敢张大口；经常口腔溃疡、牙龈肿痛，牙齿呈小块破碎脱落(西医称猖獗齿)；全身皮肤干燥、不痒、阴道干涩；纳一般，消瘦、大便日 1 次，质干，小便调；舌质红、苔少干燥有裂纹，脉沉细数。既往：糖尿病病史 2 年，服用口服降糖药物，血糖控制在正常范围。

处方：生地黄 20 克，山药 20 克，山茱萸 10 克，茯神 15 克，牡丹皮 15 克，麦冬 10 克，五味子 6 克，知母 6 克，竹叶 10 克，生石膏 20 克(另包)，天花粉 20 克，沙参 15 克，焦山楂 15 克，白芍 20 克，甘草 6 克。嘱用西洋参泡水饮，禁食辛辣发物。

二诊:诉服上方2剂后,觉口干加重。嘱加玄参20克、石斛20克,生石膏改为30克。

三诊:服上方30剂,口干逐渐减轻,出现手脚冰凉,余可。守上方去五味子、焦山楂,加通草10克、鸡血藤30克。

四诊:口干明显减轻,仍手脚冰凉,双臂冷痛,余可。守上方加桂枝6克。

五诊:服上药7剂,手脚温,双臂痛消失,但口干症状出现反复,胃中不适,轻度灼热感。守二诊方加黄柏10克,改生石膏为50克,天花粉为30克,麦冬为15克,玄参为30克。

六诊:服上方30剂,诉轻度口干,饮水可缓解,睡眠安,胃中无不适,嘴角裂口消失、无口腔溃疡及牙龈肿痛,全身皮肤及阴道干涩明显减轻,大便调。守二诊方14剂。另制水泛丸方:守第五诊方加成10倍剂量,加龟板150克、阿胶250克。嘱长期服用。其后随访1年余,患者病情稳定。复查:血清抗SSA转阴。

【诊疗心法要点】本病病理过程复杂,《类证治裁》曰:"燥有外因、有内因……因于内者,精血夺而燥生。"说明精血亏虚是发病的根本。患者素患消渴病,肺胃火盛灼津,终伤及真阴,阴虚火旺,脏腑组织器官失却濡养。其病位关键在胃、肾;治疗重点在清胃火、救肾水。田老方用麦味地黄丸、竹叶石膏汤、白虎汤化裁。综合选用生石膏、知母苦寒泻火养阴;白芍、甘草酸甘化阴;沙参、麦冬、天花粉甘寒清热生津;生地黄、玄参清热凉血养阴。及时根据用药后的反应调整清火与养阴力量。出现手脚冰凉,双臂冷痛,为病久热伤血分,煎熬血液成瘀,血滞经脉痹阻,热滞于里,故配以活血通络(换用通草、鸡血藤,比焦山楂作用更强,并佐以桂枝)。本病病情重,后期治疗周期长,故配以丸剂,巩固疗效,防止病情的进一步发展。选用龟板、阿胶血肉有情之品养肾阴填精。该患者选用大队养阴药物,要注意其脾胃运化功能,有无腹胀、便稀等;嘱用西洋参泡水饮则起益气生津作用。(桑红灵,李云海2012年第5期《湖北中医杂志》)

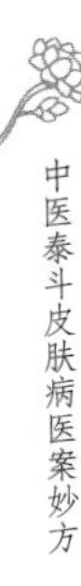

吴生元验案2则

验案1

某女,57岁。2011年12月10日初诊。患者2008年确诊为干燥综合征,在某医院以甲泼尼龙片为主治疗,继而又服羟氯喹半年,均是起初临床疗效不错,但时间稍久则病情反复加重。患者口干舌燥,长期吃流质食品,遇冷及饮食不慎则口腔灼热,平素畏寒怕冷,五更泻,白细胞低,阵发性烘热,咽干声嘶,咯痰不爽,右侧腮腺反复肿胀,龋齿,心情悲观,舌质偏红有裂纹、少苔欠润,脉弦细无力。中医诊断:燥证。中医辨证:燥热津伤兼肾阳不足。治以滋阴润燥法,方拟沙参麦冬石斛汤加减。

处方:北沙参30克,麦冬15克,石斛15克,玉竹20克,甘草10克,黄精20克,桑螵蛸10克,杜仲15克,补骨脂15克,木蝴蝶15克,石菖蒲10克,益智仁10克,砂仁10克,山药30克。5剂,2日1剂,早晚空腹,甲泼尼龙片每周递减1粒。

二诊(12月20日):患者口干舌燥、畏寒怕冷、五更泻大减,余症同前,原方加山豆根8克,玄参、板蓝根、金银花各15克。10剂,煎服法同上。服10剂肿胀已愈,龋齿不再成块状脱落,能吃较软食物。续服原方15剂,激素减至维持量每日4毫克,维持半年。另嘱患者平素以下方代茶饮(洋参5克,石斛10克,麦冬10克,枸杞子10克,豆蔻5克,甘草5克,菊花5克。每日1包)。半年后随访,病情未再加重。

验案2

患者,女,76岁。2011年11月22日初诊。患者口干舌燥,口角生疮溃烂,口腔溃疡反复发作3年余,食辛辣之品加剧。询其病情,无味觉,吃饭较困难,睡眠不佳,大便调,夜尿4~6次,观其皮肤干燥如鱼鳞状,冬天尤甚,舌质偏淡、少苔、有裂纹,脉沉细。下唇腺

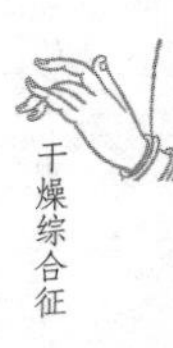

病理活检淋巴细胞灶≥1个，自身抗SSA阳性。中医诊断：燥证。中医辨证：上热下寒，虚火上浮。治疗以清上温下、引火归原为法，用加味潜阳封髓丹。

处方：黄柏20克，砂仁20克，甘草10克，龟甲15克，肉桂20克，山豆根8克，露蜂房10克，板蓝根15克，金银花15克，骨碎补15克，补骨脂15克，细辛8克，石菖蒲10克，桔梗10克，益智仁30克，山药30克，乌药10克。7剂，每日1剂，水煎服，日服3次。同服甲泼尼龙片8毫克，每日1次。

服完7剂后，病情减轻，口角生疮溃烂，口腔溃疡基本愈合，夜尿2~3次，开始有点味觉，余症同前，效不更方，上方加雷公藤草20克，嘱其续服1个月复查。

三诊（2012年1月5日）：患者诸证大减，下唇腺病理活检，已小于1个淋巴细胞灶。以上方去益智仁、山药、乌药。2日1剂，水煎服，早晚各1次，嘱其坚持再服用2个月，平时以茶饮方长期服用，巩固疗效。

【诊疗心法要点】吴生元认为，阴血津液亏虚虽为其基本病机，下焦阳虚不化，津液不能上承亦能导致本病。同时认为温肾阳、化津液之法的灵活应用，能够提高远期疗效；解燥毒贯穿始终，又能收到事半功倍之效。

干燥综合征妙方

吴生元验方1则

验方：沙参麦冬石斛汤

【药物组成】北沙参30克，麦冬15克，石斛15克，玉竹20克，甘草10克，黄精20克，砂仁10克，桑螵蛸10克，杜仲15克，补骨脂

15 克，木蝴蝶 15 克，石菖蒲 10 克，豆蔻 15 克，益智仁 10 克，乌药 10 克。

【功效主治】滋阴润燥。

【加减应用】燥热明显者，加石膏、知母、玄参；气阴虚明显者，加黄芪、太子参、玄参、生地黄；阴虚内热明显者，加黄柏、知母、地骨皮、乌梢蛇、全蝎、地龙、露蜂房。（罗世伟 2013 年第 10 期《中医杂志》）

口腔溃疡

口腔溃疡属中医“口疮”,又称“口疳”,以口腔黏膜上(多在唇、舌、颊及齿龈部位)出现黄白色如豆大、表浅的小溃点,疼痛或饮食刺激时痛为主症,易反复发作。

口腔溃疡医案

薛伯寿验案2则

验案1

董某,女,25岁。1979年4月5日初诊。患口腔溃疡3年。素日多郁,经前大便干燥,肛门灼热,烦躁失眠,继则口腔唇舌皆起溃疡,疼痛影响说话及饮食,口流涎水,旬余方愈,每次行经腹痛,少腹冰凉,经血色暗有血块,经行不畅。结婚两年未孕,屡治难以求效。昨日月经来潮,诸证如上。苔薄白,脉沉细弦。证属肝郁化火,胞宫寒滞,气血不调,寒热错杂。治宜补土伏火,暖宫调经,寒温兼施,调和气血。方用封髓丹合生化汤化裁。

处方:当归6克,白芍5克,桃仁6克,炮姜5克,炒黄柏6克,砂仁3克,甘草6克,黄连5克,肉桂2克,焦大黄6克。

服上药1剂后,口腔溃疡即减轻,少腹疼痛、发凉亦减;3剂后溃疡自愈。25天后,月经又将行,舌又发溃疡,服原方1剂,即消而未再起。连服3剂,经行亦畅,隔月已经受孕,口腔溃疡未再复发。

【诊疗心法要点】此案口腔溃疡与月经周期有关,临床表现寒热错杂。取封髓丹、交泰丸补土伏火,清心安神,生化汤暖宫,调和气

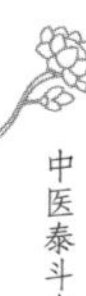

血,焦大黄与桃仁、当归同用,既可活血化瘀,又可润燥通腑。复方相协,诸证皆消。(薛伯寿 1984 年第 1 期《广西中医药》)

验案 2

某女,21 岁。2003 年 8 月 9 日初诊。主诉:口腔溃疡反复发作 10 余年,加重 2 个月。病史:口腔溃疡每于月经前发作,并逐渐加重,经止后 10 余日减轻并消失。每次发作少则 4 ~5 个溃疡面,多则 10 余处,大小不等。常因疼痛影响饮食及睡眠,痛苦异常。近 2 个月溃疡此起彼伏,未有间断,且随月经来潮而加重,故前来就诊。现症:口中溃疡布于两颊、上下口唇、下牙龈、舌面、舌下、舌缘两侧约十余处,最大一块发于舌面中心,如蚕豆许,疮面较深,并有红肿灼疼,每于进食或语速稍快时疼痛加重,心烦急躁,口苦,腹胀纳少,睡眠欠佳,晨起又感倦怠,大便稍干,小便正常,月经基本正常,舌质淡红、苔白,花剥,裂纹,脉弦数。西医诊断:复发性口腔溃疡;中医诊断:口疮。辨证属心脾郁热,升降失常,热积于上。治法:扶土泻火、升清降浊、潜镇浮火。方以甘草泻心汤、封髓丹、升降散化裁。

处方:生甘草 15 克,炙甘草 15 克,黄连 8 克,黄芩 10 克,法半夏 8 克,干姜 6 克,党参 10 克,大枣 30 克,黄柏 10 克,砂仁 4 克,珍珠母 15 克,蝉蜕 4 克,僵蚕 8 克,姜黄 6 克,炒栀子 8 克,竹叶 5 克,薄荷 6 克(后下)。每日 1 剂。

二诊(2003 年 8 月 16 日):药后口腔溃疡愈合大半,舌上最大溃疡愈合平复,舌中裂纹变浅,仅右侧颊部,下唇处有块新发溃疡,绿豆大小,疼痛较前大为减轻,纳食渐增,情绪好转,睡眠改善,守方续服 7 剂告愈。

【诊疗心法要点】本案病程较长,反复发作,日久不愈,且随月经来潮而加重,溃疡面多、大、深,兼有腹胀纳差、舌淡、苔白等证,病属寒热错杂,虚实兼见,治疗复杂棘手。薛老师采用辛开苦降、温清消补并用、补土伏火之法,使清升而浊降,一发而中病机。(华华,徐素华,蒲永文 2006 年第 3 期《中国中医药信息杂志》)

郭文勤验案 1 则

验案

刘某,男,56 岁。2009 年 10 月 12 日初诊。主诉:口腔溃疡反复发作 2 年加重 1 个月。2 年前因工作繁忙,出现口腔溃疡,未治疗。2 年内反复发作。唇内齿龈、上腭、两颊内等处多发溃疡,灼痛,此起彼伏,痛苦不堪,心烦不已。1 周前再次复发,外用口腔溃疡散无效。遂来我院,除见上症外,尚见咽干舌燥。查体:血压 130/85 毫米汞柱,上腭、下唇、两颊内各见口疮 1 个,圆形,黄豆大小,创面色黄凹陷,周围黏膜色红,舌红、苔黄微腻,脉弦滑。西医诊断:慢性复发性口腔溃疡;中医诊断:口疮(阴虚,湿热熏蒸)。治疗:滋阴降火,清热利湿。

处方:生地黄 20 克,山药 25 克,沙参 25 克,石斛 25 克,黄连 15 克,金银花 30 克,连翘 40 克,茯苓 25 克,薏苡仁 25 克,竹叶 20 克,滑石 20 克,通草 10 克,白茅根 40 克,甘草 15 克。服药 7 剂后诸恙已愈。随诊半年未再复发。

【诊疗心法要点】郭老师认为本病多责之于津液不足,虚火上炎,湿热熏蒸于口。故治以滋阴降火,清热利湿之法。并根据多年临床经验总结出治疗口腔溃疡的有效方剂口糜方,方中生地黄、山药为君药,益气养阴生津;臣以沙参、石斛滋阴清虚火;黄连、金银花、连翘清热燥湿,解毒;佐以茯苓、薏苡仁利水渗湿;竹叶、通草、滑石、白茅根均可清热利水,导湿热从下而去;甘草补土伏火,清热利湿为使药。诸药共用,滋阴降火,清热利湿,虚火得降,湿热得清,诸证自愈。(王韶兵 2011 年第 2 期《中医药学报》)

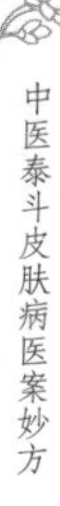

陆德铭验案1则

验案

施某,女,42岁。慢性复发性口腔炎6年余,此愈彼起,所发部位为两颊黏膜、唇舌及舌下黏膜。刻下两颊黏膜多处溃疡,舌下黏膜亦见2处溃疡。大便干结,2~3日1行。脉濡,苔黄腻。证属肺肾两虚,气阴不足。治拟益气养阴,佐以清热化湿为法。

处方:生黄芪30克,女贞子15克,天花粉12克,大生地黄12克,玄参12克,南沙参15克,麦冬12克,白花蛇舌草30克,川黄连4.5克,川厚朴9克,生大黄(后下)9克,蒲公英30克,生栀子9克。7剂。

二诊时口腔颊黏膜处溃疡依然,疼痛,但舌下2处溃疡消失,大便每日一行,黄腻苔已化,脉濡。湿热之邪渐化,邪去五六而正气渐复。再拟补益肺气,滋润肺肾之阴。

处方:生黄芪45克,女贞子15克,党参12克,白术10克,防风9克,南沙参15克,大生地黄12克,白花蛇舌草30克,生栀子9克,郁李仁(打)12克,生何首乌30克。7剂。

此后,根据病情逐渐加重生黄芪用量,用至60克时,复发性口腔炎溃疡全部消失,患者坚持服用2个月,复发性口腔炎未再发,临床治愈。半年后随访,述停药后至今未发。

【诊疗心法要点】虽然补益肺气,滋润肺肾之阴之法为治疗复发性口腔炎的根本大法,但湿热内盛时,亦需首先祛邪。扶正与祛邪密切相关。扶正可以祛邪,而祛邪也可使正气复原。但复发性口腔炎,肺肾气阴两虚是发病之本,如过用苦寒燥湿之品,又常可耗气伤津,故苦寒之品仅可一时应用,邪去大半,即需益气养阴以扶正祛邪。陆师十分注重患者的行为调摄,尤其注重睡眠及大便的正常与否。他认为,睡眠是人的正常生理需要,同时,亦是人之顺应自然、天人合一而致阴平阳秘的重要手段,患者睡眠应在子时前(晚上12

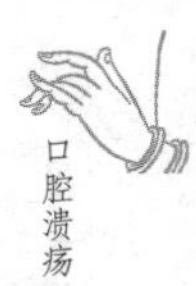

点前）入睡，因子时前为阴中之阴，最易入眠，此后则为阴中之阳，不易安寐，寐不安则心火上炎，肾亏则阴液愈耗、相火妄动，每致病情加重。是故，如不易入睡者，陆师每用酸枣仁、合欢皮、五味子以安神助眠，甚则应用灵磁石、珍珠母以重镇安神，心火妄动者，则恒加竹叶、莲心、川黄连。注意大便的畅通亦是本病治疗过程中不可忽视的重要环节。若大便不通，邪毒内渗，脾胃不运，积热内生，甚则热伤气阴，而气阴已伤，则不能润肠，大便干结，则便下更难，形成恶性循环。因此，应保持大便通畅，以达祛邪保津之目的。否则热邪无外出之途，气阴损耗愈甚。所以，在用药上，若患者大便秘结不通，除重用养阴之品以增液行舟外，尚可加入生何首乌、火麻仁、郁李仁以润肠通便。如已成习惯性便秘者，则应用生大黄、番泻叶等急下存阴，让其每日通便 1 ~ 2 次，亦嘱患者养成良好的大便习惯。总之，复发性口腔炎通过上述益气养阴、助眠安神、通便存阴之法治疗，大多可以达到痊愈而不再复发的目的。（吴菊生 1996 年第 9 期《上海中医药杂志》）

张磊验案 1 则

验案

某女，56 岁。于 2008 年 4 月 2 日以反复性口腔溃疡 20 余年就诊。患者 20 年前无原因出现口腔溃疡，并反复发作，曾做病理检查示：口腔黏膜扁平苔藓。查细胞免疫功能低下。曾先后就诊于多家医院口腔科，予以中西药治疗，效果不佳。症见：口腔肌膜溃烂，以两颊为甚，局部肿痛，影响言语及进食，眼周暗黑，纳少，失眠多梦，大便头干，黏腻，每日 1 次，若 2 日 1 行则出现肛裂，小便正常。舌淡红、苔少，脉细。已断经 3 年，停经后体质量渐增。辨证属瘀热阴伤型。治以活血化瘀、滋阴清热之法。方用血府逐瘀汤合四妙勇安汤加减。

处方：当归 10 克，生地黄 30 克，桃仁 12 克，红花 10 克，赤芍 15

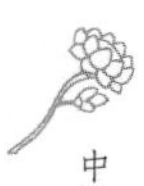

克，炒枳壳10克，柴胡6克，川芎3克，桔梗6克，怀牛膝10克，金银花15克，玄参30克，生甘草6克，炒莱菔子15克。水煎服，每日1剂。

服12剂，口腔肌膜溃烂痊愈，眼周暗黑减轻。

【诊疗心法要点】久患口腔肌膜溃烂，伴见疼痛，痛如针刺，而有定处，唇暗或两目暗黑，月经量少，甚或闭经，有五心烦热，潮热盗汗等瘀热阴伤的证候。治以活血化瘀，滋阴清热之法。方用血府逐瘀汤合四妙勇安汤加减。方中当归、川芎、桃仁、红花、赤芍活血祛瘀、通血脉，柴胡、桔梗与炒枳壳、怀牛膝配伍升降相因、调畅气机，生地黄养阴血，金银花清热解毒，玄参滋阴泻火。此症阴虚内热明显，瘀象易被忽略。张老师喜用善用血府逐瘀汤，是其特点。（白清，李彦杰2009年第1期《中医研究》）

刘启廷验案2则

验案1

张某，男，42岁。2012年2月28日初诊。患者反复发作口腔溃疡3年，此起彼伏，缠绵难愈，每次发作使用激素、维生素类药物可暂时缓解，但发作周期逐渐缩短，发作时间延长。来诊述此次发作已有1周，右侧口颊及舌边各有一黄豆粒大小溃疡疮面，表面淡红，中心凹陷，每进食冷热酸辣等刺激性食物则疼痛难忍，同时伴有心烦意乱，口流清涎，溲黄，便结，舌质红、苔薄黄，脉细数。西医诊断：复发性口腔溃疡；中医诊断：口疮。辨证为脾胃积热，郁而化火，上行熏蒸。治宜清胃泻火，解郁化湿，温脾摄唾。方用清胃降火汤加味。

处方：黄连10克，炒栀子15克，大黄6克，茯苓30克，升麻10克，淡竹叶10克，益智仁10克，甘草6克。7剂，每日1剂，水煎2次混合，分多次慢慢吞服，每次间隔1小时，即少量多次服。

二诊（2012年3月8日）：查见溃疡面缩小2/3，患者自述疼痛、

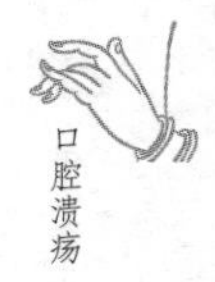

流涎、心烦明显减轻，舌质红、苔薄白，脉细稍数。效不更方，继以上方7剂，嘱其服药方法同前。

三诊（2012年3月16日）：溃疡面已消失，舌质红、苔薄白，脉细。嘱其通过饮食、精神等生活调理，随访半年未见复发。

验案2

王某，女，32岁。2012年7月25日初诊。患者6年前产褥期出现口腔小面积溃疡，对症治疗后愈合，其后6年间经常在月经前3～5天发作口腔溃疡，溃疡部位不固定，每必用激素类药物治疗3天愈合。1个月前在上腭左侧出现一溃疡面，经中西药物治疗无效，溃疡面逐渐增大，伴局部灼热疼痛，严重影响进食和语言，伴见心烦急躁，郁闷不乐，食欲不振，小便黄，大便稀。平素易患感冒。刻诊见左上腭靠近咽喉部有一约10毫米×12毫米大小溃疡面，表面淡红色，上覆黄白膜样改变，舌质红、苔薄白，脉细弱。中医诊断：口疮。辨证为脾胃伏热，火气上攻，郁结肌膜。治宜清胃泻火，散结止痛。方用清胃降火汤加减。

处方：黄连10克，炒栀子15克，升麻6克，淡竹叶10克，茯苓30克，干姜10克，板蓝根30克，马勃15克，甘草10克。4剂，每日1剂，水煎2次混合，分多次慢慢吞服，每次间隔1小时。

二诊（2012年7月30日）：查见溃疡面略有缩小，疼痛减轻，食欲增加，予上方加金银花30克、连翘30克，以增加清热解毒、消肿散结之功，取药4剂。

三诊（2012年8月3日）：查见溃疡面仅存绿豆大小，疼痛基本消失，又予上方4剂巩固治疗。

四诊（2012年8月11日）：来诊述服药后溃疡面消失，又予上方4剂，嘱其隔日1剂巩固治疗，并在生活起居、饮食及精神方面进行自我调护。随访3个月未见复发。

【诊疗心法要点】刘老认为，复发性口腔溃疡的发病机制为外感时邪，内伤情志，导致脏腑功能失调，脾胃虚弱，或情志不舒，肝木相乘脾土，脾虚生湿，湿从热化，郁而化火，上行熏蒸，肌膜腐蚀而溃

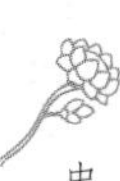

烂。故治宜清胃泻火，升阳化湿，散结止痛。验案1因其同时伴见口内流涎较多，考虑可因脾虚湿盛、津液不固而致，故加益智仁以温脾摄唾。验案2因溃疡面发生于靠近咽喉的部位，且伴见便稀、肢冷，故去大黄苦寒泻下以防重伤正气，加干姜以温经散寒、通脉燥湿，加板蓝根、马勃、金银花、连翘以清咽利喉、消肿散结。（刘荔，向征2013年第10期《江苏中医药》）

干祖望验案1则

验案

某男，30岁，工人。初诊1981年8月24日。口腔溃疡反复已7～8年，劳累后易作。近1年来，溃疡发作频繁，彼未伏而此已起，经中西药治疗罔效。患者感口舌疼痛，进咸酸辛辣食物时更甚。伴面浮足肿，体倦乏力，纳差便溏等症。检查：左颊、下唇黏膜及舌下均有约绿豆大小之溃疡，较平浅，基底色白，表面有少量分泌物，周围不充血，舌淡边有齿痕，苔白微腻，脉沉而缓。治以益气健脾、升清降浊为法，宜补中益气汤加减。

处方：党参、茯苓、黄芪、白扁豆、藿香、佩兰、神曲各10克，白术、葛根各6克，升麻3克。5剂。

复诊（8月31日）：药后口舌疼痛消失，溃疡明显缩小，浮肿亦稍减退，舌苔渐化。再服10剂，溃疡全部愈合。其后予补中益气丸以善其后。

【诊疗心法要点】罹病数年，中土渐衰，清阳不升，浊阴上扰，脾窍为湿浊盘踞则口疮自生，水湿不化，泛滥肌肤，则面浮足肿。综观诸证，本在脾虚，标乃湿困而清阳不升，故选补中益气汤加减而愈。（俞军1984年第4期《浙江中医学院学报》）

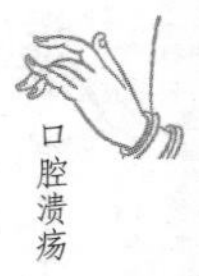

口腔溃疡妙方

郭文勤验方2则

验方1:口糜方

【药物组成】生地黄20克,山药25克,沙参25克,石斛25克,黄连15克,金银花30克,连翘40克,茯苓25克,薏苡仁25克,竹叶20克,滑石20克,通草10克,白茅根40克,甘草15克。

【功效主治】滋阴降火,清热利湿。

【方义】方中生地黄、山药为君药,益气养阴生津;臣以沙参、石斛滋阴清虚火;黄连、金银花、连翘清热燥湿,解毒;佐以茯苓、薏苡仁利水渗湿;竹叶、通草、滑石、白茅根均可清热利水,导湿热从下而去;甘草补土伏火,清热利湿为使药。诸药共用,滋阴降火,清热利湿,虚火得降,湿热得清,诸证自愈。(王韶兵2011年第2期《中医药学报》)

验方2:清胃降火汤

【药物组成】黄连10克,炒栀子15克,大黄6克,茯苓30克,升麻10克,淡竹叶10克,益智仁10克,甘草6克。

【功效主治】清胃泻火、化湿敛疮。

【方义】药用黄连清热燥湿、泻火解毒,炒栀子清透疏解郁热,大黄凉血解毒,善清在上之热,三药合用,清脾胃积热,使热有出路;茯苓健脾助运,利水渗湿,以利疮面愈合;升麻升举脾胃之阳气;淡竹叶善于清心泻火,因"舌为心之苗",心火得降,口糜舌疮可愈;甘草性平,通行十二经脉,可升可降,能和能缓,又解又补,调和药性。(刘荔,向征2013年第10期《江苏中医药》)

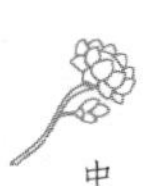

吕仁和验方 1 则

验方：细辛方

【药物组成】细辛。

【功效主治】宣散浮热、敛疮止痛。

【方义】细辛，味辛，性温归脾、胃、心经，具有散寒祛风止痛、温肺化饮通窍之功效。常用治风寒表证、头痛、牙痛、鼻塞、口疮等症。现代药理研究也表明它有解热镇痛作用。此外，细辛还对人舌黏膜有局部麻醉作用。

【具体方法】细辛研细末，取 0.5 ~1 克，用米醋调匀，制成饼状，敷于脐（神厥穴）上，用胶布固定，一般贴 2 ~3 小时即可揭去药饼，每日 1 次，1 ~2 次即可奏效。脐位于任脉上，据现代医学理论，此处具有皮下无脂肪组织，但血管、淋巴管和神经分布丰富的解剖生理特点，可谓之人体特殊用药通道。米醋味酸苦，性温，专入肝经，有散瘀解毒之功。《本草求真》有“嗽（米醋）以治舌疮”的记载。细辛辛温气锐，性善走散，细辛与米醋，通过脐这一特殊通道作用于机体而达治疗目的。（杨君，秦英 1999 年第 6 期《北京中医药大学学报》）

扁 平 疣

扁平疣是一种肤生疣赘,其状扁平为特征的皮肤病,属于疣的一种,近年来,有人称之为"扁瘊",本病多见于青少年,故又称青年扁平疣。好发于颜面、手背,亦可发于腕和膝部。皮损为针头至粟粒大或稍大的扁平丘疹,呈圆形或椭圆形,表面光滑、质硬,淡褐色或正常皮色,数目不定,散在或密集,可互相融合,亦可因搔抓呈线状排列。一般无自觉症状,偶有微痒,慢性经过,病程缓慢。可在数周或数月后突然消失,但亦可持续多年不愈,愈后不留瘢痕。西医认为本病为人类乳头瘤病毒感染所致的增生性皮肤病,多通过直接接触而传染,发病则与人体的免疫功能特别是细胞免疫功能低下有关。陈彤云老师认为其病机特点在于风、热、毒、瘀,具体表现为肝旺血燥,筋气不荣,气血失和,腠理不密,复感风、热毒邪,凝聚肌肤而成疣,或脾弱痰湿阻络而成。治疗以清疏肝经风热,中和气血解毒,健脾祛湿化痰散结为法。辨证在肝脾二经,治以清热解毒,软坚散结为主。

扁平疣医案

陈彤云验案3则

验案1

欧阳某,男,30岁。主诉:面部、双手起疹5年余。现病史:5年来,面部、手背多发暗褐色扁平丘疹,渐增多,近半年皮损增加迅速,曾至多家医院就诊,诊为扁平疣。予中西药药物内服外洗治疗及冷

冻、激光治疗，效果不显，半年来，皮损逐渐遍及面部。皮损处瘙痒，平素工作紧张，经常熬夜。查体：颜面、双手背密集分布淡褐色针头至粟米大小扁平丘疹，表面光滑，部分皮疹呈线状排列（同形反应）。舌质红、苔薄黄，脉弦。辨证：风热毒蕴证。治法：疏风清热，凉血解毒。

处方：紫草15克，板蓝根15克，马齿苋30克，红花10克，大青叶15克，金银花10克，赤芍10克，连翘20克，木贼10克，山慈菇10克，夏枯草15克，菊花10克。7剂，水煎服，每日2次。

二诊：1周后，皮损略平，少量皮损消退，面部皮损略稀疏，舌质红、苔薄白，脉弦。可加生牡蛎以软坚散结。7剂后，皮损大部分变平，诉近期胃纳欠佳，舌质淡、苔白，脉滑。前方加生薏苡仁30克健脾，鸡内金6克以消导健胃。

三诊：皮损进一步消退，未诉不适，继以前方，7剂，水煎服。

四诊：皮损基本消退，面部散在色素沉着斑点，自觉口干，舌质淡红、少苔，脉细。前方加玄参10克以养阴散结。7剂，水煎服，痊愈。随访3月未见复发。

【诊疗心法要点】本患者内因肝经风热上扰、外因外感风热邪毒，两邪相并，合而为患。治以内疏肝经风热、外节风热邪毒。陈老师依《素问·至真要大论》所言：风淫于内，治以辛凉、佐以苦甘。以木贼、菊花、夏枯草、大青叶等入肝经药物以疏肝经风热，金银花、连翘、山慈菇、马齿苋等辛凉透表、清热解毒又兼顾此风邪易夹湿毒的特点。紫草、板蓝根入血分，以凉血透疹解毒，先安未受邪之地。生牡蛎入肝肾经，可平肝潜阳、软坚散结以消疣赘。

验案2

武某，女，25岁。2011年6月22日初诊。主诉：面部起疹6年余。现病史：6年前，无意间发现眉间起疹，无明显自觉症状，后皮疹渐增多，泛发整个面部，偶有瘙痒。6年来，未经治疗。平素急躁易生气，时有口干、口苦。大便干燥，2～3日1行。查体：眉间、前额、双颊散在淡红色扁平丘疹，粟米大小。舌质淡红、苔薄黄，脉滑。

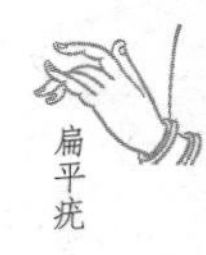

辨证属肝郁化火，血燥痰凝证。治则：疏肝解郁，化痰软坚。

处方：①生牡蛎30克，薏苡仁30克，板蓝根20克，紫草15克，地肤子15克，木贼20克，香附10克，黄芩10克，鬼箭羽20克，炒皂角刺5克，郁金15克，柴胡10克。14剂，水煎服。②狗脊30克，地肤子30克，木贼30克，芒硝10克。2剂，水煎2 000毫升，外洗。

二诊：皮疹略平，色暗，伴痒，纳可，大便调。上方加灵磁石20克、代赭石20克、珍珠母30克。14剂，水煎服。

三诊：皮损基本消退，舌质淡红、苔薄黄，大便干。前方加生大黄3克，14剂，水煎服。后电话随访，皮损完全消退。

【诊疗心法要点】本方治证为肝郁日久，化火伤阴，肝主藏血，致血燥气滞痰凝之证，故以柴胡疏肝散加减以疏肝解郁，软坚散结。

验案3

崔某，女，36岁。2007年8月1日初诊。主诉：双上肢起疹1年余。现病史：1年前，偶然发现右上肢伸侧起疹，无明显自觉症状，后渐增多，延及对侧上肢，曾至当地医院就诊，诊为扁平疣，予冷冻治疗，可消退，但仍时有新出疹，故欲寻中草药治疗。平素倦怠嗜睡，纳少、大便溏稀，眠差多梦。查体：面色萎黄，双上肢多发粟米至绿豆大小丘疹，其状扁平，与皮色相同，质地较坚实，形状不规则。个别皮疹融合成蚕豆大小扁平斑片。舌质暗、苔薄白，脉滑。辨证：脾虚湿蕴，痰凝气滞证。治则：健脾益气，解毒散结。

处方：生黄芪20克，茯苓15克，白术10克，太子参20克，板蓝根30克，薏苡仁30克，紫草15克，生牡蛎30克，木贼20克，穿山甲10克，地肤子15克，露蜂房6克，鬼箭羽20克。14剂，水煎服。

二诊：皮损消退不明显，未见新出疹，纳食好转，大便成形，每日1次，仍眠差。继以前方加灵磁石30克，继服14剂。

三诊：皮损面积缩小，部分皮损消退，纳眠可，二便调，面色好转。乏力减轻，舌质暗红、苔薄白，脉滑。继以前方巩固治疗。1月后复诊，皮损基本消退，临床痊愈。

【诊疗心法要点】本方治证为脾气虚，纳谷与运化无力所致。脾

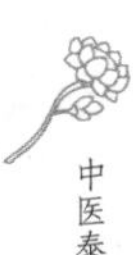

胃为后天之本,气血生化之源。脾胃虚弱,则气血生化不足,故面色萎黄,乏力倦怠。脾湿健运,湿浊内生,故大便溏稀,心藏神而主血,脾胃为气血化生之源,脾虚则气衰血少,心无所养,不能藏神,故眠差。气虚卫外不固,易受外来风湿之气侵袭,兼以脾虚运化水湿无力,湿聚成痰,痰凝气滞,共同致疣。故治以健脾益气,解毒散结之法。方中生黄芪、茯苓、薏苡仁、白术、太子参健脾益气,生黄芪兼以托毒外出,茯苓、白术可健脾化痰,生薏苡仁兼可祛湿解毒。茯苓亦可宁心安神。脾虚肝旺,木克脾土,故以板蓝根、紫草、木贼清肝经热,凉血解毒。生牡蛎、穿山甲、露蜂房化痰软坚。标本兼治,终获痊愈。(蓝海冰,曲剑华2013年第22期《中国美容医学》)

陆德铭验案1则

验案

吴某,女,19岁。1997年5月18日就诊。主诉:面颊部及手背褐色扁平丘疹2年余,反复不愈,时轻时重,曾用中西药屡治无效。伴头昏失眠,形体消瘦,皮损褐色而干枯,皮肤干燥,情绪纸落。脉弦细带涩。证属气滞血瘀,筋气不荣。治拟理气活血、清热解毒法。

处方:玄参12克,白芍、柴胡各9克,大青叶、板蓝根、半枝莲、白花蛇舌草、丹参各30克,桃仁、生地黄、三棱各15克,莪术24克。

服药3周,皮损开始脱落,症情缓解;继服3周,皮损完全脱落。后以调和气血而愈。

【诊疗心法要点】陆老将扁平疣分为以下几型:①风热毒邪型。外感风热邪毒,侵袭肝经,搏于肌肤,发于筋脉,聚而成疣。多发于春季,常有外感病史伴上焦风热之证,轻度瘙痒,皮损以淡红色为主,舌边尖红、苔薄白,脉浮或数。治拟疏风清热解毒法:板蓝根、马齿苋、薏苡仁、大青叶各30克,金银花、桑叶各10克,桑白皮12克,茵陈24克,木贼草15克,生甘草6克。水煎服,每日服2次,其渣可再煎外洗。②肝郁化火型。情志不畅,肝郁日久,化火而致筋气

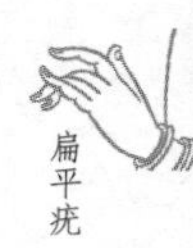

外发。多见急躁易怒，头胀痛，口干且苦，大便秘结。皮损暗红无痒感，舌红、苔薄黄而干，脉弦而数。治拟疏肝泻火解毒法：柴胡、山栀子、生川大黄（后下）各10克，大青叶、薏苡仁、赤芍各30克，紫草、牡丹皮、金银花各15克，龙胆草6克。禁食辛辣。③气滞血瘀型。情志忧郁，气机不畅，血脉不行，筋脉闭阻所致。此病程较长，女性伴有月经不调，痛经，皮损紫暗，舌有瘀斑，脉涩。治拟理气化瘀解毒法：柴胡、红花各6克，香附、枳实各10克，紫草、桃仁、三棱各15克，莪术24克，丹参、薏苡仁、白花蛇舌草、半枝莲各30克。④肝乘脾土型。中土素虚，加之忧郁，则肝木横逆，脾虚不运，蕴湿生痰，阻于筋而致。多见于消化不良、纳少、便稀，皮损颜色如常，舌淡红而胖、苔白腻，脉濡。治拟健脾利湿敛肝法：党参、鸡内金、露蜂房、炒白术各12克，云茯苓20克，陈皮、苦参各10克，白术9克，薏苡仁、炒薏苡仁、茵陈、马齿苋各24克。（周永康1999年第1期《新疆中医药》）

寻 常 疣

寻常疣是瘊子疾病中的一种，寻常疣是由人类乳头瘤病毒感染所引起的一种皮肤良性肿瘤。中医学中称“疣目”“千日疮”“枯筋箭”，俗称“刺瘊”“瘊子”等。

寻常疣医案

陆德铭验案 1 则

验案

盛某，男，28 岁。1997 年 7 月 23 日初诊。寻常疣发于右中指指背末节近甲缘处已有年余，曾用激光治疗。3 个月前又发现双手指背关节处多枚褐色丘疹，微痒。平素体弱，常易感冒。检查：两手除两小指无皮损外，其余手指均有疣状物共 10 余枚，大小不等，脉濡，苔薄。证属素体气虚，热毒外侵，日久成瘀。治宜益气固表，活血清热解毒。

处方：生黄芪 45 克，白术 12 克，防风 9 克，马齿苋 30 克，白花蛇舌草 30 克，薏苡仁 15 克，莪术 15 克。14 剂，水煎，前 2 煎分服，第 3 煎擦洗患处。

再诊时皮损无明显变化，亦无新发，加丹参 30 克、生牡蛎 30 克（先煎），嘱再服 14 剂。

4 周后疣状物开始减少，再服 2 个月后手指处疣状物全消。坚持服药 1 个月，未再复发。

【诊疗心法要点】陆教授认为，多发性寻常疣的发生与人体正气

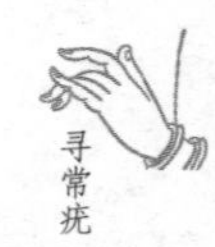

有密切关系，由于素体气虚，外感风热之毒，以致气滞血瘀，瘀毒着而不去。陆教授认为，抗病毒及提高免疫功能的中药治疗就显得尤为重要。临证治疗重在益气扶正，佐以清热活血解毒。常以生黄芪益气健脾以固卫表；马齿苋、白花蛇舌草清热解毒；丹参、莪术活血化瘀。（毛佳琳 2007 年第 7 期《河北中医》）

扁平苔藓

扁平苔藓又名扁平红苔藓，是一种可累及皮肤、黏膜、甲和毛发的一种比较常见的表浅性、非感染性、炎症性皮肤病。本病发病原因不明，近年对其发病机制有了较多研究，提出多种学说。扁平苔藓在临床上有一定特点，典型的皮肤损害为紫红或暗红色帽针头至扁豆大小的多角形丘疹或斑片，可自行消退，多伴有明显瘙痒，有一定的好发部位，好发于中年人，组织病理有特征性改变。

扁平苔藓医案

陆德铭验案1则

验案

项某，男，36岁。初诊日期2009年8月19日。患者因“反复口腔黏膜疼痛1年”就诊。1年前因反复发作口腔溃疡，遇冷、酸、热时症状加重而于外院就诊，经病理活检诊断为口腔扁平苔藓；曾使用激素治疗，症状暂时可得以缓解，但停药后很快复发。刻诊：口腔内两侧颊黏膜条索状苔藓样增生，有触痛和紧绷感；口干欲饮；舌红、少苔，脉弦。辨证：阴虚火旺。治法：养阴清热解毒。

处方：生地黄15克，玄参12克，天冬9克，麦冬9克，知母12克，女贞子30克，天花粉15克，丹参30克，白花蛇舌草30克，龟板15克，蜈蚣2条，灵芝30克，薏苡仁30克，怀山药15克。每日1剂，水煎，早晚分服。

二诊（10月22日）：口腔黏膜疼痛减轻，两颊黏膜损害减少；神

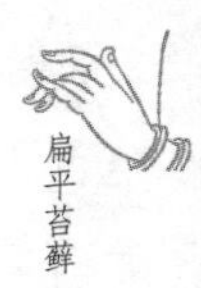

疲乏力，平时易感冒；口干欲饮；舌红、苔薄白，脉弦细。

处方：生黄芪30克，炒白术9克，防风12克，生地黄30克，玄参12克，麦冬10克，南沙参15克，枸杞子15克，灵芝30克，白花蛇舌草30克，半枝莲30克，龟甲15克，蜈蚣2条。

三诊（11月18日）：口腔黏膜扁平苔藓损害进一步减少，口干减轻，夜寐不安；舌红、苔薄白，脉濡。原方加炒酸枣仁30克、五味子10克、夜交藤30克。此后，患者以上方为基础加减服药半年，口腔疼痛消失，偶有口腔溃疡发作，两侧颊黏膜紧绷感消失，无口干；舌淡、苔薄，脉濡。

【诊疗心法要点】本例患者初诊时以病变局部疼痛为主，舌红、少苔，口干欲饮，一派阴虚火旺之象。陆师并未使用黄芩、生石膏等清热之品，而是以增液汤为基础方，佐以女贞子、天花粉、龟板养阴，知母清热，蜈蚣通络，丹参活血，白花蛇舌草清热解毒，用生薏苡仁、怀山药健脾渗湿、培土生金。二诊、三诊时阴虚火旺证象缓解，患者伴见气阴两虚的表现，此时陆师以益气养阴为主，在增液汤基础上重用生黄芪益气固表，佐以炒白术、防风，取玉屏风散之意，用南沙参、枸杞子养肺肾之阴，并以白花蛇舌草合半枝莲来加大清热解毒之力。后期夜寐不安乃因阴虚不能敛阳、阳浮于外，故用五味子敛心肺之气，炒酸枣仁、夜交藤安神，待阴液充盈后，不寐症状自然缓解，不必使用珍珠母、灵磁石等重镇安神药物。全方用药平和，寓清于补，而达标本兼治之效。陆师认为辨治本病宜分期辨证，守益气养阴、清热解毒之法：心火上炎者佐以泻火清心，脾热生痰者佐以清热化痰，下焦阴火者佐以养阴清热、引火归原。（葛茂军，陆德铭 2012年第4期《上海中医药杂志》）

干祖望验案1则

验案

董某，女，65岁。1991年2月24日初诊。主诉：左颊黏膜粗糙,曾经西医诊断为扁平苔藓、鳞状上皮轻度不典型增生。刻诊检查:左颊黏膜角化严重,病变区韧厚而色灰,周围轻度充血,舌苔黄腻,舌两侧色紫,脉平稍细。病程历时20年,辨为湿浊内蕴,瘀滞助桀。治当健脾燥湿,化瘀破滞。

处方:三棱6克,莪术6克,红花6克,桃仁10克,益母草10克,太子参10克,白术6克,茯苓10克,鸡内金10克,山楂10克。此药连服100剂。

复诊(7月9日):自觉症状好得多,复查两侧颊黏膜韧厚灰白色角化全部消失,唯见局部小血管曲折怒张在黏膜下层、舌苔粗腻紫意淡些,脉平。仍步前旨,稍偏于补。

处方:党参10克,白术6克,黄芪10克,茯苓10克,山药10克,红花6克,桃仁10克,鸡内金10克,山椿10克,神曲10克,甘草3克。嘱服10剂巩固。

经随访已痊愈。(徐轩,陈国丰1993年第3期《江西中医药》)

聂惠民验案1则

验案

张某,男,32岁。2004年9月24日初诊。患者暴露于外的颈、面、双手及下臂痒诊3~4年,某医院诊断为光敏性扁平苔藓,给予雷公藤制剂及皮肤外用药不效。后又辗转于各大城市,中西医诊治疗效不佳,蒙药藏药治疗不效,今年夏季加重。刻诊:患者斑疹以手背部居多,颈及下臂散在,呈暗红色,高出皮肤,瘙痒。患者素脾胃不和,脘腹胀满、反酸,便头硬后溏、眠差、畏寒喜暖、脉沉略滑,苔薄。聂师辨证为胃热脾寒,湿热毒邪蕴于血分。治宜健脾和胃,兼清血分湿热毒邪。

处方:①法半夏10克,黄芩10克,黄连10克,干姜5克,党参15克,煅瓦楞30克(先煎),薏苡仁30克,生甘草6克,当归10克,连翘10克,生白术10克,防风10克,蝉蜕10克,炒神曲15克。14

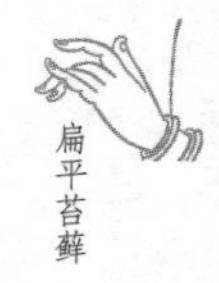

剂，内服。②苦参30克，徐长卿30克，牡丹皮15克，连翘20克。7剂，外洗。

二诊(10月12日)：皮疹仍痒，但胃脘转和，腹胀减轻，便已成形，舌苔脉象同前。仍以前法进退。上方加白茅根15克，14剂，内服。外用药连翘量加至30克，加防风15克、生甘草10克、薏苡仁30克、蝉蜕20克。服用7剂后，皮疹痒止变平，皮色转和，胃脘偶有胀满，脉沉弦。上方去防风，黄连量减至3克，加香橼皮10克、藿香梗10克、紫苏梗10克、砂仁6克(后下)，14剂，内服。外用药继用上方。调理月余，至今未发。

【诊疗心法要点】综观前面医者的处方治疗，大多采用苦寒清热、凉血解毒之品，不仅皮疹没有减轻，反而脾胃不和加重。聂师在本案的治疗上，以脾胃为本，主要采取了调理脾胃，兼以清解血分热毒，内外同治之法。根据患者脘腹胀满、反酸，便头硬后溏、畏寒喜暖，以半夏泻心汤清胃热，温脾寒；薏苡仁、生白术健脾运湿；炒神曲健胃消食；煅瓦楞制酸。因为本病毕竟是湿热毒邪蕴于血分，故用当归活血和血；防风、蝉蜕祛风止痒；连翘清热解毒。另以苦参、徐长卿、牡丹皮、连翘清热燥湿、解毒止痒外治，以此内外兼治之法调理月余，皮疹痒止变平，皮肤光滑。(郭华，李献平2007年6月22日第6版《中国中医药报》)

结节性红斑

结节性红斑是一种主要累及皮下脂肪组织的急性炎症性疾病，多见于中青年女性。一般认为该病与多种因素有关。结节性红斑常见于小腿伸侧，临床表现为红色或紫红色疼痛性炎性结节，青年女性多见，病程有局限性，易于复发。

结节性红斑医案

薛伯寿验案3则

验案1

某女，67岁。1980年10月3日就诊。去年1月中旬恶寒发热，2天后发现两小腿多处起结节红斑，渐成大片，踝关节肿大，活动受限，就诊于某医院。先用青霉素治疗半月余，发热渐退，而小腿红斑此起彼伏。抗链球菌溶血素O正常，血沉偏快。继服消炎痛、阿司匹林疗效不显。近来病渐加重，两小腿起深红色直径5~7厘米的红斑多处，按之疼痛，踝关节肿甚，活动不利，生活不能自理。舌胖暗红、苔腻微黄，脉沉细滑。年近7旬，形体衰弱，湿热夹瘀，蕴结于下。治宜益气通络化瘀，清热解毒利湿。拟黄芪赤风汤加味。

处方：生黄芪20克，赤芍9克，防风6克，黄连21克，制乳香4.5克，制没药4.5克，牛膝6克，土茯苓21克。

服5剂，结节红斑日渐消退，踝关节肿痛明显减轻，下肢转温，活动较前大有好转。效未更方，又续服5剂，结节红斑完全消退，踝关节肿亦消失，活动自如，走路轻便。红斑处留有斑隐而愈。随访

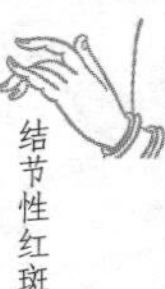

1年,未再复发。

验案2

张某,女,60岁。1981年1月2日就诊。1周前小腿外侧出现大片对称性结节红斑,斑片高出皮肤界限清楚。压之不褪色,伴有灼热、瘙痒,颜面、下肢轻度浮肿,心烦,纳呆。曾用西药治疗红斑未见消退。舌尖红、苔黄腻,脉弦滑数,证属湿毒结聚,经络瘀阻,治宜益气解毒散结,通络活血化瘀。拟黄芪赤风汤合仙方活命饮加减。

处方:生黄芪51克,赤芍9克,防风6克,黄柏6克,薏苡仁20克,土茯苓15克,连翘12克,白芷5克,制乳香5克,制没药5克,忍冬藤12克,穿山甲12克,蒲公英15克。

服药2剂后,红斑及灼热感明显减轻。4剂后,结节红斑已基本消失。舌质正苔退,脉弦细。药合病机,续用益气和血,利湿解毒法。

处方:生黄芪15克,赤芍9克,防风6克,连翘9克,土茯苓15克,薏苡仁15克,忍冬藤15克,制乳香5克,制没药5克。

5剂药后,停药观察半年余,未再复发。

验案3

王某,女,59岁。1980年11月15日就诊。发热1个月,先寒后热,体温39℃左右。起病时曾于某医院血验白细胞总数在正常范围。尿检有白细胞及脓球,但无尿频、尿急、尿痛等症状,按泌尿系感染治疗,寒热往来不除,体温仍在37.5~38.6℃。四肢出现结节性红斑,大小不等,色紫暗,按之不褪色,时有灼热瘙痒,按之疼痛,关节酸痛,胸闷纳呆,恶心,口渴喜饮,夜寐不安,烦躁。血沉50毫米/小时,白细胞 10×10^9/升,中性粒细胞0.78,淋巴粒细胞0.22。尿检:蛋白(+),白细胞0~5个/高倍镜,上皮细胞1~2个/高倍镜。舌质略红、苔黄腻,脉滑数。证属湿邪内蕴,郁久化热。治宜和解分消,凉血解毒。

处方:柴胡9克,黄芩6克,法半夏6克,薏苡仁15克,厚朴6

克，杏仁6克，枳壳6克，蒲公英15克，白豆蔻5克，滑石12克（包煎），通草6克，连翘12克，玳瑁15克，赤芍9克。

药进4剂，大便解出黄黏之物，小便转畅，精神好转，纳增，体温正常，唯夜间尚有低热，四肢结节红斑尚未明显消退，舌质红苔退，脉滑数稍缓。瘀热互结，正气已伤。治宜益气和营，解毒逐秽。方用黄芪赤风汤加味。

处方：生黄芪20克，赤芍15克，防风6克，制乳香5克，制没药5克，夏枯草15克，薏苡仁20克，土贝母9克，土茯苓12克，连翘12克，玳瑁9克。

3剂药后，红斑肿痛渐见消减。7剂，红斑消散，夜间低热已除，神爽食增而愈。（薛伯寿1982年第3期《辽宁中医杂志》）

天疱疮

天疱疮是一种比较严重的大疱性皮肤病，常在外观正常皮肤或黏膜上发生大疱，伴以不同程度的全身症状。“天疱疮”一名出自《疮疡经验全书》，有两种类型：①发于夏秋之间，小儿易患，起病急骤，互相传染，由暑湿之邪侵于肺经，郁于皮肤而成，初起为燎泡、水疱，界限清楚，皮薄光泽，顶白根赤，破流脓水，蔓延迅速，即脓疱疮。②不分季节发病，病程缓慢，无传染性，多由心火脾湿内蕴，外感风热毒邪，阻于皮肤而成，生大小不等的水疱，疱壁松薄，根部红赤，易于擦破渗水，伴长期发热、胸闷、纳呆等全身症状，病久有潮热骨蒸、舌光红绛、脉象细数等伤阴现象，即天疱疮。西医目前对本病的病因尚未完全明了，近代免疫病理学证实，本病表皮棘细胞间有免疫复合物沉积，同时证实患者血清中有自身抗体存在，因此认为本病是一种自身免疫性疾病。

天疱疮医案

陈彤云验案1则

验案

晋某，男，59岁，工程师。1998年3月26日初诊。双腋下起红斑，痒痛12年。去年无明显诱因，右腋下起红色小斑片及丘疹、水疱，瘙痒疼痛，搔抓后水疱破裂，有渗出，红色斑片逐渐增多。2个月后左腋下亦起红色斑片、丘疹、水疱，瘙痒。至去年底右腋下皮损扩大、糜烂渗出，右肩臂不能抬起。这期间曾去多家医院诊治，均按湿疹治疗，给予抗组织胺药及氧化锌油、炉甘石洗液等药治疗未效，病情加重。今年初去某医院就诊，病理检查诊断为慢性家族性良性天疱疮，给予西药治疗，病情有所控制，但一直未愈。刻诊：患者神清，体质尚可，右肩抬起不足45°，腋下有腥臭味，纳食正常，口不渴，大便黏滞不畅，小便正常。舌体胖大有齿痕，苔白，脉弦滑。皮科检查：双腋下有大片暗红色斑片，肥厚，伴有轻度糜烂、渗出及痂皮，红斑边界较清楚，周边有小水疱及疣状增生样丘疹。辨证：脾湿化热，兼有瘀血。治则：健脾除湿，清热化瘀。

处方：苍术10克，白术10克，茯苓20克，薏苡仁20克，扁豆10克，鸡血藤20克，丹参20克，赤芍15克，苦参10克，白鲜皮20克，地肤子15克，蒺藜30克，龙胆草10克，车前子15克。7剂。外用氯氧油涂患处，每日2次。

药后症状明显好转，水疱、渗出、糜烂均消失。腋下腥臭味消失，不痒，疼痛减轻，右肩可抬起90°。斑片略有缩小，暗红肥厚，周边有疣状增生样丘疹。二便正常，舌体胖大有齿痕，苔白腻，脉弦滑。前方去地肤子，加苍耳子10克，苍术、白术各改用15克，继服7剂，外用药同前。14剂后丘疹、斑片均缩小，肥厚减轻，疼痛消失，右肩抬起恢复正常，余症同前。

复诊（5月7日）：药后左腋下皮损基本消退，仅留有色素沉着斑及个别疣状增生样丘疹。右腋下红斑明显缩小，略肥厚，部分疣状增生样丘疹缩小或消失。继宗前法，加强活血通络。

处方：苍术10克，白术10克，茯苓15克，薏苡仁20克，丹参20克，赤芍15克，牡丹皮10克，茯苓皮15克，忍冬藤20克，鸡血藤20克，夜交藤30克。7剂，水煎服。

此后，患者因工作原因曾一度中断治疗，但病情始终未发展。以后又先后复诊5次，间断服药40余剂。陈教授始终延用上法上方，药物略有加减。至7月16日，患者双腋下红斑及疣状增生样丘疹完全消退，色素沉着基本消退，临床治愈。

【诊疗心法要点】慢性家族性良性天疱疮是一种不规则常染色体显性遗传性皮肤病。西医对此病尚无特效疗法，陈教授接诊后没

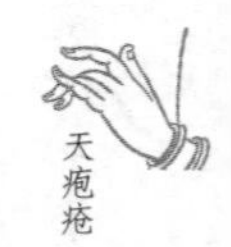

有被西医病名所困惑，仍行辨证施治。患者皮损有渗出糜烂，大便黏滞不畅，舌体胖大有齿痕，苔白腻，均说明脾虚有湿；红斑色暗肥厚显示湿邪郁久化热成瘀；右肩疼痛，不能抬起，由于湿瘀阻络，“不通则痛”。据此，陈教授采用健脾除湿、清热化瘀通络之法，选用苍术、白术、茯苓、薏苡仁、扁豆健脾祛湿；龙胆草、车前子、苦参、地肤子、白鲜皮清热除湿止痒；丹参、赤芍、鸡血藤凉血活血通络；蒺藜祛风止痒。由于辨证准确，一诊即有明显效。至复诊时，局部皮损仅有肥厚性红斑，疣状增生样丘疹及色素沉着。陈教授认为这些皮损顽固不消是由于痰湿瘀血阻滞，络脉不通所致，因而减去龙胆草、苦参、白鲜皮等清热药物，加入牡丹皮、茯苓皮以增强化瘀利湿之功。再增加忍冬藤、夜交藤，与鸡血藤三藤并用，以加重通络作用。10余年顽疾，终获治愈。（卢仲喜 1999 年第 4 期《北京中医》）

陆德铭验案 1 则

验案

林某，男，45 岁，已婚。2004 年 3 月 17 日初诊。主诉胸前及背部反复发疹 2 年。2 年前因前胸及背部出现红斑、水疱，被诊断为天疱疮，服雷公藤治疗无效。刻下：患者神清，食欲尚可，口不渴，大便黏滞不畅，小便尚可。查体：脉濡，苔黄腻、舌边有齿痕。证属脾湿内蕴，湿毒化热。治宜健脾化湿、清热凉血。

处方：水牛角、赤芍、茵陈、薏苡仁、徐长卿（后下）、白鲜皮各 30 克，牡丹皮、苦参、焦山楂各 15 克，制大黄 12 克，焦栀子 9 克，生甘草 6 克。

2 周后复诊，无新发皮损，原皮损水疱逐渐减少，守方随证加减继服。4 月 21 日复诊，背部散在红斑，无水疱，轻度瘙痒，大便溏薄，1 天 3 ~4 行，脉细，舌红、边有齿痕、苔黄腻。上方制去大黄，加薏苡仁 30 克。因事外出停药 1 个月，皮损复发，诉背部曾发两粒小水疱，大便溏薄，舌红、苔薄黄腻。原方加怀山药 15 克。守方治疗 2

个月，皮损消失。

【诊疗心法要点】天疱疮是一组自身免疫性皮肤、黏膜水疱性疾病，患者血清中有针对表皮棘细胞桥粒中黏附分子的自身抗体。陆师认为天疱疮因心火脾湿蕴蒸，兼感风热暑湿之邪，不得疏泄，熏蒸不解，外越肌肤而发病。病机重点在于"湿"与"热"。湿盛故水疱反复出现，破溃津水浸淫成片，并可见口腔溃疡，并有胸腹胀满，四肢沉重，大便溏泻。湿邪蕴久化热，可郁于血分，症见身热口渴，口舌糜烂，并可见红斑，故治疗用水牛角解热而清心，焦栀子、茵陈清热除烦，利湿解毒，牡丹皮、赤芍解毒凉血，薏苡仁、怀山药健脾利湿以澄其源，制大黄清热通便解毒，佐以白鲜皮、苦参、徐长卿等祛风止痒。脾虚致胃纳不香者，可酌用神曲、炒谷牙等品。陆师认为，利湿药如茯苓、萆薢、薏苡仁等，具有消肿以及减少渗液的明显作用；清热解毒药如水牛角、山栀子、白花蛇舌草、蛇莓等，可以抑制天疱疮患者体内的免疫反应，并且防止继发感染。（王红梅，张明，陆德铭等，2006 年第 3 期《陕西中医》）

吕景山验案 1 则

验案

郭某，女，52 岁，太原市人。1957 年 7 月 29 日初诊。主诉：身起豆大水疱 5 年，5 天前复发。病史：患者于 5 年前，产后受风，遂于腋下出现疱疹，初起，呈豆大的水疱，疱色淡红，疱壁极薄而松弛，上有皱折，内容由澄清渐变混浊，按下水疱顶部，其疱向四周扩散，并可与邻近水疱融合，用手指揉搓正常皮肤，表皮脱落糜烂，即表皮分离征（+），以后疱疹逐渐波及全身，自觉疹处发痒，疱疹破裂后形成糜烂面，相继出现结痂，痂皮脱落，干涸，脱屑，痊愈而告终。嗣后，每年复发 1 次，症状如故。1986 年 3 月复发时，经省某医院病理诊断为天疱疮。经中、西医多方治疗，后持续 2 个月方愈。顷诊，于 5 天前，病疾再次复发。检查：腋窝、两肘、膝、双侧腹股沟有豆大的水

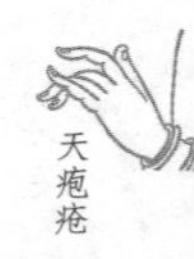

疱，色红，局部潮红发痒，触之灼热，伴全身疲乏无力，纳呆；舌质淡、苔薄白，脉细数。证属：心经郁热，热毒侵营。治宜凉血解毒，祛风清热。

处方：生地黄10克，牡丹皮10克，丹参10克，赤芍10克，茜草15克，当归10克，金银花15克，连翘15克，蒺藜10克，炒防风10克，黑芥穗10克，乌梅10克，银柴胡10克，五味子10克，甘草6克。水煎服。

上方服6剂后，病所广泛脱屑，疱疹已退，精神好转，余无不适，效不更方，继服原方6剂。半年后来云，上方继服10剂，诸恙悉除，未见复发。

【诊疗心法要点】本案乃由心经郁热，产后气血俱伤，百节空虚，腠理疏松，卫表不固，风热毒邪，乘虚内侵，热毒内蕴，营血受煎，不能营外，阻于肌肤致全身泛发疱疹。《黄帝内经》："诸痛痒疮，皆属于心"，故在过敏煎基础上，加用牡丹皮、丹参、生地黄、赤芍、茜草清营凉血，清透邪热；蒺藜除风止痒；药证合拍，5年病疾，前后10余剂而愈。（周永琴1991年第1期《山西中医》）